la meilleure façon de manger

www.thierrysouccar.com

Collectif LaNutrition.fr dirigé par
Angélique Houlbert

la meilleure façon de manger

MARABOUT

LES AUTEURS

Cet ouvrage a été écrit par un collectif de journalistes scientifiques de LaNutrition.fr dirigé par Angélique Houlbert.

ONT COLLABORÉ À CE LIVRE :

Véronique Molénat

Elvire Nérin

Aline Périault

Céline Soleille

Thierry Souccar

Priscille Tremblais

Les auteurs tiennent à remercier pour leur contribution les dizaines de chercheurs consultés pour l'écriture de ce livre et en particulier :

Pr Jeffrey Blumberg (Université Tufts, Boston, États-Unis)

Dr Jennie Brand-Miller (Service de Nutrition Humaine, Université de Sydney, Australie)

Dr Loren Cordain (Département des sciences de la santé et de l'exercice à l'Université de l'Etat du Colorado, États-Unis)

Dr Jørn Dyerberg (Université de Copenhague, Danemark)

Dr David Jenkins (Faculté de nutrition et de métabolisme, Université de Toronto, Canada)

Dr Staffan Lindeberg (Université de Lund, Suède)

Dr Michel de Lorgeril (CNRS Grenoble, France)

Pr David Ludwig (École de médecine de Harvard, Boston, États-Unis)

Pr Mark Mattson (Institut national du vieillissement, Balt more, États-Unis)- Dr Thomas Remer (Institut de recherche pour la nutrition des enfants, Dortmund, Allemagne)

Dr George Roth (Institut national du vieillissement, Baltimore, États-Unis)

Dr Anthony Sebastian (Université de Californie, San Francisco, États-Unis)

Dr Bradley Willcox (École de médecine de Harvard, Boston, États-Unis)

Dr Craig Willcox (Université de Hawaï, États-Unis)

Pr Walter Willett (École de médecine de Harvard, Boston, États-Unis)

Sommaire

Annexes

Vers une meilleure façon de manger

Plus de dix mille études sont publiées chaque mois dans le domaine de l'alimentation et de la santé. Bonne nouvelle : elles peuvent changer radicalement votre vie. « La nutrition est le moyen le plus puissant dont on dispose pour garantir la bonne santé. Et nous en savons aujourd'hui assez, dit le Pr Jeffrey Blumberg de l'université Tufts, qui a participé à ce livre, pour faire enfin des recommandations efficaces. »

Et voici la mauvaise nouvelle : la plupart de ces découvertes restent cantonnées dans les revues scientifiques et les congrès, où elles nourrissent les discussions entre chercheurs. Le grand public n'en profite pas, parce qu'il s'écoule dix à vingt ans avant que les nutritionnistes officiels acceptent de les intégrer à leurs recommandations. Les auteurs des livres à succès qui donnent des conseils pour « savoir manger » s'en tiennent eux aussi à des repères désuets, comme la quantité de graisses ou le nombre de calories des aliments.

Pendant que l'on vous répétait que pour être en bonne santé il suffit de « manger moins gras et moins sucré », les chercheurs découvraient que la réalité est un peu plus complexe : « Croire qu'en mangeant moins gras et moins sucré on sera en meilleure santé, c'est aller au devant de cruelles désillusions, » dit le Pr Walter Willett (École de santé publique, Harvard).

Alors que faire? Lire ce livre. Il est le fruit de plusieurs années de contacts privilégiés au plus haut niveau de la recherche, de la collaboration de dizaines de biochimistes, d'épidémiologistes, de paléoanthropologues, de nutritionnistes, et de milliers d'heures de travail pour intégrer, synthétiser et adapter les toutes dernières découvertes en nutrition.

Notre objectif a consisté à définir un mode alimentaire protecteur qui puisse convenir à l'ensemble de la population, donc suffisamment souple pour être adopté par des amateurs de viande comme par des végétariens.

Pour la première fois, des concepts sophistiqués, complexes, sont traduits en recommandations claires, faciles à suivre et appliquer, qui conduiront toute la famille à un meilleur état de santé.

Pour optimiser les ingrédients de ce régime, nous avons utilisé un modèle basé à la fois sur la physiologie humaine, la paléoanthropologie et les preuves expérimentales, épidémiologiques et cliniques.

Le modèle alimentaire qui s'en dégage est proche de celui que nos ancêtres ont connu pendant des millions d'années, celui pour lequel nous sommes génétiquement faits.

Pour savoir à quel point ce modèle alimentaire peut protéger des maladies chroniques, nous l'avons appliqué aux données issues d'une célèbre étude américaine, l'Étude de Framingham. Lorsqu'on associe tous les ingrédients de *La meilleure façon de manger,* on obtient une diminution de 78 % des seules maladies cardiovasculaires, soit, pour un homme une augmentation de près de 7 ans de l'espérance de vie et de 9 ans de l'espérance de vie sans maladie cardiovasculaire.

La meilleure façon de manger suscitera probablement des réactions chez les diététiciens et les médecins nutritionnistes parce que certaines des préconisations de ce livre ne correspondent pas aux recommandations officielles – en France, celles du Programme national nutrition santé. La raison en est simple : les recommandations officielles n'ont pas encore intégré les avancées de la recherche et on peut parier qu'elles ne le feront pas avant de nombreuses années.

Quand les gouvernements disent ce qu'il faut manger

La France a décidé à la fin des années 1990 de délivrer à la population des conseils pour mieux s'alimenter et prévenir les maladies. Ces conseils sont rassemblés dans le Programme national nutrition santé (PNNS), entré en vigueur en 2001.

Le premier PNNS (ou PNNS 1) couvrait la période 2001-2005. Des millions d'euros ont été dépensés pour en faire la promotion et il a bénéficié d'innombrables relais dans les collectivités, chez les médecins, les diététiciens… Pourtant, la plupart des objectifs du PNNS n'ont pas été atteints. Enjeu majeur, l'obésité chez l'adulte, au lieu de reculer de 20 %, a augmenté d'autant entre 2001 et 2006. La consommation de fruits et légumes, autre objectif prioritaire a diminué. Seuls les objectifs les plus douteux, comme l'augmentation de la consommation de laitages, de pommes de terre, de pain et de produits céréaliers – bruyamment soutenus par les campagnes de l'agrobusiness – ont été couronnés de succès.

Dans tout autre pays, un tel échec aurait conduit à une remise à plat des recommandations nutritionnelles du PNNS.

Mais en 2006, un second PNNS (PNNS 2) a été lancé pour couvrir la période allant jusqu'à 2010. Ce second plan n'a donc été précédé d'aucun bilan, aucun audit, aucune critique, aucun ajustement. Seule la Cour des comptes, dans son rapport sur la sécurité sociale, a commenté ainsi la « rentabilité » des moyens mis à disposition du PNNS 1 à défaut de pouvoir auditer son contenu :

L'échec de la campagne sur l'alimentation saine

Malgré le lancement en 2000 du plan national nutrition santé (PNNS), qui constitue le plan de prévention le plus structuré de tous ceux lancés par le ministère de la Santé, force est de constater que les comportements alimentaires des Français ne s'améliorent pas. La campagne grand public « manger cinq fruits et légumes par jour » et les nombreux articles auxquels a donné lieu le PNNS n'ont pas enrayé la progression des mauvaises habitudes alimentaires.

À quelques nuances près, le PNNS 2 est la copie conforme du premier. Le ministère de la Santé en a confié le pilotage aux mêmes dirigeants qui avaient échoué avec le PNNS 1.

Les recommandations officielles ne sont pas un idéal nutritionnel

Contrairement à ce que pensent de nombreux médecins et diététiciens, et contrairement à ce que l'on croit dans les ministères, le PNNS ne représente pas un idéal nutritionnel. Il y a certes de bonnes choses comme l'objectif de relever la consommation de fruits et légumes, ou celui de diminuer la consommation de sel et de sucre, mais aussi des a priori déconcertants, des simplifications abusives et des conseils très surprenants. Ainsi :

- Le PNNS reflète un état des connaissances suranné : l'idée selon laquelle on peut maigrir en mangeant moins de graisses, et en les remplaçant par des glucides (céréales et pommes de terre essentiellement) est démentie par des centaines d'études scientifiques.
- Le PNNS ignore de nombreux concepts novateurs qui aident les gens à mieux choisir leurs aliments, comme l'index glycémique.
- Les recommandations manquent de précision. Par exemple, sur le choix des corps gras, celui du pain, des fruits et légumes…

Les recommandations officielles, qu'elles soient françaises, canadiennes, suisses ou belges restent malheureusement au moins autant influencées par l'arrière-plan économico-culturel dans lequel baignent ces pays depuis l'ère agricole que par les données scientifiques objectives. En ce sens, ces recommandations récompensent les productions céréalière et laitière ainsi que l'élevage pour la viande et les fabricants de produits allégés.

Qu'est-ce qu'on mange ?

Y a-t-il un modèle alimentaire plus sain et surtout plus fondé scientifiquement que celui qui nous est proposé par les autorités? La réponse tient dans ce guide.

Oui, il est possible de s'alimenter sainement, de perdre du poids, de prévenir activement les maladies chroniques, à condition de s'affranchir de l'influence des groupes de l'industrie agro-alimentaire et de s'appuyer sur l'ensemble des données scientifiques objectives publiées à ce jour.

La meilleure façon de manger a été rédigé par une équipe de spécialistes indépendants à partir des meilleures sources scientifiques et avec la collaboration des scientifiques eux-mêmes.

Ses effets potentiels sur la santé ont même été évalués grandeur nature : en les suivant, vous ne courrez aucun risque de maladie ou de carence. Au contraire vous verrez très probablement votre état de forme s'améliorer.

Ce modèle alimentaire n'est pas conçu pour vous faire perdre du poids en trois semaines mais pour vous aider à vivre mieux, sans surpoids, et plus longtemps. Avec lui, vous deviendrez imperméable aux messages de la publicité, vous n'aurez besoin ni de peser vos aliments, ni de les choisir en fonction de considérations aberrantes comme le groupe sanguin.

Lisez ce livre et laissez-vous guider sur le chemin de la santé à long terme par une information objective, à la pointe de la science.

THIERRY SOUCCAR

RECOMMANDATIONS OFFICIELLES : LE BON, LE BIZARRE ET LE MOCHE

Ce qu'il y a de bon dans les recommandations officielles

- Réduire les sucres simples

En 2001, les autorités françaises jugeaient encore que l'idée que les sucres conduisent au diabète relevait d'une croyance non scientifique. Trois ans plus tard, elles faisaient machine arrière et admettaient l'évidence.

- Manger au moins 5 fruits et légumes

Même si les bienfaits des fruits et légumes ont été surestimés, en particulier pour prévenir les cancers, ils aident à stabiliser le poids, à prévenir les maladies cardiovasculaires et dégénératives, à commencer par l'ostéoporose et surtout, ils prennent la place d'aliments plus discutables.

Ce qu'il y a de bizarre dans les recommandations officielles

- Manger plus de céréales et de pommes de terre

La plupart des pommes de terre et des céréales vendues en France élèvent de manière excessive le sucre sanguin, et ceci est associé à un risque de surpoids et d'obésité. Les céréales contribuent aussi à l'acidose chronique qui caractérise le régime alimentaire occidental, un facteur de risque de l'ostéoporose et de la fonte musculaire.

- Limiter les matières grasses

Cette initiative part d'une bonne intention : les matières grasses étant plus caloriques (9 calories par gramme) que les glucides (4 calories par gramme), on s'imagine en limitant les premières, qu'on combattra le surpoids et l'obésité. Cette vision simpliste est démentie par l'ensemble des données scientifiques.

Ce qu'il y a de moche dans les recommandations officielles

- Consommer 3 à 4 produits laitiers par jour

Le raisonnement est le suivant : « il y a du calcium dans les os, donc en mangeant de grandes quantités d'aliments contenant du calcium, on aura des os solides. » Malheureusement, les études ont conclu que manger plus de laitages ne prévient pas les fractures. À ce niveau de recommandation, ils favoriseraient des maladies auto-immunes, des cancers et des maladies cardiovasculaires.

PREMIÈRE PARTIE

À la recherche de nos grands équilibres métaboliques

Le plus important bouleversement survenu ces dernières années dans la pensée médicale classique est dû à une école de pensée inconnue du grand public : **la médecine évolutionniste**. Comme son nom l'indique, la médecine évolutionniste applique à la biologie et à l'origine des maladies le même raisonnement que celui qu'a utilisé Charles Darwin pour expliquer l'origine des espèces. Selon la médecine évolutionniste, la plupart des maladies chroniques modernes résultent de l'incapacité de l'espèce humaine à s'adapter à un environnement qui a évolué plus vite que les gènes dont nous sommes porteurs. Dans cet environnement, l'alimentation joue un rôle majeur. Les maladies liées à l'alimentation représentent en effet la première cause de mortalité dans les pays développés. Ces maladies affligent 50 à 65 % de la population adulte, mais elles sont inexistantes chez les chasseurs-cueilleurs et les populations qui ne sont pas converties au régime occidental. L'explication en est la suivante : pendant des millions d'années, l'espèce humaine a tiré le meilleur parti biologique possible de la nourriture disponible. Nos ancêtres primates ont consommé des fruits, des légumes, des noix et des insectes pendant 50 millions d'années. La viande a été ajoutée avec succès à cet ordinaire, il y a un peu plus de deux millions d'années. Les bulbes, tubercules, racines ont commencé à être consommés en quantité il y a un à deux millions d'années. L'introduction du poisson est plus récente, mais elle est tout de même intervenue il y a plusieurs centaines de milliers d'années. Ce modèle alimentaire pour lequel nous sommes génétiquement faits a été mis à mal au néolithique, avec l'introduction de l'agriculture, qui nous a mis en présence d'aliments que nous n'avions jamais rencontrés auparavant : céréales, laitages, sel, sucre. Jusque-là, le régime alimentaire de l'homme avait garanti la stabilité de **grands équilibres métaboliques** dont dépend la santé. À l'ère agricole et post-agricole, ces équilibres ont été progressivement rompus, et plus encore depuis 150 ans avec l'avènement de l'industrialisation qui a mis dans nos assiettes des aliments de plus en plus transformés, sans compter les substances chimiques qui servent à les produire.

La médecine évolutionniste nous apprend que l'obésité, le diabète, les maladies cardiovasculaires, le cancer, les maladies neurodégénératives et l'ostéoporose sont liés à la perte des grands équilibres métaboliques provoquée par les changements alimentaires récents à l'échelle de l'évolution. Par exemple, les maladies coronariennes sont essentiellement dues à la consommation excessive de laitages, céréales, céréales raffinées, huiles raffinées, de sel et de sucre, des aliments « nouveaux » pour l'organisme, apparus il y a seulement quelques milliers d'années. Ces aliments perturbent les équilibres métaboliques qui caractérisent l'espèce humaine. Les recommandations alimentaires qui figurent dans ce livre ont pour objectif de rétablir ou préserver ces grands équilibres métaboliques que notre espèce a connus depuis des millions d'années et pour lesquels nous sommes génétiquement faits. Nous en avons fait huit règles essentielles à retenir et appliquer au quotidien pour manger mieux, **huit piliers** dont dépend votre santé à long terme. Ces piliers sont les fondations d'une vie saine, longue et durable. Voyons cela en détail.

1- L'équilibre énergétique : ni trop ni trop peu de calories

Autrefois : La plupart des aliments consommés au cours de l'évolution humaine étaient volumineux, gorgés d'eau. Ils apportaient donc peu de calories par gramme. On dit que leur **densité calorique** était faible. C'est encore le cas dans les rares populations de chasseurs-cueilleurs qui subsistent sur la planète et c'est aussi le cas des aliments consommés par les centenaires d'Okinawa, la population de cet archipel du Japon qui détient le record mondial de longévité.

Aujourd'hui : La plupart des aliments modernes, apparus depuis dix mille ans, et ceux transformés par l'industrie agro-alimentaire ont une densité calorique élevée. Les produits céréaliers, les pommes de terre, les fromages, le beurre, les sucreries, les sodas, les sauces et mayonnaises apportent un nombre élevé de calories par gramme. La consommation de ces aliments augmente le risque de surpoids et de maladies chroniques.

Pilier N° 1 : la densité calorique

C'est le nombre de calories apporté par gramme d'aliment. *La meilleure façon de manger* privilégie les aliments à densité calorique basse, c'est-à-dire ceux qui vous apportent beaucoup de matière mais peu de calories. Vous êtes rassasié plus vite. Tant mieux pour la ligne, mais aussi pour la longévité, puisque manger frugalement augmente l'espérance de vie en bonne santé pour toutes les espèces animales et probablement aussi chez l'homme. Lire page 28.

2- L'équilibre micronutritionnel : des apports optimaux en vitamines et minéraux

Autrefois : L'examen des restes humains du paléolithique, la période de l'évolution, qui commence il y a trois millions d'années et qui, il y a environ 12 000 ans, cède la place à la période agricole du néolithique, ne fait apparaître aucune carence d'apport en vitamines ni en minéraux. Les aliments consommés par nos ancêtres étaient particulièrement riches en vitamines, en minéraux, et en substances protectrices comme les composés phénoliques. On dit que leur **densité nutritionnelle** était élevée.

Aujourd'hui : Les aliments apparus au néolithique – céréales, laitages – sont naturellement pauvres en micronutriments. Leur apparition a fait chuter la teneur en micronutriments du bol alimentaire. Le raffinage et la transformation, apparus il y a 150 ans, les ont encore appauvris. Non seulement les céréales et les huiles raffinées, les aliments sucrés, apportent très peu de vitamines et minéraux, mais ils prennent la place d'aliments plus riches. Du coup, une alimentation moderne, même variée, a de grandes chances de ne pas apporter suffisamment de vitamines B1, B6, B9, C, D, de magnésium, potassium, zinc, iode, sélénium. Des déficits en ces nutriments augmentent le risque de maladies dégénératives.

Pilier N°2 : la densité nutritionnelle

C'est le nombre de calories apporté par gramme d'aliment. La

Plus un aliment est dense nutritionnellement, plus il renferme de vitamines et minéraux pour un nombre de calories donné. Ces aliments sont à l'honneur dans *La meilleure façon de manger*. Cela signifie qu'en les mangeant plutôt que d'autres qui apportent des « calories » vides, vous fournissez à votre corps les micronutriments dont il a besoin pour donner le meilleur de lui-même. Lire page 37.

Les apports en micro-nutriments au paléolithique et aujourd'hui

	PALÉOLITHIQUE	FRANCE, AN 2000 (APPORTS CONSEILLÉS)
Énergie (kcal/j)	3 000	1 800 - 3 400
	VITAMINES (MG/J)	
Vitamine B1 (thiamine)	4	1,1 - 1,8
Vitamine B2 (riboflavine)	6,5	1,5 - 1,8
Vitamine C (acide ascorbique)	600	110-130
Vitamine B9 (acide folique)	0,4	0,3
Bêta-carotène	5,6	2,1
Vitamine E	32,8	12
	MINÉRAUX (MG/J)	
Fer	87,4	9-35
Zinc	43,4	9-15
Calcium	1 956	900-1 200
Chlorure de sodium	770	7 000 - 8 000

3- L'équilibre antioxydant

Autrefois : L'alimentation jusqu'au paléolithique a constitué une source de nutriments antioxydants, c'est-à-dire capables de neutraliser les particules réactives liées à l'oxygène qu'on appelle radicaux libres et qui se forment à tout instant dans notre corps. Le régime des chasseurs-cueilleurs, riche en vitamines C et E, caroténoïdes, zinc, sélénium, composés phénoliques, était extrêmement protecteur. Contrairement à une idée très répandue, l'homme préhistorique ne mourait pas à 20 ou 30 ans. Passées les premières années de surmortalité infantile liée aux infections, l'espérance de vie à quinze ans était au paléolithique supérieur identique à ce qu'elle était encore en France au XVIIe siècle.

Aujourd'hui : Le régime alimentaire moderne est déséquilibré car trop peu antioxydant ; il ne permet pas de lutter efficacement contre les agressions des radicaux libres, ce qui accélère notre vieillissement.

Pilier N° 3 : le score antioxydant

Il s'agit de la capacité d'un aliment à protéger les cellules et les tissus de l'agression des radicaux libres. Dans *La meilleure façon de manger*, vous trouverez un grand nombre de « super-aliments » qui, par leur contenu antioxydant, freinent chaque jour le vieillissement et préviennent les maladies dégénératives. Lire page 42.

4- L'équilibre glycémique

Autrefois : Le bol alimentaire, jusqu'au paléolithique supérieur, ne provoquait quasiment jamais d'élévation marquée du sucre sanguin et de la sécrétion d'insuline. On dit des aliments qui le composaient qu'ils avaient des index glycémique et insulinémique bas ou modérés.

Aujourd'hui: Les aliments apparus depuis le néolithique, qu'il s'agisse des céréales, des pommes de terre ou des laitages augmentent de manière exagérée le niveau de sucre sanguin et/ou sollicitent à l'excès la sécrétion d'insuline. Cette tendance s'est accélérée ces dernières décennies avec les aliments raffinés. Aujourd'hui, 40 % des calories que nous avalons sont apportées par des aliments qui perturbent l'équilibre glycémique. À long terme, cette perturbation favorise la résistance à l'insuline, la prise de poids, le diabète, les maladies cardiovasculaires, la myopie, la dégénérescence maculaire et certains cancers.

Pilier N° 4: l'index glycémique, la charge glycémique et l'index insulinémique

Les aliments dont l'index glycémique (IG) est bas font peu monter le sucre sanguin. Par rapport à d'autres aliments dont l'index est élevé, cela signifie qu'ils s'opposent à la prise de poids, ralentissent le vieillissement, préviennent le diabète et certains cancers. *La meilleure façon de manger* met l'accent sur des aliments et des repas à IG bas ou modéré. Lire page 46.

5. L'équilibre des acides gras

Autrefois: Les graisses que nos ancêtres ont avalées pendant des millions d'années apportaient les différentes familles d'acides gras (saturés, monoinsaturés, polyinsaturés) dans des proportions particulières auxquelles le corps humain est maintenant génétiquement adapté.

Aujourd'hui : Le régime alimentaire moderne avec ses céréales, ses laitages, ses huiles, sa viande nourrie aux céréales est caractérisé par un déséquilibre des apports en acides gras, avec trop de graisses saturées et de graisses polyinsaturées de la famille oméga-6. Cette rupture s'accompagne d'un risque accru de cancers, de maladies cardio et cérébrovasculaires, de dépression.

Pilier N°5 : l'équilibre des graisses

De la qualité des graisses (ou des acides gras) que nous avalons, dépendent de nombreuses fonctions physiologiques essentielles : l'équilibre de l'humeur, le développement de la masse grasse, la fluidité du sang, le niveau d'inflammation de l'organisme. L'inflammation est un moteur du vieillissement de certaines maladies chroniques. Certaines graisses limitent l'inflammation, s'opposent aux caillots sanguins, aident à garder le moral. *La meilleure façon de manger* veille à ce qu'elles soient correctement représentées dans votre régime. Lire page 56.

6. L'équilibre acide-base

Autrefois : Après la digestion, les aliments libèrent soit des substances qui acidifient l'organisme, soit des substances qui alcalinisent. Le régime ancestral, pré-agricole ou préhistorique est légèrement alcalinisant. L'homme a évolué pendant 7 millions d'années dans un tel univers et nous sommes génétiquement programmés pour nous y épanouir. Les chasseurs-cueilleurs modernes ont conservé un mode de vie qui les met à l'abri d'un excès d'acidité. Ainsi, dans une tribu de Nouvelle-Guinée, on a mesuré dans les années 1960 un pH urinaire compris entre 7,5 et 9.

Aujourd'hui : Le régime alimentaire moderne (céréales, laitages, sel) est globalement acidifiant. Parce que nous n'y sommes pas adaptés, un excès d'acidité dans le sang peut augmenter les risques d'ostéoporose, de diabète, d'athérosclérose, de maladies rénales et de certains cancers.

Pilier N° 6 : l'équilibre acide-base

Dans *La meilleure façon de manger*, vous apprendrez comment remplacer les aliments trop acidifiants par des aliments alcalinisants afin de prévenir l'ostéoporose et de garder une masse musculaire correcte. Lire page 66.

7. L'équilibre sodium-potassium

Autrefois : Nos ancêtres ont suivi pendant des millions d'années un régime riche en potassium et pauvre en chlorure de sodium.

Aujourd'hui : Depuis le néolithique, la consommation de sodium a augmenté de 400 % et celle de potassium diminué d'autant. Le ratio sodium/potassium s'est inversé avec de multiples conséquences pour la santé dont une flambée de l'hypertension et des maladies cardio et cérébrovasculaires.

Pilier N° 7 : le ratio sodium/potassium

L'alimentation actuelle est trop riche en sel de table (chlorure de sodium) et trop pauvre en sels de potassium. *La meilleure façon de manger* vous explique comment rétablir l'équilibre et vous aidant à choisir un régime qui apporte moins de sel et plus de potassium. Lire page 76.

8. L'équilibre en fibres

Autrefois : À l'exception de la période de l'âge de glace, l'alimentation préhistorique apportait chaque jour près de 100 g de fibres, soit 3 à 4 fois les recommandations les plus optimistes. Ces fibres étaient surtout des fibres solubles, apportées par les fruits, les légumineuses, les légumes-racines.

Aujourd'hui : L'alimentation moderne est pauvre en fibres, et celles-ci, à l'exception de l'avoine, sont surtout des fibres insolubles apportées par les céréales dont les effets métaboliques sont moins intéressants que ceux des fibres solubles – prévention du diabète, des maladies cardiovasculaires et peut-être des cancers digestifs.

Pilier N° 8 : l'apport en fibres

Présentes dans les légumes et les fruits frais ou secs, les céréales, les fibres ont une influence sur le taux de sucre sanguin, la flore et le transit intestinaux. *La meilleure façon de manger* remet les fibres à l'honneur dans votre assiette. Lire page 83.

LA DENSITÉ CALORIQUE OU COMMENT MAIGRIR ET RALENTIR LE VIEILLISSEMENT

1RE RÈGLE : CHOISIR DES ALIMENTS DONT LA DENSITÉ CALORIQUE (OU ÉNERGÉTIQUE) EST FAIBLE. POURQUOI ?

- Pour vieillir moins vite
- Pour perdre du poids

Voici un premier terme assez rebutant : il est vrai que nous n'avons pas l'habitude de parler de densité calorique pour un aliment. On dit souvent d'un aliment qu'il est calorique en pensant à une barre chocolatée ou qu'il ne l'est pas en parlant d'une pomme, par exemple. Avec la densité calorique (DC), on prend en compte un élément qui ne ment pas : le nombre de calories (kcal) apporté par gramme (g) d'aliment. La densité calorique s'exprime donc en kcal/g. La calorie est l'unité d'énergie correspondant à la quantité de chaleur produite par l'organisme lorsqu'il digère un aliment.

La DC permet de comparer l'apport en calories d'une même quantité d'aliments. Plus la DC d'un aliment est élevée et plus cet aliment apportera de calories à poids égal. Pour calculer la DC d'un aliment, relevez le nombre de calories pour 100 g qu'il apporte et divisez par 100. Par exemple, un hamburger au bacon apporte 300 calories pour 100 g. Sa DC est donc de 3. Par comparaison, 100 g de haricots blancs cuisinés apportent 100 calories. Leur DC est de 1. Traduction : si, au lieu de manger des haricots dont la DC est égale à 1, vous mangez la même quantité (en poids) de hamburger dont la DC est égale à 3, vous allez ingurgiter trois fois plus de calories.

REPÈRES

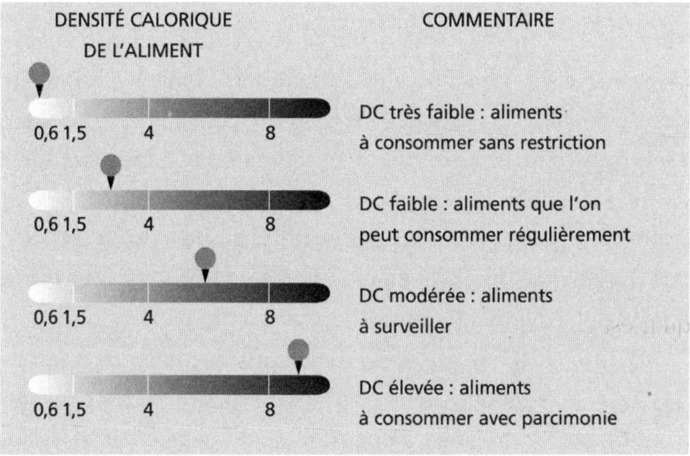

La plupart des aliments modernes, raffinés, sucrés et aussi ceux qui forment le socle des recommandations nutritionnelles officielles (les céréales et les féculents) ont une densité calorique élevée. Ces aliments étaient peut-être intéressants il y a dix mille ans au néolithique et jusqu'au XVIIIe siècle pour soutenir la croissance des populations et apporter de l'énergie rapide et peu chère aux travailleurs manuels, mais ils ne méritent plus d'être privilégiés aujourd'hui alors que la majorité de la population est sédentaire et que l'on connaît les effets des régimes riches en énergie sur le vieillissement.

Plus on consomme de calories, plus on vieillit

En 1935, Clive McCay, un vétérinaire de l'université Cornell, dans l'État de New York, publie un article qui allait bouleverser les connaissances sur le vieillissement. McCay y raconte qu'il a trouvé le moyen d'allonger la vie de ses rats. Pour y parvenir, le chercheur les a mis au régime, leur a donné à manger moins de calories qu'ils n'en auraient mangé spontanément (en prenant soin d'enrichir leur alimentation en vitamines et minéraux). C'est ce qu'on appelle la restriction calorique. Depuis, la restriction calorique a donné les mêmes résultats pour près de 50 espèces, des rongeurs aux invertébrés en passant par les poissons. Lorsqu'on réduit de 30 à 40 % le nombre de leurs calories, ces animaux vivent 20 à 40 % plus longtemps que leurs congénères qui se nourrissent librement. Ils sont aussi plus jeunes sur le plan fonctionnel. Les régimes hypocaloriques augmentent à la fois l'espérance de vie moyenne (un plus grand nombre d'animaux vit plus longtemps que la moyenne habituelle) et la longévité maximale (durée maximale de vie de l'espèce).

Des études en cours chez le singe et, depuis peu, chez l'homme confirment qu'il y a un lien direct entre la quantité de calories que l'on avale et la vitesse à laquelle on vieillit. D'où l'intérêt d'arriver à être rassasié sans se surcharger de calories. C'est ce que font les aliments à densité calorique basse.

Rassasié(e) plus vite

En choisissant des aliments dont la densité calorique est faible, on arrive plus rapidement au sentiment de satiété. C'est-à-dire que pour une même portion, les aliments à DC faible apportent moins de calories, mais l'estomac est rempli de la même façon et arrête d'envoyer des signaux de faim. Vous êtes rassasié plus rapidement, sans en payer le prix en termes de calories.

Il est important de savoir que, quels que soient les aliments ingérés, nous mangeons toujours la même quantité de nourriture tous les jours. C'est donc la densité énergétique des aliments consommés qui détermine le nombre de calories ingérées quotidiennement. En privilégiant les aliments de densité énergétique faible par rapport à ceux de densité énergétique élevée, on peut manger des repas aussi copieux, voire plus, sans en payer le prix fort sur le pèse-personne grâce à un apport calorique moindre ! Choisir des aliments à DC faible revient à satisfaire votre estomac, tout en réduisant le nombre de calories ingérées et en comblant les besoins nutritionnels.

Lors d'un repas, nous sommes en effet plus sensibles au poids de ce que nous avalons qu'à sa densité calorique. La démonstration en a été récemment faite par l'équipe de Barbara Rolls (université de Pennsylvanie). Elle a montré que des femmes à qui on sert un plat de pâtes et de légumes mangent invariablement la même quantité de nourriture, qu'elle soit plus ou moins calorique. Mais voilà : la plupart des aliments dont l'industrie fait la promotion – pizzas, hamburgers, sodas, pommes de terre, pain blanc, barres chocolatées – ont une densité calorique élevée.

Même nombre de calories mais trois fois plus de raisin frais que de raisins secs en volume.

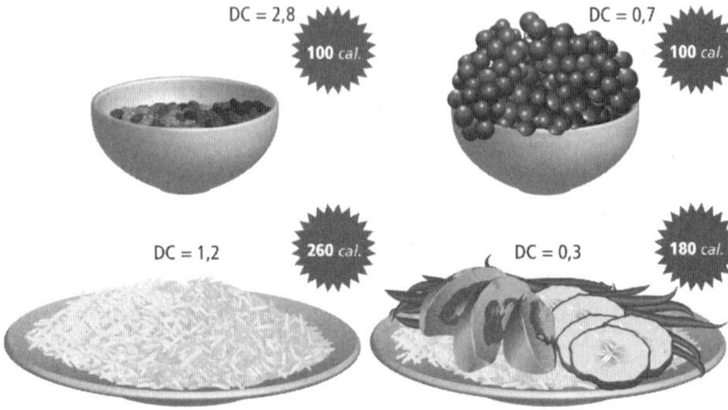

Même volume mais 30 % de calories en moins pour l'assiette composée que pour l'assiette de riz seul.

La transformation d'un grain de blé en farine blanche multiplie par six sa densité calorique. Or, plus de 50 % des calories avalées par les Français viennent de céréales raffinées et des sucres ajoutés. Pour être rassasié avec de tels repas, il faut forcément accumuler les calories. Et, au passage, accélérer son vieillissement.

Barbara Rolls a publié plusieurs articles scientifiques sur la densité calorique et sur des expériences qu'elle a menées. Le dernier en date, une synthèse des études sur le sujet publiée en mai 2005, conclut qu'en choisissant des aliments à DC basse on perd durablement du poids.

Il est donc utile de choisir des aliments de faible densité calorique à condition de ne pas compenser en augmentant les portions.

La meilleure façon de consommer moins de calories

Le groupe des légumes et des légumes secs comprend des aliments dont la densité calorique est faible. Les aliments à densité énergétique faible sont en effet ceux qui sont riches en eau et en fibres. L'eau est importante dans le contrôle des calories ingérées parce qu'elle « dilue » les calories dans une quantité donnée de nourriture. Quand on ajoute, par exemple, des aubergines aux lasagnes, on ajoute du volume de nourriture mais peu de calories. On peut ainsi manger plus pour le même nombre de calories.

On peut augmenter les quantités d'eau et de fibres alimentaires d'un repas en y ajoutant des légumes, des fruits, quelques céréales complètes. C'est une bonne stratégie pour diminuer la densité énergétique des repas… donc pour pouvoir manger plus en volume pour moins de calories !

À l'opposé, le principal élément qui accroît la densité énergétique d'un plat est la graisse. Sans toutefois s'en priver, car nous n'interdisons aucun aliment, il est préférable de mieux les choisir.

Les poissons gras, comme le saumon, le thon et les sardines, ont une densité calorique élevée. Nous conseillons bien sûr ce type de poisson mais, comme pour tous les aliments dont la densité calorique est élevée, il suffit de veiller à la taille des portions.

En pratique, voici une liste non exhaustive des aliments courants et de leur densité calorique.

DENSITÉ CALORIQUE TRÈS FAIBLE (À PRIVILÉGIER) < 0,6 kcal/g

ALIMENTS	DC
Eau du robinet, Perrier	0,01
Laitue, chou chinois	0,14
Courgette cuite	0,16
Tomate rouge d'été crue	0,21
Haricots verts	0,26
Champignon	0,3
Aubergine, brocoli	0,35
Carotte crue	0,4
Pamplemousse	0,42
Mandarine	0,5

DENSITÉ CALORIQUE FAIBLE 0,6 kcal/g < DC < 1,5 kcal/g

ALIMENTS	DC
Yaourt nature brassé	0,68
Raisin	0,7
Haricots blancs	0,78
Patate douce	0,9
Crabe (tourteau), crevettes, surimi	0,99
Riz brun cuit	1,12
Lentilles, tofu, thon	1,16
Riz blanc cuit	1,30
Œuf frais	1,45

DENSITÉ CALORIQUE MODÉRÉE 1,5 kcal/g < DC < 4 kcal/g

ALIMENTS	DC
Pois chiche	1,64
Poulet (blanc)	1,77
Sardines à la tomate	1,86
Saumon	2,06
Crème glacée au chocolat	2,16
Crêpe nature	2,27
Sandwich jambon-fromage	2,41
Maquereau, éclair pâtissier	2,62
Pain	2,8
Sandwich merguez-frites	3,2
Saint-Nectaire	3,41
Galette de riz	3,87
Comté (fromage)	3,98

DENSITÉ CALORIQUE ÉLEVÉE > 4,0 kcal/g

ALIMENTS	**DC**
Céréales Nesquick	4
Pain au chocolat	4
Rôti de porc cuit	4,6
Biscuit BN	4,66
Barre chocolatée (Mars, Snickers)	4,67
Tablette de chocolat	5,01
Bacon grillé	5,4
Beurre	7,2
Huile végétale (moyenne)	8,84
Graisse de porc (saindoux)	9,02

Toutefois, les aliments à forte densité calorique ne doivent pas forcément être évincés de votre panier de courses. Il faut simplement les utiliser en très faible quantité quotidiennement. Nous verrons plus loin l'exemple des huiles végétales qui possèdent certes une DC très élevée mais qu'il est primordial de mettre à chacun de vos principaux menus.

LA DENSITÉ NUTRITIONNELLE : LE PLEIN DE VITAMINES

2E RÈGLE : CHOISIR DES ALIMENTS DONT LA DENSITÉ NUTRITIONNELLE EST ÉLEVÉE. C'EST-À-DIRE DES ALIMENTS RICHES EN VITAMINES, MINÉRAUX… POURQUOI ?

- Pour prévenir les déficits en vitamines, minéraux
- Pour prévenir les maladies chroniques

Qu'est-ce que l'indice de densité nutritionnelle ?

Plus cet indice est élevé et plus l'aliment renferme de composés nutritionnels intéressants pour la santé pour un nombre de calories donné. Le calcul de cet indice prend en compte la présence de 14 nutriments : vitamines B1, B2, B3, B6, B9, B12, vitamine C, vitamine A, calcium, magnésium, potassium, fer, zinc et protéines.

Il est très important de se procurer chaque jour suffisamment de ces vitamines et minéraux par l'alimentation. « Si vous n'en avez pas suffisamment, explique le Pr Bruce Ames (université de Californie, Berkeley), votre corps supporte les mêmes dommages que s'il était irradié. » Par exemple, un déficit en vitamine B12, en zinc ou en fer peut endommager les chromosomes.

Les aliments dont la densité calorique est forte ont un autre désavantage : ils possèdent souvent une densité nutritionnelle faible, voire très faible, ou nulle. C'est le cas des céréales raffinées, des produits transformés gras et sucrés. Dans un grain de blé, les minéraux et autres vitamines se trouvent dans l'enveloppe du grain. En l'enlevant comme c'est le cas pour la farine blanche, on garde finalement moins d'un quart des vitamines et des minéraux initialement présents. À l'inverse, un aliment dont la densité nutritionnelle est élevée apporte des « calories pleines ».

Les aliments à haute densité nutritionnelle contiennent une grande quantité de micronutriments protecteurs exprimée par rapport au poids, au volume ou par portion d'aliment. C'est le cas des végétaux, des fruits, des oléagineux secs, des céréales complètes, des abats, des fruits de mer.

Prenez ce concept de densité nutritionnelle comme un rapport qualité/prix ou plutôt nutriments/calories. Quand vous achetez un produit, vous cherchez généralement le meilleur rapport qualité/prix. En matière d'alimentation, c'est la même chose. Un aliment dit « de densité nutritionnelle élevée » est celui qui apporte le meilleur rapport entre calories et éléments nutritifs bénéfiques à l'organisme. En somme, le moins de calories possible pour la plus grande concentration en nutriments !

Pour résumer :

Quand la teneur en micronutriments est faible par rapport à la fourniture d'énergie, la densité nutritionnelle est basse (les viennoiseries, par exemple).

Quand la teneur en micronutriments est élevée, alors que l'apport énergétique est peu important, on dit que la densité nutritionnelle est élevée (les fruits et légumes en sont un bon exemple).

Il faut donc :

- Privilégier les aliments et les plats à densité nutritionnelle élevée et densité calorique faible ou très faible ;
- Modérer les aliments et les plats à densité nutritionnelle faible ou modérée et à densité calorique élevée.

RIZ BLANC OU RIZ COMPLET ?

Par rapport au riz blanc, le riz complet a une meilleure densité nutritionnelle car il est plus riche en minéraux, vitamines et fibres pour un apport calorique identique : 5 fois plus de magnésium ou encore 3 fois plus de fibres.

	RIZ COMPLET CUIT	RIZ BLANC CUIT
Calories (kcal) pour 100 g	119	119
Magnésium	43	8
Fibres	1,4	0,5

La meilleure façon de manger plus de nutriments

Mais en pratique, comment repérer les aliments dont la densité nutritionnelle est élevée ? En analysant et en comparant les valeurs énergétiques et nutritionnelles notées sur les étiquettes quand on fait les courses? Nous pensons que vous avez mieux à faire que cela et nous vous proposons une liste des aliments courants avec leurs densités nutritionnelles respectives. Le but du jeu est de mettre dans son caddie les aliments les moins caloriques et les plus concentrés en nutriments essentiels!

Les aliments à densité nutritionnelle élevée

On considère qu'un indice de densité nutritionnelle supérieur à 40 est élevé et que cet aliment possède des « calories pleines ». C'est le cas des aliments suivants qui sont ceux qui ont été consommés par nos ancêtres pendant des millions d'années, ceux qu'il faut privilégier.

LÉGUMES	VIANDES ET FRUITS DE MER
Bette	Bigorneau
Chou gras cru et cuit	Foie d'agneau, de bœuf, de porc ou de veau
Chou vert frisé cru et cuit	Huître crue et cuite
Cresson cru	Moule crue et cuite
Cresson de fontaine cru	Palourde crue et cuite
Épinards crus, cuits, en conserve ou congelés	Poulpe
Laitue romaine	Rognons d'agneau, de bœuf, de veau ou de porc
Mâche	
Poivron jaune et vert	
Pourpier cru	
Salade frisée	

Le plus souvent, les aliments les plus denses nutritionnellement coïncident avec les aliments les plus riches en antioxydants : vitamines C et E, sélénium, zinc, caroténoïdes, des micronutriments indispensables pour contenir les stress oxydants qui favorisent le vieillissement et la plupart des maladies chroniques.

ALIMENTS À INDICE DE DENSITÉ NUTRITIONNELLE BAS	ALIMENTS À INDICE DE DENSITÉ NUTRITIONNELLE ÉLEVÉ
Huile végétale (0)	Foie de veau (226)
Soda (0,17)	Palourde (224)
Mayonnaise commerciale (0,52)	Rognon d'agneau (195)
Confiture d'abricot (0,75)	Huître crue (179)
Pain aux raisins (0,76)	Huître cuite (168)
Madeleine (0,93)	Cresson (83)
Beurre (1,02)	Café (73)
Sandwich au poulet (1,12)	Épinards cuits (67)
Riz blanc cuit (1,24)	Persil frais (65)
Spaghetti (1,63)	Bigorneau (58)
Baguette (1,68)	Mâche (55)
Pain au chocolat (1,69)	Poivron jaune (54)
Frites (2,35)	Moules cuites (52)
Crêpe au beurre (2,88)	Pourpier cru (49)
Galette de riz (3,27)	Chou vert (45)
Rôti de viande (3,54)	Laitue (43)
Riz brun cuit (3,55)	Poivron vert (40)

LE SCORE ANTIOXYDANT : ÉCHEC AUX RADICAUX LIBRES

3E RÈGLE : CHOISIR DES ALIMENTS DONT LE SCORE ANTIOXYDANT EST ÉLEVÉ. POURQUOI ?

- Pour freiner le vieillissement naturel
- Pour réduire le risque de maladies chroniques et dégénératives

Plus ce score est élevé et plus l'aliment est riche en antioxydants. Les antioxydants sont des molécules naturelles qui neutralisent des particules extrêmement agressives, qu'on appelle communément (et un peu schématiquement) radicaux libres. Ces radicaux libres, qui sont fabriqués à chaque instant par le simple fait de respirer ou de s'alimenter, sont capables d'endommager tous les constituants du vivant.

Il arrive que les radicaux libres débordent les défenses antioxydantes. C'est le cas lorsqu'on prend de l'âge, lorsque l'on vit dans une atmosphère polluée, que l'on fume, que l'on consomme des pesticides, que l'on est soumis à un stress chronique. Et qu'en parallèle on suit un régime trop pauvre en antioxydants. Lorsque les radicaux libres sont en surnombre, on parle de stress oxydatif ou oxydant. Ce stress oxydant est lié à une bonne centaine de maladies chroniques, à commencer par le cancer, le diabète, la cataracte ou encore la maladie d'Alzheimer.

Il y a des milliers d'antioxydants dans l'alimentation : plusieurs centaines de caroténoïdes, quelques milliers de composés phénoliques pour ne citer que ces deux grandes familles. On les retrouve plus particulièrement dans les fruits et les légumes. Ces antioxydants coopèrent pour protéger les végétaux des radicaux libres et ils agissent de même dans notre corps, une fois ingérés. Encore faut-il choisir régulièrement les aliments les plus riches en antioxydants.

En pratique

Il existe deux grandes méthodes pour déterminer le caractère antioxydant d'un aliment : le test ORAC et le test FRAP.

Des chercheurs américains de l'université Tufts (Boston) ont mis au point un test baptisé ORAC (pour *Oxygen Radical Absorbance Capacity*, c'est-à-dire « capacité d'absorption des radicaux libres ») qui mesure le pouvoir antioxydant des fruits et d'autres aliments dans le plasma. Les fruits dont les scores sont les plus élevés augmentent de 10 à 25 % le pouvoir antioxydant du sang ! Ce test a mis en valeur la supériorité des myrtilles, mûres, framboises et fraises (bref, des fruits rouges) pour renforcer nos défenses contre les radicaux libres, responsables du vieillissement. En plus, ces fruits rouges préviennent les pertes de mémoire chez le rat âgé et protègent les capillaires de ces animaux contre les attaques de l'oxygène. « Sur la base de ces résultats, dit le Dr Ronald Prior de l'université Tufts, j'estime qu'il faudrait se procurer 3 000 à 5 000 unités ORAC par jour pour espérer avoir un impact significatif sur la capacité antioxydante du plasma et des tissus. » Seul souci pratique :

les valeurs ORAC varient tellement d'un fruit ou d'un légume à l'autre, que vous pouvez manger 7 fruits et légumes par jour et ne recevoir que 1 300 unités ou consommer un seul bol de myrtilles et avoir plus de 3 000 unités. Pour les indices ORAC des fruits, légumes et épices, consultez la table page 397.

De leur côté, des chercheurs norvégiens et américains ont testé 1 120 aliments selon une autre méthode, appelée FRAP (pour *Ferric Reducing Ability of Plasma*). Le test FRAP est assez peu fiable pour les aliments riches en vitamine C en raison des réactions entre cette vitamine et le fer ferreux. Ces chercheurs ont publié en juillet 2006 un classement exhaustif des aliments selon leurs propriétés antioxydantes. L'aliment le plus antioxydant serait une épice : le clou de girofle. Les épices/aromates occupent d'ailleurs le haut du classement puisque les quatre places suivantes reviennent à l'origan, au gingembre, à la cannelle et au curcuma.

Les chercheurs ont aussi classé les aliments selon la portion habituellement consommée et, là, ce sont les mûres qui arrivent en tête. Les noix de Grenoble et de pécan, les fraises, les artichauts, le café et les framboises figurent également en bonne place. Les jus de fruits les plus antioxydants sont ceux de raisin et de canneberge. Parmi les céréales du petit-déjeuner, celles au son se classent bien, mais les aliments étudiés sont tous américains et l'étude ne dit pas si les céréales étaient enrichies en vitamines et minéraux, comme c'est souvent le cas aux États-Unis. C'est une boîte de chili con carne qui se révèle l'aliment transformé le plus antioxydant lorsqu'on considère la portion moyenne. Le poisson, le pain, le lait ont, dans cette étude, des valeurs antioxydantes faibles.

D'une manière générale, la plupart des 300 aliments ou produits les plus antioxydants étaient directement issus des plantes, alors que la plupart des 300 aliments ou produits les moins antioxydants provenaient des animaux.

La meilleure façon de lutter contre les radicaux libres

On peut conclure des données utilisant le test ORAC ou le test FRAP que, pour maximiser la protection antioxydante, vous devriez idéalement consommer chaque jour plusieurs des aliments qui figurent dans le tableau ci-dessous.

LES ALIMENTS QUI RENFORCENT LES DÉFENSES ANTIOXYDANTES

LES LÉGUMES À PRIVILÉGIER	Légumes crucifères, Épinards, Artichauts, Carotte (non traitée), Patate douce, Betteraves
LES FRUITS À PRIVILÉGIER	Myrtilles, Mûres, Fraises (non traitées), Framboises, Cerises, Prunes, Pruneaux, Agrumes, Raisin, Kiwi, Noix de Grenoble, Noix de pécan, Noix du Brésil
LES SOURCES ANIMALES À PRIVILÉGIER	Abats (bio), Huîtres et coquillages
LES BOISSONS À PRIVILÉGIER	Vin rouge, Jus de raisin, Thé, Tisanes
LES AROMATES ET ÉPICES À PRIVILÉGIER	Toutes les épices, Oignon, ail
AUTRES	Chocolat noir, Huile de germe de blé

L'INDEX GLYCÉMIQUE ET LA CHARGE GLYCÉMIQUE : CONTRE LE DIABÈTE ET LE SURPOIDS

4E RÈGLE : CHOISIR DES ALIMENTS QUI ÉLÈVENT PEU LE SUCRE SANGUIN. POURQUOI ?

- Pour freiner le vieillissement
- Pour rester mince ou pour maigrir
- Pour prévenir le diabète

Si vous pensiez que votre baguette blanche était un « sucre lent », que les pommes de terre l'étaient aussi, lisez ce qui suit.

L'index glycémique

Pain, biscottes, pâtes, riz, pommes de terre, lentilles… les glucides constituent le socle des recommandations nutritionnelles françaises. Seulement, pour le corps, les glucides ne sont pas tous équivalents. Certains font monter de manière importante le niveau de sucre sanguin, d'autres beaucoup moins. L'index glycémique (IG) permet de comparer les aliments en fonction de leur capacité à élever la glycémie, un concept mis au point par les Canadiens Jenkins et Wolever dans les années 1980 et qui révolutionne aujourd'hui la nutrition. On dit des glucides qui font grimper rapidement et fortement la glycémie qu'ils ont un IG élevé. Et de ceux qui ont peu d'influence sur la glycémie qu'ils ont un IG bas. Entre les deux, se trouvent les aliments à IG modéré. Retenez que plus l'IG d'un aliment est élevé, plus il fait grimper fortement et rapidement le taux de sucre sanguin.

REPÈRES

INDEX GLYCÉMIQUE DE L'ALIMENT	COMMENTAIRE
IG < 55	IG bas : aliments à consommer
55 < IG < 70	IG modéré : aliments que l'on peut consommer régulièrement
IG > 70	IG élevé : aliments à consommer avec parcimonie ou en petite quantité

Pourquoi opter pour des aliments à IG bas ?

Lorsque le sucre sanguin s'élève brusquement, comme c'est le cas avec des aliments dont l'IG est élevé, on finit à la longue par prendre du poids. En effet, en réponse à l'afflux de sucre sanguin, le pancréas sécrète une grande quantité d'insuline. Les pics d'insuline ainsi générés incitent l'organisme à s'approvisionner en énergie à partir des glucides plutôt que des graisses. N'ayant plus la possibilité d'être utilisées comme combustible, les graisses alimentaires sont stockées et se déposent dans les tissus. En résumé, les pics de glycémie et d'insulinémie favorisent le stockage des graisses. Chez le diabétique ou le prédiabétique, ces pics conduisent à des complications graves.

En plus, les aliments à IG élevé attisent l'appétit et incitent à manger plus que ce dont le corps a besoin. Pour couronner le tout, ces aliments augmentent le risque de diabète, d'infarctus et même de certains cancers.

Les grosses surprises de l'index glycémique

La plupart des aliments glucidiques ont été testés chez des diabétiques dont la glycémie était stabilisée et chez des personnes saines, ce qui a permis d'élaborer une table internationale des index glycémiques pour plus de 1 000 aliments riches en glucides. Vous trouverez la plupart de ces scores en annexe page 401. Lorsque l'on consulte cette table, plusieurs valeurs sont surprenantes.

Les aliments raffinés comme la baguette blanche, le riz blanc, les céréales du petit déjeuner, type corn flakes ou Rice Krispies ou encore le riz soufflé, ont un IG élevé voire très élevé, de même que les barres chocolatées, les viennoiseries et certains gâteaux. C'est aussi le cas des pommes de terre, surtout lorsqu'elles sont frites ou en purée.

La deuxième surprise concerne le fructose, le chocolat noir et les glaces. En dépit de leur saveur sucrée, ils ne font pas grimper le taux de glucose comme on s'y attendait (cela ne signifie pas pour autant qu'ils soient tous meilleurs pour la santé : le fructose peut favoriser par d'autres mécanismes obésité et diabète ; les glaces stimulent de manière excessive la sécrétion d'insuline).

COMMENT ON CALCULE L'INDEX GLYCÉMIQUE D'UN ALIMENT

Concrètement, trente à quarante-cinq minutes après un repas, le taux de glucose sanguin, appelé glycémie, passe par un pic avant de retrouver progressivement sa valeur initiale.

Pour calculer un index glycémique, on donne à des volontaires 50 g de glucose dilué dans de l'eau: ceci servira de référence (IG = 100). Le glucose sanguin est mesuré toutes les 30 minutes pendant 2 à 3 heures. Cette opération est renouvelée avec une portion de l'aliment à tester contenant 50 g de glucides (amidon + sucres). En divisant l'aire située sous la courbe glycémique de l'aliment testé par l'aire située sous la courbe de référence, on obtient l'IG.

Remarque: certaines mesures d'index glycémiques sont réalisées avec le pain blanc comme aliment de référence ($IG_{\text{référence pain}} = 1{,}43\ IG_{\text{référence glucose}}$).

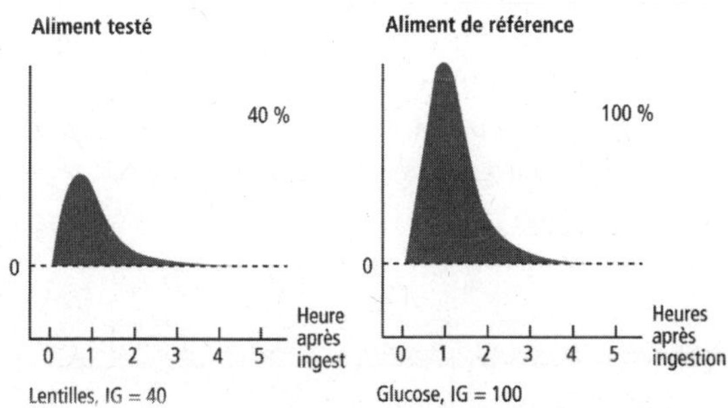

L'INDEX GLYCÉMIQUE BALAIE LE CONCEPT DE SUCRES RAPIDES/SUCRES LENTS

Branle-bas dans le monde de la nutrition! Un mythe s'effondre: la pomme de terre, frite ou en purée, n'est pas plus un sucre lent que le pain, le riz blanc ou les corn flakes. Ces aliments provoquent une montée brutale du sucre sanguin, aussi élevée qu'avec du glucose pur. Pendant des années on a distingué les glucides d'après leur seule structure chimique. On opposait ainsi les sucres simples (glucose, saccharose, fructose, etc.), qui étaient aussi qualifiés de sucres rapides, aux sucres complexes (aliments riches en amidon) que l'on appelait sucres lents. On pensait logiquement que les sucres simples (petites molécules) étaient rapidement absorbés et qu'à l'inverse, les glucides complexes, eux, étaient digérés lentement et libéraient progressivement leur glucose dans le sang. Grâce à l'index glycémique, on a découvert qu'il n'en était rien. Désormais, les termes de « sucres simples » et « sucres complexes » ne devraient plus être employés car ils ne correspondent à aucune réalité physiologique. Tous les glucides, qu'ils soient simples ou complexes, provoquent un pic de la glycémie 30 minutes après leur ingestion. Seulement, l'amplitude de ce pic est plus ou moins grande. Cette amplitude ne dépend absolument pas de la structure simple ou complexe des glucides, elle dépend d'autres facteurs. L'index glycémique reflète cette amplitude.

À l'inverse, les aliments peu transformés, comme le pain et le riz complets, les pâtes, les flocons d'avoine et le riz basmati ont un IG modéré à bas. La plupart des fruits (hormis la banane bien mûre) ont un IG modéré. Tous les légumes et les légumineuses (lentilles, pois, haricots, boulgour) ont un IG assez bas.

Plus un aliment possède un IG faible et plus il prolongera le sentiment de satiété. Le but de nos recommandations sur la famille des glucides est de normaliser le taux de glucose sanguin et d'éviter la sécrétion de pics d'insuline. Vous aurez ainsi moins faim et mangerez quantitativement moins mais qualitativement mieux!

À RETENIR

- L'IG des légumes est faible.
- L'IG des légumineuses (lentilles, haricots blancs, pois chiches) est faible.
- L'IG est plus faible pour des pâtes al dente que pour des pâtes très cuites.
- L'IG d'un jus de fruit est supérieur à l'IG du fruit entier. Les liquides sucrés ont un IG supérieur aux aliments solides sucrés (plus la vidange de l'estomac est rapide, plus l'IG est élevé).
- La présence de levain diminue l'IG d'un pain.
- L'IG des frites, des chips, des pommes de terre cuites au four ou bouillies est élevé. Seule la pomme de terre en robe des champs a un IG modéré.
- La présence de fibres réduit l'IG.
- La cuisson, le broyage et la réduction en purée augmentent l'IG.

La charge glycémique

Comme nous venons de le voir, l'index glycémique permet de comparer le pouvoir hyperglycémiant de portions d'aliments qui renferment le même poids de glucides. Il nous dit simplement à quelle vitesse le glucose de cet aliment se retrouve dans le sang. Il ne tient pas compte de la proportion de glucides que renferme cet aliment. Or, les effets d'un aliment sur l'organisme dépendent de son IG mais également de la quantité qui est ingérée. Par exemple, la purée de pomme de terre et le pain blanc ont tous deux un IG élevé. Mais si vous mangez une seule tranche de pain, son impact sur le sucre sanguin sera plus faible que si vous avalez une pleine assiette de purée.

En 1997, le professeur Walter Willett de l'université de Harvard (Boston) a proposé le concept de charge glycémique (CG) pour évaluer la capacité d'une portion d'un aliment à élever le sucre sanguin. Cette notion est également un bon indicateur de l'amplitude du pic d'insuline. La charge glycémique s'obtient en multipliant l'IG d'un aliment par la quantité de glucides d'une portion de cet aliment, puis en divisant par 100.

CG = (IG x quantité de glucides d'une portion (g))/100

Exemples :

- Une portion de corn flakes (30 g), aliment dont l'IG est de 82, contient 25 g de glucides. La charge glycémique est de (25 x 82)/100, soit 20,5.

- Une assiette de purée (150 g), aliment dont l'IG est de 90, contient 22,5 g de glucides. La charge glycémique est de (22,5 x 90)/100, soit 20,2.

- **Une CG supérieure à 20 est considérée comme élevée.**

- **Une CG comprise entre 11 et 19 est considérée comme modérée.**

- **Une CG inférieure à 10 est considérée comme basse.**

Vous trouverez page 405 les charges glycémiques des principaux aliments couramment consommés.

Les aliments exclusivement consommés pendant des millions d'années jusqu'au paléolithique supérieur ont une charge glycémique basse. Alors que les aliments issus du néolithique (céréales, pain, produits sucrés) présentent généralement une charge glycémique élevée, en particulier lorsqu'ils sont raffinés.

Une CG élevée sollicite de grandes quantités d'insuline, une hormone qui favorise la prise de poids parce qu'en même temps qu'elle stimule la synthèse et le stockage des graisses, elle freine leur combustion. Les sédentaires qui consomment régulièrement de grandes quantités d'aliments à CG élevées ont un risque plus important de surpoids et d'obésité, de diabète, de maladies cardiovasculaires et de cancers. On pense également que ces aliments favorisent la myopie chez l'enfant et la dégénérescence maculaire chez l'adulte.

Les laitages (à l'exception des fromages) ont un IG et une CG faibles mais ils font autant monter l'insuline que le pain blanc, ce qui les rend très suspects.

L'index insulinémique

L'index insulinémique (II) des aliments est un outil plus direct que l'IG. Il mesure la réponse du pancréas à la consommation de glucides, c'est-à-dire directement l'ampleur de la sécrétion d'insuline, toujours en comparaison avec le pain blanc mais cette fois-ci pour une quantité de calories identique (1 000 kJ, soit 240 kcal). Si index glycémique et index insulinémique se recoupent souvent, ce dernier concept révèle des surprises. La barre chocolatée, dont l'IG est élevé, obtient effectivement un score d'II très haut (122). Mais le yaourt, dont l'IG n'est pourtant que de 62, entraîne une réponse du pancréas quasiment aussi forte (II 115)! On ne sait pas expliquer pour l'instant cet effet marqué des produits laitiers sur la sécrétion d'insuline. Le record est obtenu par des confiseries américaines (Jellybeans) qui brutalisent le pancréas au point d'atteindre le score de 160.

Certains aliments sollicitent notre pancréas à l'excès avec, à long terme, le risque majeur de développer un diabète de type 2. On devrait bientôt pouvoir les identifier plus précisément grâce à cet index insulinémique.

ALIMENT	II
All Bran	32
Flocons d'avoine	40
Special K	66

Pain blanc	100
Pâtes blanches	40
Riz blanc	79
Riz brun	62
Pommes de terre bouillies	121
Frites	74
Barre chocolatée	120
Cacahuètes	20
Pomme	59
Orange	60
Banane	81
Lentilles	58
Yahourt	115
Glace	89

La meilleure façon de manger des glucides

Nous vous recommandons de privilégier les aliments dont à la fois l'index glycémique et la charge glycémique sont modérés ou bas. Par exemple, si vous êtes amateur de féculents (pâtes, riz, pain, pommes de terre), nous vous conseillerons non pas d'y renoncer mais d'en manger un peu moins et de les choisir dans la liste de ceux dont l'IG est bas ou modéré.

À RETENIR

Si vous diminuez de 15 % la quantité des féculents et qu'en même temps vous diminuez de 30 % leur index glycémique, vous faites baisser la charge glycémique de 40 % !

L'ÉQUILIBRE DES ACIDES GRAS : POUR UN CŒUR QUI BAT PLUS LONGTEMPS

5E RÈGLE : ÉQUILIBRER SES GRAISSES ALIMENTAIRES. POURQUOI ?

- Pour prévenir l'infarctus et la mort subite
- Pour garder le moral
- Pour freiner l'inflammation

Les lipides : ennemis jurés de tous ceux qui souhaitent perdre du poids ! Une réputation pas vraiment méritée : il n'existe à ce jour aucune preuve qu'en mangeant moins de graisses on perd durablement du poids... Les lipides sont des nutriments essentiels au fonctionnement de l'organisme. Et ce qui compte dans le monde merveilleux des acides gras, ce n'est pas tant la quantité que la qualité. Comment bien choisir ?

Avec 9 kcal/g, les lipides sont les macronutriments les plus énergétiques. Ils sont indispensables pour nos activités quotidiennes (activité musculaire, régulation de la température corporelle) et lorsque l'on en consomme plus que nécessaire, ils sont mis en réserve, stockés dans les cellules graisseuses. Mais, leur rôle n'est pas seulement énergétique. Les lipides sont très importants pour la santé parce qu'ils constituent la structure des membranes de nos cellules et, par là, conditionnent leur bon fonctionnement et donc celui des organes auxquels elles appartiennent. Ils donnent aussi naissance à de nombreuses familles de messagers chimiques et de médiateurs qui jouent un rôle dans le rythme cardiaque, la circulation du sang, l'inflammation et l'immunité.

Combien de graisses ?

On a beaucoup exagéré ces dernières années les inconvénients des graisses. Il n'est pas prouvé que l'on maigrit en mangeant moins gras, et en remplaçant ce gras par des glucides. Il n'est pas non plus prouvé qu'un régime plus riche en corps gras « bouche » les artères, ni qu'il augmente le risque de cancer ou de maladies chroniques (tout dépend là encore de la qualité des graisses).

La meilleure façon de manger ne vous invite pas à réduire drastiquement la quantité des graisses alimentaires. Celle-ci devrait, selon nous, représenter 28 à 38 % des calories, soit une fourchette plus étendue que les recommandations officielles actuelles (30-35 %). En revanche, nous vous proposons de mieux choisir vos corps gras.

RÉDUIRE LES GRAISSES NE FAIT PAS MAIGRIR

Nous avons à examiner toutes les études de plus d'un an au cours desquelles on a donné à des personnes en surpoids un régime pauvre en matières grasses.

Résultat : pas de perte de poids à long terme

Par ailleurs, les pays qui ont réduit leur apport en matières grasses pour les remplacer par des glucides (céréales raffinées notamment) ont connu une augmentation de l'obésité. Ceci probablement parce que les glucides raffinés ont des effets marqués sur l'insuline et… le stockage des graisses. Plusieurs organismes se sont d'ailleurs déjà prononcés sur le sujet de la réduction des graisses et du poids. Une conférence de consensus des Instituts nationaux de la santé (NIH) en 1993 a admis qu'en diminuant les graisses, on obtient « 10 % de perte de poids maximum, presque totalement repris après 2 à 5 ans ».

Cinq ans plus tard, une autre commission des NIH sur l'obésité indiquait que « la seule diminution des graisses sans réduction des calories ne permet pas de faire maigrir les individus en surpoids. Le remplacement des graisses par des glucides est inefficace ». Enfin, une commission de la Fondation nationale de cardiologie australienne, au terme d'une analyse exhaustive de la littérature scientifique, a conclu « qu'il existe des preuves modérées que les graisses alimentaires ne sont pas un facteur indépendant du développement du surpoids et de l'obésité ».

Les aliments sources de lipides

On distingue les graisses visibles des graisses cachées.

- Les graisses visibles sont celles qui sont facilement identifiables. Il s'agit des matières grasses qui sont des aliments d'accompagnement (facteur d'assaisonnement). Elles sont d'origine animale (beurre, saindoux) et d'origine végétale (toutes les huiles obtenues par pression de graines d'oléagineux : arachide, tournesol, maïs, colza, etc. ainsi que les margarines).

- Les graisses cachées sont soit des graisses de constitution des différents aliments (viandes, œufs, lait, fromage, fruits oléagineux), soit des graisses qui sont incorporées lors de la préparation d'aliments industriels (biscuits, biscottes, plats préparés). Les graisses cachées représentent un peu plus de la moitié de notre ration quotidienne en graisse.

GRAISSES VISIBLES

ALIMENT	LIPIDES (EN G POUR 100 G)
Saindoux	100
Huile d'olive, de tournesol, de colza, d'arachide, de noix, de maïs, de pépins de raisins	100
Margarine de tournesol	84
Beurre	83
Margarine allégée	41-65

GRAISSES CACHÉES

ALIMENT	LIPIDES (EN G POUR 100 G)
Noix	63,7
Amande	53,5
Croissant	40
Roquefort	32,8
Crème fraîche	30
Nutella	30
Gruyère	29
Quiche lorraine	28,1
Côtelette de porc	24,2
Camembert	22
Crème allégée	12

Les bonnes et les mauvaises graisses

Que savez-vous sur les bonnes et les mauvaises graisses? Vous avez certainement retenu que les graisses animales (beurre, charcuteries) doivent être consommées en petite quantité et que les huiles végétales sont bonnes pour la santé, la meilleure étant l'huile d'olive. Pas totalement faux, mais… pas tout à fait vrai.

Il y a trois grandes familles de graisses dans l'alimentation:

- les graisses saturées: ce sont surtout les graisses animales, même si certains aliments d'origine végétale (chocolat ou huile de palme) en contiennent;
- les graisses monoinsaturées: on les trouve dans l'huile d'olive, l'avocat, mais aussi dans certaines charcuteries et dans le foie gras. Elles ne sont pas essentielles, car le corps sait les fabriquer à partir de certaines graisses saturées. On les appelle aussi oméga-9;
- les graisses polyinsaturées: essentiellement dans les huiles végétales. Il existe deux familles qui doivent impérativement être apportées par l'alimentation parce que notre corps ne sait pas les fabriquer: les oméga-6 et les oméga-3.

COMPOSITION DES MATIÈRES GRASSES EN ACIDES GRAS EN % DES ACIDES GRAS TOTAUX

MATIÈRES GRASSES	% AGS	% AGMI	% AGPI
Huiles			
Arachide	21	47	32

Colza	8	62	31
Maïs	13	27	60
Noix	10	18	72
Olive	15	76	9
Pépins de raisin	13	16	71
Tournesol	11	24	65
Beurre	67	30	3
Margarine allégée	32	21	43
Margarine de tournesol	18	32	50
Saindoux	50	42	8
Végétaline®	99	0	0

AGS : acides gras saturés, AGMI : acides gras monoinsaturés, AGPI : acides gras polyinsaturés

Juste pour information, il existe d'autres lipides dans l'alimentation :

- les phospholipides, des molécules qui comportent des acides gras et du phosphore (la lécithine du soja et du jaune d'œuf) ;
- le cholestérol ;
- les graisses trans : ce sont des corps gras dont la conformation chimique est un peu particulière, soit parce qu'ils ont été produits par les ruminants (on en trouve dans les laitages), soit parce qu'ils ont été fabriqués industriellement, en ajoutant de l'hydrogène.

Le régime paléolithique comme référence

Jusqu'au néolithique, il y a 10 000 ans, l'homme recevait ces trois familles d'acides gras dans des proportions équilibrées. En particulier, on consommait autant d'oméga-6 que d'oméga-3. Mais, avec l'avènement des céréales cultivées, le recul de la cueillette de plantes sauvages et des noix, la diminution depuis le Moyen Âge de la consommation de poisson et de coquillages, l'homme moderne a vu la part des oméga-6 s'élever, alors que celle des oméga-3 diminuait. Dans les années 1960, la généralisation de l'huile de tournesol, qui ne contient pas d'oméga-3, a accentué ce déséquilibre. La peur du gras dans les années 1970-1980 a fait le reste, les Français se détournant des poissons gras. Résultat : aujourd'hui, un Français moyen consomme 10 à 15 fois plus d'oméga-6 que d'oméga-3 et ce déséquilibre est lourd de conséquences.

Pourquoi vous devez veiller au rapport oméga-6 sur oméga-3

On lit souvent que les oméga-6 seraient « mauvais » et que les oméga-3 seraient « bons ». Ce raccourci simpliste s'explique par le fait que les oméga-6 donnent naissance à des composés qui favorisent l'inflammation et les caillots sanguins, alors que les oméga-3 donnent naissance à des composés peu inflammatoires et qui fluidifient le sang. En réalité, les deux familles sont nécessaires à la santé. Ce qui compte, c'est l'équilibre entre elles (voir schéma page ci-contre).

Si vous avez trop d'oméga-6 dans votre alimentation, c'est sûr,

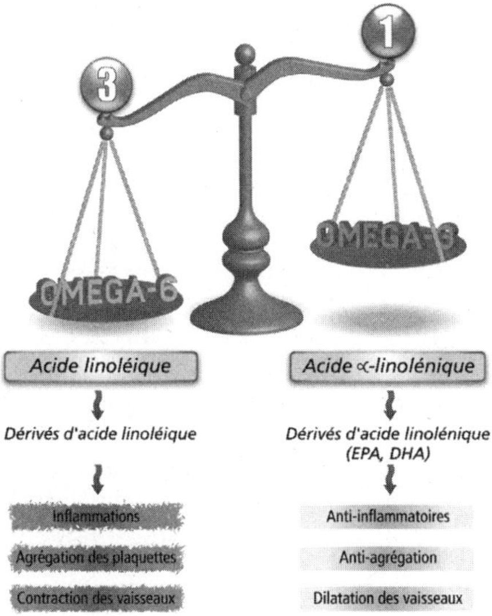

Le corps est incapable de fabriquer deux acides gras polyinsaturés. Le premier est l'acide linoléique, un acide gras de la famille oméga-6, à partir duquel toute la famille des autres acides gras oméga-6 est fabriquée. Le second est l'acide alpha-linolénique, un acide gras de la famille oméga-3, à partir duquel toute la famille des autres acides gras oméga-3 est fabriquée. Nous devons absolument les trouver dans l'alimentation. Ce sont des acides gras indispensables ou essentiels. En dépit de leurs effets opposés, oméga-6 et oméga-3 sont nécessaires à la santé. Ce qui compte, c'est l'équilibre entre ces deux familles. Le rapport oméga-6 sur oméga-3 dans l'alimentation devrait idéalement se situer entre 2 et 3 pour 1.

les phénomènes inflammatoires vont être stimulés et le sang sera moins fluide, ce qui peut favoriser les infarctus ou certains cancers, par exemple. Si vous avez beaucoup trop d'oméga-3, le risque d'infarctus sera très faible puisque le sang circulera parfaitement bien et même trop bien : dès lors, le risque d'accident vasculaire cérébral hémorragique sera plus élevé. Ceci a été observé chez les Inuits du Groënland, dont l'alimentation à base de poisson et de phoques apportait plus de 10 g par jour de deux acides gras oméga-3 – l'EPA et le DHA.

En plus, des travaux récents suggèrent que les mères qui consomment un excès d'acides gras oméga-6 pendant leur grossesse courent un risque important de donner naissance à un bébé vulnérable à l'obésité et au surpoids.

Après avoir été longtemps nié par les autorités sanitaires, ce grave déséquilibre a été officiellement reconnu en 2003 par l'Agence française de sécurité sanitaire des aliments. Mais, les mesures d'information et surtout d'intervention pour y remédier restent timides.

Dans *La meilleure façon de manger*, nous estimons que les oméga-6 devraient représenter 3 à 5 % des apports énergétiques, et les oméga-3, 1,4 à 1,8 %. Ainsi, le rapport oméga-6 sur oméga-3 devrait-il idéalement se situer entre 2 et 3. Ce ratio respecte les grands équilibres du corps. Vous trouverez en deuxième partie (page 152) des conseils pratiques pour préserver ou retrouver cet équilibre très important ainsi que des recommandations concernant les autres familles d'acides gras.

EPA ET DHA : LES SUPER-OMÉGA-3

L'EPA (acide eicosapentaénoïque) et le DHA (acide docosahexaénoïque) sont les acides gras à très longues chaînes de la famille oméga-3. On les trouve surtout dans les poissons gras à des taux qui varient selon l'espèce, l'origine (sauvage ou d'élevage) et le mode de cuisson. On les trouve aussi dans les œufs de poules nourries aux graines de lin.

L'ÉQUILIBRE ACIDE-BASE : VOS OS EN DÉPENDENT

6E RÈGLE : MANGER CHAQUE JOUR SUFFISAMMENT D'ALIMENTS ALCALINISANTS ET MOINS D'ALIMENTS ACIDIFIANTS. POURQUOI ?

- Pour prévenir l'ostéoporose
- Pour éviter de perdre ses muscles
- Pour garder des reins en bonne santé

Depuis quelques années les chercheurs travaillent sur une piste qui pourrait expliquer l'essor de certaines maladies « modernes » liées à notre alimentation : l'équilibre acide-base.

Comme nous vous avons conté l'histoire des oméga-3, voici dans le même ordre d'idée, celle de l'équilibre acide-base. C'est un peu la même histoire.

Le menu de nos ancêtres préhistoriques, en faisant la part belle aux végétaux, leur apportait des éléments alcalinisants (ou basifiants) comme le calcium, le magnésium et le potassium.

Aujourd'hui, avec l'avènement de l'alimentation moderne, nos assiettes sont garnies de viandes et de céréales agrémentées d'une bonne dose de sel (chlorure de sodium). Cette alimentation a un inconvénient majeur : elle est acidifiante et est en passe de nous faire fondre littéralement de l'intérieur en perturbant cet équilibre fondamental…

Qu'est-ce que l'équilibre acide-base ?

Pour fonctionner correctement, notre organisme doit se situer dans une zone de pH équilibré, ni trop bas, ni trop élevé – c'est-à-dire ni trop acide, ni trop basique (ou alcalin).

LE PH

Le pH, pour potentiel Hydrogène, permet d'évaluer la concentration de l'ion hydrogène dans une solution. Cette grandeur chimique mesure le caractère acide ou basique d'une solution aqueuse. L'échelle de pH est graduée de 0 à 14. Plus la solution est acide, plus la valeur du pH est faible (<7). Inversement, moins la solution est acide – on dit qu'elle est alcaline ou basique – plus le pH est élevé (>7).Globalement, l'organisme préfère être légèrement basique. Le sang artériel a un pH compris entre 7,35 et 7,45.

Cet équilibre acide-base dépend en grande partie de l'alimentation.

- Côté acide : les céréales, les protéines (surtout animales) apportent des acides aminés qui contiennent du soufre et/ou du phosphore alors que le sel apporte des ions chlorures. Résultat : le soufre contribue à la charge acide nette de l'organisme via l'acide sulfurique qui en résulte, le chlore via l'acide chlorhydrique et le phosphore via l'acide phosphorique.

- Côté basique : les fruits, légumes, légumes verts à feuilles, légumes-fruits (tomate) racines et tubercules apportent des sels de potassium alcalins.

Jusqu'à la fin du paléolithique, l'alimentation humaine était remarquablement alcaline. L'explication est simple. L'alimentation préhistorique, riche en fruits, légumes, tubercules, racines (alcalinisants), était gorgée de sels de potassium qui neutralisaient facilement les acides issus du métabolisme alimentaire. Même lorsque la part des protéines animales (poisson, viande) a augmenté, il y a 150 000 ou 200 000 ans, pour culminer à l'époque de Cro-Magnon, nos ancêtres baignaient dans une alcalose métabolique discrète du fait de la place prépondérante des végétaux. Sur la base d'un régime apportant 3 000 calories (kcal) par jour, on estime la part des végétaux, en poids, à 65 %. Cro-Magnon mangeait deux à trois fois plus de potassium que nous autres, ses descendants. Cet environnement modérément alcalin est celui pour lequel nous sommes génétiquement faits. Malheureusement, depuis 10 000 ans et plus encore depuis un à deux siècles, c'est plutôt dans une acidose chronique que nous baignons parce que la consommation de céréales, de viandes, de laitages, de sel a augmenté et que celle des fruits et légumes a reculé.

CE QUI AUGMENTE L'ACIDITÉ DE L'ORGANISME

- la consommation de méthanol, un alcool présent dans certaines boissons (bourbon, whisky, cognac, vin rouge) ;
- un excès d'aspirine ;
- le diabète et les maladies rénales ;

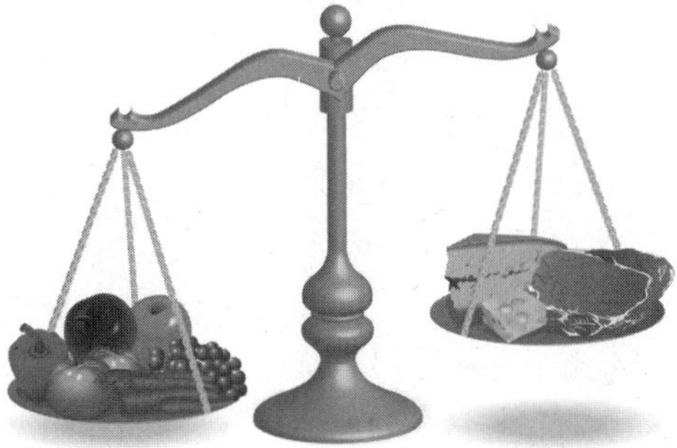

éléments basifiants *éléments acidifiants*

Pour retrouver l'environnement légèrement alcalin auquel nous sommes génétiquement adaptés, nous devons augmenter la part des fruits et légumes dans notre alimentation et réduire celle des viandes, laitages et céréales.

- l'âge, parce que les reins perdent progressivement leur capacité à éliminer les acides.

Comment mesurer l'acidité de notre organisme ?

Pour connaître le pH de l'organisme, les chercheurs ont commencé par mesurer directement l'acidité de notre urine. Efficace, certes, mais quelque peu contraignant. Alors, le Dr Thomas Remer, spécialiste de l'équilibre acide-base au département nutrition et santé de l'Institut de recherche pour la nutrition des enfants à Dortmund en Allemagne, a mis au point un indice permettant d'estimer approximativement l'acidité résultant de l'alimentation directement d'après votre menu. C'est l'indice PRAL (pour *Potential Renal Acid Load*), également appelé charge rénale acide potentielle. Cet indice qui se mesure en milliéquivalent (mEq) évalue l'acidité de l'urine – et donc de l'organisme – grâce à la quantité de protéines, de minéraux acides et de minéraux basiques apportés par notre alimentation. Comme tous les minéraux ne sont pas absorbés de la même façon par notre intestin, l'indice PRAL doit tenir compte pour chaque minéral de son coefficient d'absorption intestinale. Cet indice additionne tous les minéraux acides et soustrait tous les minéraux basiques.

Les minéraux peuvent être classés en deux catégories selon leur effet sur le pH de l'organisme. Dans le camp des minéraux « acidifiants », on retrouve le chlore, le soufre et le phosphore. Dans le camp des minéraux « basifiants » : le magnésium, le calcium, le sodium et le potassium.

Ensuite, tout est une question de mathématiques. Si un aliment renferme des protéines et plus de minéraux acidifiants que de minéraux basifiants, l'indice PRAL est supérieur à zéro : l'aliment est acidifiant. Dans le cas contraire, l'indice PRAL est négatif : l'aliment est basifiant (ou alcalinisant). L'indice PRAL évalue donc l'effet de l'aliment sur l'équilibre acido-basique. Cet indice est calculé pour 100 g d'aliment ou 100 ml de boisson. Vous trouverez les indices PRAL d'une centaine d'aliments courants page 389.

BON À SAVOIR

Le site Internet LaNutrition.fr est l'un des seuls sites à calculer l'indice PRAL de plus de 1 000 aliments, un outil qui vous aidera à choisir ceux dont les indices sont les plus favorables. Les aliments acidifiants sont généralement :

- les fromages, avec un record pour le parmesan dont l'indice PRAL est de 34 ;
- les viandes et charcuteries avec un record pour le lapin ;
- les poissons, crustacés et fruits de mer ;
- les céréales.
- À l'inverse, les aliments basifiants se recrutent parmi les fruits et légumes, les thés, tisanes et même le vin. Les légumes les plus alcalinisants sont les épinards, le persil, le céleri. Les fruits les plus alcalinisants sont les fruits secs (figues, raisins, etc.).

Quelles conséquences pour votre santé ?

Les chercheurs soupçonnent l'acidose chronique de favoriser la fonte musculaire, les calculs rénaux et l'hypertension artérielle. Mais c'est surtout une piste très sérieuse pour expliquer au moins en partie la flambée de l'ostéoporose. Pourquoi? Parce que notre organisme ne peut pas fonctionner dans un environnement trop acide.

Si notre alimentation est trop acidifiante, il puise dans les os des substances alcalinisantes pour neutraliser cette charge acide. Les os contiennent en effet des citrates et des bicarbonates, connus pour leur effet tampon, c'est-à-dire qu'ils diminuent l'acidité de l'organisme. Problème : dans nos os, ces substances se trouvent sous la forme de citrate de calcium ou de bicarbonate de calcium. En puisant ces éléments basifiants, l'organisme « pompe » le calcium de nos os. Résultat : la densité osseuse diminue, les os se fragilisent, c'est l'ostéoporose. Ceci pourrait expliquer pourquoi, dans les études, les personnes qui mangent le plus de protéines animales ont un risque de fracture osseuse plus élevé que les autres. On sait aussi que lorsqu'on multiplie par deux la consommation de protéines animales (de 35 à 78 g/j), le calcium éliminé dans les urines augmente de 50 %. L'acidose chronique tend ainsi à « dissoudre » les os par élimination du contenu minéral osseux, mais elle fait aussi fondre les muscles et abîme les reins.

La meilleure façon de lutter contre l'acidose

Vous salez vos plats ou vous consommez des plats industriels déjà salés? Le chlorure du sel vient acidifier votre organisme. Vous mangez de la viande tous les jours? Les protéines animales vous apportent des acides aminés soufrés. Ce soufre se transforme en acide sulfurique pour contribuer à abaisser encore votre pH. Vous délaissez les fruits et légumes? Dommage, ce sont, avec certaines eaux minérales, les aliments les plus basifiants qui soient. Au final, vous ingurgitez plus de minéraux acidifiants que de minéraux basifiants. Comment réagir?

En augmentant la part des fruits et légumes

En 2001, l'équipe du docteur Katherine Tucker (université Tufts, Boston), a montré que les gens qui consomment le plus de fruits, de légumes, de magnésium et de potassium présentent une meilleure densité osseuse. Une étude a montré que lorsqu'on passe de 3,6 à 9,5 fruits/légumes par jour, on élimine beaucoup moins de calcium : 100 mg/j au lieu de 157 mg/j. Une banane par jour permet à elle seule de conserver 60 mg de calcium dans le corps. Ces 60 mg quotidiens, si on les rapporte à une décennie, correspondent à une économie de 18 à 21 % de calcium osseux.

Conseil : viser au moins 4 parts de légumes et 3 fruits chaque jour, en privilégiant les légumes de couleur vert sombre, orange et rouge. Incorporer des légumes verts-violets (aubergines, artichauts) plusieurs fois par semaine. Consommer des fruits secs comme les figues. Cuisiner avec des aromates (romarin, sauge, thym…) et des épices (curcuma, gingembre, cumin…).

En mangeant moins de protéines animales

Vous êtes amateur de viande, de laitages ? Si vous mangez un peu moins de protéines animales, par exemple, 20 g de moins par jour – ce qui est l'équivalent d'un steak de 100 g –, vous pourrez conserver des os en bonne santé sans avoir besoin de grandes quantités de calcium.

Ne vous privez pas de fromage, mangez juste des portions moins importantes. Si vous mangez viande, poisson, œufs deux fois par jour, essayez une seule fois par jour.

En mangeant moins de sel

En diminuant sa consommation de sel (par exemple, 4 à 5 g de sel en moins chaque jour), on réduit aussi l'élimination urinaire de calcium et on améliore plusieurs marqueurs de la santé osseuse.

Conseil : ne pas saler ses plats, consommer moins d'aliments préparés, consommer moins de pain.

En mangeant moins de céréales, en les choisissant complètes ou semi-complètes

Les céréales seules entrent pour près de 40 % dans la charge acide libérée par l'alimentation moderne. En remplaçant les céréales alimentaires par les noix, les fruits, les légumes et les haricots, on passerait d'une charge nettement acide à une charge légèrement basique. Et lorsqu'on mange des céréales, les choisir semi-complètes ou complètes. Pour une acidité équivalente, ces dernières présentent en effet une densité nutritionnelle plus élevée que les céréales raffinées.

Conseil : chaque jour, pas plus de 4 à 5 tranches de pain complet ou semi-complet multicéréales (pas exclusivement au blé). Alterner pâtes complètes ou semi-complètes et riz complet ou riz sauvage. En tout, pas plus de 6 portions de céréales par jour.

En consommant régulièrement une eau minérale riche en bicarbonates

Vous trouverez dans cet ouvrage, au chapitre des boissons, les eaux en bouteille vendues en France les plus alcalinisantes.

De manière générale, les eaux les plus alcalines sont celles qui apportent le plus de bicarbonates (plus de 1 000 mg/L). Peu importe que ce bicarbonate s'accompagne de sodium.

Conseil : ces eaux sont le plus souvent des eaux pétillantes, on peut en boire 0,5 L par jour. Lire les étiquettes et veiller à ce que la concentration de fluor ne dépasse pas 2 mg/L.

En prenant éventuellement un complément alimentaire à base de minéraux alcalinisants

Le premier complément alimentaire est le bicarbonate de potassium. Un tel complément peut aider à rééquilibrer la balance acide-base. En plus, des études ont montré qu'il améliore la densité osseuse. En cas de déséquilibre avéré, une personne en bonne santé peut prendre chaque jour 1 000 mg de bicarbonate de potassium. Les minéraux, sous forme de citrates, peuvent également contribuer à rétablir l'équilibre acido-basique.

Anthony Sebastian, un chercheur de l'université de Californie à San Francisco, est considéré comme l'un des spécialistes mondiaux de cet équilibre acide-base. Il estime qu'en agissant ainsi, on rétablit le caractère fondamentalement basique de l'organisme. D'une manière générale, il faudrait compenser la consommation d'une portion d'aliment acidifiant par deux portions d'aliments basifiants.

LE RATIO SODIUM/POTASSIUM : CONTRE L'HYPERTENSION

7E RÈGLE : RÉDUIRE LES ALIMENTS RICHES EN SODIUM ET PRIVILÉGIER CEUX QUI SONT RICHES EN POTASSIUM. POURQUOI ?

- Pour prévenir l'hypertension et les maladies cardiovasculaires

- Pour prévenir le cancer de l'estomac

Les végétaux, en plus d'être alcalinisants, apportent de grandes quantités de potassium et peu de sodium, un ratio adéquat pour le bon fonctionnement de nos cellules. Pendant des milliers d'années, nous avons consommé des aliments riches en potassium et pauvres en sodium. Le régime ancestral à base de fruits, baies, légumes, racines, tubercules, noix et graines, gibier, poisson apportait jusqu'à dix fois plus de potassium que de sodium. Le sel est apparu dans l'alimentation quand l'homme s'est sédentarisé. En découvrant les vertus du sel pour conserver les aliments, il a aussi découvert son intérêt gustatif. Depuis, le rapport sodium/potassium alimentaire s'est progressivement inversé. Les dernières décennies ont vu l'avènement des plats préparés et, parallèlement, la chute vertigineuse de la consommation des produits frais. Nos ancêtres du paléolithique ne consommaient pas plus de

600 mg de sodium par jour, soit moins d'1,5 g de sel (chlorure de sodium). Aujourd'hui, nous en avalons allègrement sept fois plus. Dans le même temps, nous ne consommons pas plus de 3 à 4 g de potassium par jour, alors que nos ancêtres en consommaient 7 à 8 g. Nous consommons donc aujourd'hui 2 à 4 fois plus de sodium que de potassium et ce déséquilibre a des répercussions sur notre santé.

Trop de chlorure de sodium, pas assez de sel de potassium = hypertension

La plus connue de ces répercussions est l'hypertension. L'étude INTERSALT, qui portait sur plus de 10 000 hommes et femmes vivant dans 32 pays différents, a montré que plus les personnes mangent de sel, plus elles ont une pression artérielle élevée. En revanche, plus l'alimentation est riche en potassium, plus la pression artérielle est basse.

À la différence d'Intersalt, qui était une étude d'observation, l'étude Dash était une étude d'intervention. Les chercheurs ont recruté 412 adultes à risque d'hypertension qu'ils ont répartis en 2 groupes, l'un consommant un régime alimentaire normal, l'autre, assigné à un régime riche en fruits et légumes. Les participants de ces deux groupes ont été séparés en trois catégories : un groupe a consommé chaque jour 3,5 g de sel, un autre 2,3 g et le dernier 1,2 g. Résultat : plus les apports en sel étaient bas, plus la tension diminuait.

Par ailleurs, plus de 33 études ont été conduites avec des suppléments de potassium chez des personnes qui souffraient d'hypertension. Prises collectivement, elles indiquent que le potassium fait baisser significativement la tension, un fait connu depuis le début des années 1990. La baisse est plus importante chez celles et ceux qui consomment de grandes quantités de sel.

Cela signifie que nous pourrions probablement tolérer des excès modérés de sel si par ailleurs nous consommions de larges quantités de potassium.

Le goût du sel

Que se passe-t-il si l'on consomme plus de 6 g de sel par jour? Selon plusieurs chercheurs, l'excès de sel serait responsable de 25 000 décès par an en France et de 75 000 accidents cardio-vasculaires mais le coût réel pour la santé publique est difficile à quantifier par manque de données fiables. Compte tenu du nombre de personnes hypertendues et de la relation connue entre hypertension et accident vasculaire cérébral (AVC), on peut imaginer qu'en diminuant le sel alimentaire, on préviendrait une proportion significative des AVC. Les sceptiques soulignent qu'en réduisant de 3 à 6 g sa consommation de sel quotidienne, on ne fait baisser sa pression artérielle que de 5 mm (soit un passage, par exemple, de 14 à 13,5). Mais il s'agit précisément de la baisse moyenne observée dans les essais cliniques qui ont porté sur les médicaments antihypertenseurs. Or, ces essais ont démontré qu'une réduction de la pression artérielle, fût-elle aussi modeste, protège des AVC.

Prévenir la perte osseuse

Des études ont montré que l'augmentation de la consommation de fruits et légumes jusqu'à 9,6 portions par jour diminue l'excrétion rénale de calcium de 30 %, épargnant ainsi le calcium osseux. Plus particulièrement, les chercheurs ont montré que lorsque l'on ne consomme pas assez de potassium, on élimine plus de calcium. Les femmes ménopausées qui consomment plus de fruits et donc de potassium ont ainsi une meilleure densité osseuse.

Une étude a aussi montré qu'un apport de 0,08 g à 0,1 g par kilo et par jour de citrate de potassium (soit 500 mg pour un poids de 50 kg) pendant 3 mois réduisait la perte osseuse de femmes ménopausées. De même, prendre 6 g par jour de bicarbonate de potassium pendant 3 ans a permis à des femmes ménopausées d'éviter la perte de 5 % de leur calcium osseux.

Ce que disent les autorités sanitaires

L'Agence française de sécurité sanitaire des aliments (Afssa) recommande de ne pas consommer plus de 7 à 8 g de sel par jour. L'Association américaine de cardiologie et le Scientific Advisory Committee du Royaume-Uni ont arrêté un seuil de 6 g par jour. De son côté, l'Institut de Médecine des États-Unis, qui fixe les apports conseillés dans ce pays, a proposé en février 2004 une consommation optimale de l'ordre de 1,5 g de sodium et 2,3 g de chlorure par jour, soit un total de 3,8 g de sel, en recommandant de ne pas en avaler plus de 5,8 g.

La recommandation des experts américains est doublement intéressante. D'abord, parce qu'ils lui ont associé celle de se procurer « au moins » 4,7 g de potassium. Ensuite, parce que, pour la première fois, la problématique du sel, telle qu'elle est exposée aux médecins et au grand public, dépasse le cas du seul sodium. L'ion sodium, selon qu'il est associé à l'ion chlorure, comme dans le sel de table ou au contraire à du citrate, du phosphate ou du bicarbonate n'a pas du tout les mêmes effets sur le volume du plasma et la pression artérielle. Seule la combinaison chlorure plus sodium augmente le volume du plasma et la pression artérielle.

La meilleure façon de manger moins de sel, plus de potassium

Le sel alimentaire est surtout apporté par le pain, les charcuteries, les plats cuisinés industriels. On peut réduire sa consommation de chlorure de sodium en salant moins, en consommant moins de plats cuisinés industriels, de charcuteries, en limitant sa consommation de pain. On pense souvent qu'un régime pauvre en sel est très difficile à suivre, mais ce n'est pas exact (lire encadré).

Pensez aussi aux sels de régime qu'on trouve en magasins diététiques et en pharmacie : ils sont plus riches en potassium et pauvres en sodium.

Côté potassium, nous conseillons de manger 5 à 12 portions quotidiennes de légumes, tubercules à index glycémique bas, plantes racinaires, légumes secs et légumineuses. Mais, pour faire le plein de potassium, mieux vaut se rapprocher de l'objectif des 10 portions par jour. Les végétaux sont une source majeure de potassium : ils diminuent ainsi le risque d'hypertension et contribuent à corriger le déséquilibre acido-basique qui caractérise l'alimentation moderne. Préférez des végétaux frais et des fruits secs, mais les fruits en conserve et surgelés, même s'ils renferment moins de vitamines, ne doivent pas être négligés (à condition qu'ils ne nagent pas dans une eau sucrée) parce qu'ils sont riches en potassium.

SE DÉSHABITUER DU SEL : FASTOCHE !

Des chercheurs se sont demandés s'il est difficile de réduire sa consommation de sel. Pour le savoir, ils ont demandé aux participants d'une étude appelée DASH d'évaluer la contrainte que cela représentait. Verdict : moins de sel, c'est facile. « Les gens arrivent avec l'a priori qu'un régime pauvre en sel sera insipide, explique Eva Obarzanek, principal auteur de l'étude, pourtant les patients des groupes à faible apport en sel ont jugé leur diète tout à fait acceptable. Le goût pour les repas salés découle d'une habitude. On peut très bien se déshabituer et « désapprendre » à aimer le sel. » À apport en sel égal, les auteurs précisent que ce sont les volontaires soumis au régime DASH riche en fruits et légumes qui ont eu le plus de facilité à diminuer leurs apports en sel. Si vous souhaitez limiter le recours à la salière pour prendre soin de votre tension, profitez-en pour augmenter votre ration de fruits et légumes !

Les légumineuses sont également une excellente source de potassium, elles apportent entre 900 et 1 200 mg de potassium pour 100 g.

Toutes les algues, enfin, sont des mines de potassium et 100 g de champignons apportent également 300 à 500 mg de potassium pour seulement 5 à 20 mg de sodium.

On peut compléter, le cas échéant, son régime avec du citrate de potassium ou du bicarbonate de potassium acheté en pharmacie ou magasin diététique ou sur Internet.

L'APPORT EN FIBRES : POUR LA SANTÉ DIGESTIVE

8E RÈGLE : CHOISIR DES ALIMENTS RICHES EN FIBRES. POURQUOI ?

- Pour augmenter la satiété
- Pour empêcher la constipation
- Pour prévenir le cancer colorectal

La consommation quotidienne de fibres est passée de près de 50 g au paléolithique à 31 g en 1900 et à 16 g aujourd'hui, alors que les chercheurs recommandent d'en ingérer 25 à 30 g. Les Français mangent donc de moins en moins de fibres : ils consomment moins de fruits, de légumes, de légumineuses et choisissent surtout des céréales raffinées (pauvres en fibres).

Pourquoi sont-elles si importantes ?

La plupart des études épidémiologiques convergent pour dire que les populations qui consomment beaucoup de fibres sont moins touchées par l'obésité et donc par toutes les maladies qui en découlent. Il s'agit dans l'ordre décroissant des habitants d'Afrique, du pourtour méditerranéen, d'Inde, d'Amérique du Sud, de l'Europe du Nord, du Moyen-Orient, de l'Australie, du Japon et enfin, en queue de peloton, des États-Unis.

Qu'appelle-t-on « fibre » ?

Les fibres sont des sucres complexes non digestibles. Elles ont un rôle de structure dans les végétaux et constituent en quelque sorte le « squelette » des plantes. Elles se trouvent en grande quantité dans tous les légumes et les fruits ainsi que dans les graines oléagineuses (amandes, noix, noisettes, etc.). N'étant pas assimilées, elles ne fournissent pas d'énergie. Toutefois, elles ont un rôle important dans l'action mécanique de la digestion. Elles augmentent le volume des selles, stimulent le transit et ralentissent l'absorption du glucose en formant un gel dans l'intestin. Ces substances résistent à la digestion dans l'estomac et l'intestin, mais les bactéries du côlon ont parfois plus de succès que ces derniers.

Les fibres sont schématiquement classées en deux catégories :

- les fibres **solubles** se dispersent aisément dans l'eau et constituent des gels ;
- les fibres **insolubles**, au contraire, se dispersent difficilement dans l'eau.

Les céréales, les légumineuses, les fruits et légumes sont les principales sources de fibres. La proportion des fibres solubles et insolubles varie selon les aliments.

Les céréales complètes contiennent 7 à 15 % de fibres, principalement des fibres insolubles, surtout contenues dans l'enveloppe du grain.

Les légumineuses, les légumes secs contiennent environ 25 % de fibres, essentiellement des fibres solubles.

Les fruits et légumes représentent des sources d'apports plus modestes de fibres (1 à 4 %), sauf les oléagineux secs.

Les fibres insolubles

Les fibres insolubles, que l'on rencontre, par exemple, dans les céréales complètes et en particulier dans le son de blé, accélèrent le transit intestinal et la fréquence des selles, en augmentant leur volume. Elles augmentent l'élimination des substances cancérogènes, ce qui est intéressant en prévention des cancers digestifs. On les retrouve dans la peau, les feuilles, les graines et les racines.

QUELQUES SOURCES DE FIBRES INSOLUBLES

MATIÈRE FRAÎCHE (100 G)	TENEUR EN FIBRES INSOLUBLES
All Bran (Kellogg's)	28 g
Amandes	11-15 g
Pain complet	7-8 g
Dattes sèches	7-8 g
Pois chiches cuits	5-10 g
Lentilles cuites	4-5 g
Petits pois cuits	3-6 g
Pain blanc	2-3 g
Haricots verts cuits	2-3 g
Riz complet	2-3 g
Ananas	1,1 g

Les fibres solubles

Elles freinent l'absorption des graisses et réduisent les taux de cholestérol (de 5 à 10 %), en particulier celui du cholestérol LDL (« mauvais » cholestérol) et de triglycérides.

Elles ralentissent aussi l'évacuation du contenu de l'estomac. Ainsi, elles freinent aussi bien la montée du glucose dans le sang que la sécrétion d'insuline après un repas. Elles prolongent donc la sensation de satiété. Et, comme nous l'avons vu au chapitre de l'index glycémique, plus un aliment contient de fibres, et notamment de fibres solubles, plus son IG est bas. Tous les légumes ont donc un IG bas.

Le blé n'est pas une bonne source de fibres solubles, à la différence de l'orge, de l'avoine ou du seigle.

Enfin, les fibres solubles jouent un rôle de régulateur hormonal en contrôlant les niveaux d'œstrogènes qui sont impliqués dans l'obésité abdominale (et certains cancers).

QUELQUES SOURCES DE FIBRES SOLUBLES

MATIÈRE FRAÎCHE (100 G)	TENEUR EN FIBRES SOLUBLES
Son d'avoine	16-25 g
Pruneaux	7-16 g
Figues sèches	9-12 g
Haricots blancs, rouges, cuits	4-9 g
Flocons d'avoine	4-7 g
Carottes	2-4 g
Poireaux	2-3 g
Choux, épinards	1-3 g
Pommes de terre vapeur	1-2 g

Oranges, poires, pêches	1 g
Laitues	0,3 g

Le pruneau est traditionnellement reconnu pour son effet laxatif. C'est sa richesse en fibres (solubles et insolubles à part égale) qui en font un aliment de choix pour faciliter le transit intestinal. Quand vous consommez 100 g de pruneau, vous consommez 16 grammes de fibres et vous couvrez donc dans le même temps un peu moins de la moitié des apports conseillés en fibres.

La pomme renferme de la pectine (78 g/100 g), une fibre soluble capable de réduire le taux de cholestérol.

Le pomélo a également une teneur relativement élevée en pectine. Selon une étude conduite par le docteur James Cerda de l'Université de Floride, la consommation quotidienne d'un à deux pomélos pendant 4 mois permettrait de faire chuter le cholestérol total de 7,6 % et le « mauvais » cholestérol de 10 %.

Et enfin, le guar, riche en une fibre végétale soluble, est souvent utilisé comme épaississant en cuisine ou dans les aliments industriels. Dans une étude datant de 1988, des chercheurs californiens ont évalué les effets de cette substance sur le profil lipidique de 50 hommes souffrant de légère hypercholestérolémie. Au bout de 4 semaines de supplémentation, les patients ont vu leur taux de cholestérol total diminuer de 0,25 à 0,37 g/L et leur cholestérol LDL de 0,23 à 0,3 g/L. En association avec la pectine, la gomme guar a également montré ses effets anticholestérol. Une boisson composée de ces deux substances a permis une baisse de 10 à 15 % du cholestérol total et de 14 à 20 % de LDL cholestérol.

Les fibres, indispensables à la santé du système digestif

En régularisant le transit intestinal, les fibres permettent ainsi de lutter efficacement contre la constipation et donc de réduire les risques de maladies diverticulaires de l'intestin. De plus, l'action positive des fibres sur la flore intestinale permet de réduire l'incidence des cancers colorectaux puisque c'est dans les pays où l'on consomme le plus de fibres que ce type de cancers se rencontre le moins. En effet, plus l'alimentation est riche en fibres, plus les espèces bactériennes présentes dans la flore qui en sont friandes vont pouvoir se multiplier et moins il y aura de place pour les autres. C'est l'exemple même des prébiotiques, des ingrédients alimentaires non digestibles (fibres non digestibles, fructo-oligo-saccharides...) qui exercent une action bénéfique sur la santé en stimulant sélectivement la croissance et/ou l'activité d'un nombre limité de bactéries de l'intestin.

La meilleure façon de manger des fibres

Les céréales complètes, le pain sont souvent présentés par les nutritionnistes comme « la » solution pour enrayer le recul des fibres dans l'alimentation moderne. Nous consommons en moyenne 15 g de fibres par jour, au lieu des 30 g souvent recommandés. Mais à énergie équivalente, les fruits frais apportent deux fois plus de fibres que les céréales complètes et les légumes presque huit fois plus.

Toutefois, pour augmenter votre apport de fibres, préférez par exemple les fruits frais aux jus de fruits. Si vous achetez des fruits issus de l'agriculture biologique et que vous ne souffrez pas de colopathie, vous pouvez les manger avec la peau car elle apporte des fibres solubles et des composés phénoliques antioxydants

.Les champignons, qui constituent un légume à part entière, sont également caractérisés par une forte teneur en glucides, dont le glucane, qu'on peut apparenter aux fibres.

Consommez aussi des légumes secs et légumineuses puisqu'ils renferment des quantités élevées de fibres (jusqu'à 25 % de leur poids), plus ou moins solubles (cellulose, hémicellulose, pectines).

Côté riz, les meilleurs riz sont les riz complets riches en fibres insolubles ou le riz basmati (riche en amylose, une forme d'amidon qui ne fait pas grimper exagérément l'IG).

Du côté du pain, pain blanc et pain complet sont fabriqués de la même façon. Seule la farine diffère. Celle qui est utilisée pour le pain blanc est davantage raffinée, c'est-à-dire qu'on l'a débarrassée d'une grande partie de ces fibres. La teneur en fibres de la farine blanche est 4 à 5 fois moindre que celle de la farine complète.

Les pains complets apportent donc plus de fibres, de vitamines et dans certains cas de minéraux que les pains à la farine raffinée. Par rapport aux pains blancs, leur consommation régulière est associée à un risque plus faible de constipation, de troubles intestinaux, d'infarctus et de cancers de l'estomac, du côlon, de la vésicule biliaire et des ovaires.

On a supprimé les farines complètes parce que lorsqu'il y a trop de fibres dans le pain, elles gênent le réseau de gluten qui se casse et ne parvient pas à emprisonner le CO2 issu de la fermentation. Donc, la pâte ne lève pas. C'est pour cela que le pain complet est plus dense, moins levé et a une mie peu aérée. Mais avec une farine de type 80, on obtient un bon compromis entre les contraintes techniques de la panification et la richesse nutritionnelle du pain obtenu..

À savoir

Effet de la cuisson sur les fibres

Lorsque vous cuisez des légumes et des tubercules, leur teneur en fibres solubles augmente, alors que leur teneur en fibres insolubles baisse.

Quelques inconvénients des fibres

Les aliments riches en fibres peuvent occasionner des troubles digestifs : ballonnements, diarrhées et flatulences. Ils renferment également un facteur dit antinutritionnel : l'acide phytique qui peut limiter l'absorption de certains minéraux (calcium, cuivre, zinc, manganèse et fer). De plus, un régime trop riche en fibres peut irriter les muqueuses digestives et provoquer des phénomènes inflammatoires. Si vous souffrez de brûlures d'estomac, évitez les fibres végétales irritantes (poireaux, asperges, légumes secs, fruits secs).

Au quotidien, pour arriver aux 30 g de fibres souhaités, on peut :

- Manger chaque jour une poignée d'oléagineux secs : noix, noisettes, amandes…
- Inclure fruits, légumes, légumineuses au régime habituel : en 1965, chaque Français consommait 109 kg de fruits et légumes frais. Trente ans plus tard, ce chiffre est passé à 87 kg, soit une chute de 20 %. Entre 1999 et 2003, les Français ont consommé 16 % de moins de fruits, 15 % de moins de légumes. Dans l'idéal, il faudrait consommer chaque jour 5 à 12 portions de fruits, légumes, légumineuses.
- Remplacer les pains et les céréales raffinées par des aliments plus complets. Le pain blanc peut être avantageusement remplacé par du pain complet aux céréales (au levain) ou du pain de seigle (au levain). Le petit-déjeuner peut s'agencer autour de céréales riches en fibres (flocons d'avoine, céréales au son de blé, céréales müesli au blé complet).

Toutefois, si aujourd'hui vous consommez peu de fibres et que vous décidez d'en manger davantage, nous vous conseillons de le faire progressivement pour laisser le temps à votre système digestif de s'y habituer.

TENEUR EN FIBRES DE QUELQUES FRUITS ET LÉGUMES

ALIMENT	TOTAL FIBRES MG/100 G	DONT FIBRES SOLUBLES	DONT FIBRES INSOLUBLES
Brocoli	29	15	14
Céleri	27,9	12,6	15,3
Chicorée	21,7	9,9	12,8
Chou fleur	25,4	12	13,4
Choux de Bruxelles	20,6	6,3	14,3
Concombre	16,8	6,6	10,2
Endive	20,7	9,2	11,5
Épinards	20,9	7,6	13,3
Haricots verts	30,2	12,8	17,4
Laitue	23,8	11,3	12,5
Oignon	21,1	11,6	9,5
Poireau	25,1	12,6	12,5
Radis	27,2	11,3	15,9
Kiwi	3,4	0,8	2,6
Banane	2,4	0,6	1,8
Pomme crue	2,7	0,7	2
Pomélo	1,5	1	0,5
Ananas	1,2	0,1	1,1

DEUXIÈME PARTIE

La meilleure façon de manger

Dans la première partie, vous avez découvert les huit principes qui devraient guider vos choix alimentaires. Vous savez maintenant ce qui est bon pour votre organisme, ce qui l'est moins et ce qui ne l'est pas du tout. Dans cette partie, nous allons vous dire précisément quels aliments privilégier, à quelle fréquence et dans quelle quantité les manger. Il s'agit bien sûr d'une sorte de mode alimentaire idéal dont il faut savoir s'écarter – manger, c'est aussi se faire plaisir, y compris lorsque ce plaisir passe par des aliments qui ne figurent pas dans *La meilleure façon de manger !* Mais vous pouvez utiliser le modèle que nous allons vous présenter pour garder le cap, comme on le fait d'une boussole.

LES RECOMMANDATIONS EN MACRO ET MICRONUTRIMENTS

Protéines, lipides, glucides : quelle répartition ?

Les recommandations officielles

L'Agence française de sécurité sanitaire des aliments (Afssa) recommande de composer sa consommation quotidienne moyenne afin que la contribution aux calories de chaque grand groupe de macronutriments soit la suivante :

- 50 à 55 % des calories (kcal) sous la forme de glucides, c'est-à-dire essentiellement céréales, pommes de terre, légumineuses et pour partie fruits et légumes ;
- 30 à 35 % des calories (kcal) sous la forme de lipides, c'est-à-dire de graisses ;
- 11 à 15 % des calories (kcal) sous la forme de protéines, qu'elles soient animales (viandes, poissons) ou végétales (légumes verts à feuilles, légumineuses).

Les recommandations belges sont très proches des recommandations françaises. Le Canada utilise des fourchettes beaucoup plus larges, calquées sur celles des États-Unis et qui vont jusqu'à 35 % de protéines et 60 % de glucides. Les Suisses conseillent moins de protéines que les autres pays francophones.

Les recommandations MFM (La meilleure façon de manger)

Les fourchettes qui suivent sont données à titre de repère. Nous considérons que la qualité est plus importante que la quantité : l'essentiel est de choisir les bonnes sources alimentaires.

Les glucides

Les recommandations officielles privilégient la part des glucides puisque, selon les pays, ceux-ci doivent couvrir 50 à 60 % des besoins en énergie. Ces recommandations conduisent en pratique à consommer un excès de céréales – la plupart transformées – et de pommes de terre, donc une charge glycémique excessive. Dans la plupart des études, la charge glycémique est associée à un risque plus élevé de surpoids et de diabète, peut-être de maladies cardiovasculaires.

En réalité, on peut diminuer la part des glucides jusqu'à « seulement » 40 % des calories tout en respectant les grands équilibres métaboliques. Mais, selon le niveau de votre activité physique (travailleur de force, sportif), les glucides peuvent représenter jusqu'à 55 % de votre apport énergétique. Nous avons donc retenu pour les glucides une plage large allant de 40 à 55 % des calories, l'essentiel étant de choisir les bons glucides, c'est-à-dire ceux dont la densité nutritionnelle est la plus élevée, dont la densité calorique est la plus basse, dont l'index glycémique est bas. Cela revient à puiser en priorité ses glucides dans légumes, fruits, tubercules (autres que pommes de terre), puis dans les céréales.

Les lipides

Les lipides peuvent représenter 28 à 38 % de votre apport énergétique total. Comme vous le savez maintenant (lire page 60), il y a plusieurs familles de graisses. Comment les répartir idéalement dans votre consommation moyenne*?

Les graisses saturées : modération mais pas exclusion

Des graisses saturées, tout le monde s'accorde à dire qu'il ne faut pas en abuser, même si on a peut-être exagéré leurs inconvénients. Il est vrai que ces graisses élèvent le cholestérol. Elles peuvent aussi faire grimper le sucre sanguin. Enfin, ces graisses peuvent rendre les membranes de nos cellules trop rigides ce qui, lorsqu'elles sont en excès, empêche par exemple les globules rouges de se faufiler dans les petits vaisseaux sanguins (risque de caillot) ou ne permet pas aux cellules nerveuses de recevoir des messages chimiques importants (risque de dépression).

* Les recommandations qui suivent ont été établies d'après plusieurs études portant sur l'équilibre des acides gras et la prévention des maladies cardiovasculaires, dont l'étude de Lyon menée par Serge Renaud et le Dr Michel de Lorgeril.

La meilleure façon de manger (MFM) vous recommande de faire en sorte que ces graisses représentent entre 9 et 11 % de vos calories totales (environ un tiers des graisses que vous consommez), ce qui revient à les limiter sans les exclure. On peut donc continuer à consommer un peu de beurre (plutôt en tartines qu'en cuisine), de fromage, de charcuteries.

Pour une femme qui consomme 1 800 calories (kcal) par jour et un homme qui en consomme 2 400, cela correspond respectivement à environ 20 et 27 g.

Les graisses monoinsaturées : environ la moitié de vos graisses quotidiennes

Selon les données scientifiques les plus récentes, les graisses monoinsaturées de la famille oméga-9, qui sont représentées un peu schématiquement par les graisses de l'huile d'olive ou de l'avocat, peuvent représenter 14 à 20 % de vos calories totales, c'est-à-dire à peu près la moitié des graisses totales que vous consommez. Pour une femme qui consomme 1 800 calories (kcal) par jour et un homme qui en consomme 2 400, cela revient à se procurer respectivement environ 34 g et 45 g de ces graisses par jour.

Pour information, l'huile d'olive renferme environ 70 % d'acides gras monoinsaturés, l'huile de colza environ 60 %, l'huile d'arachide près de la moitié. En les utilisant régulièrement pour l'assaisonnement (olive et colza) et la cuisson (olive principalement, arachide occasionnellement), vous avez de grandes chances de satisfaire à cet objectif physiologique.

Les graisses polyinsaturées : veiller au rapport oméga-6 sur oméga-3

Il s'agit des graisses végétales des familles oméga-6 (huiles de tournesol, maïs, pépins de raisin, graisses céréalières et des animaux nourris aux céréales) et oméga-3 (huiles de lin, colza, noix, poissons gras, œufs de poules nourries aux graines de lin). Collectivement, elles peuvent représenter idéalement 4,5 à 6,5 % de vos calories totales, soit un sixième des graisses quotidiennes, ce qui représente pour un homme qui consomme 2 400 calories par jour environ 15 g (11 g pour les femmes).

Dans le détail, les oméga-6 pourraient intervenir pour 3 à 5 % des calories totales, dont 3,6 % en moyenne venant de l'acide linoléique, qui est le chef de file de la famille, majoritaire dans l'huile de tournesol, par exemple.

Pour les oméga-3, nous recommandons qu'ils représentent 1,4 à 1,8 % des calories totales :

- 1,2 % des calories en moyenne provenant de l'acide alpha-linolénique, le chef de file de la famille (majoritaire dans l'huile de lin) ;
- 0,4 % provenant des acides gras oméga-3 à longues chaînes, notamment l'EPA et le DHA des poissons gras.

LES GRAISSES TRANS : À LIMITER OU ÉVITER

Les acides gras trans ont deux origines :

- les acides gras trans d'origine naturelle sont produits par les ruminants à partir des acides gras insaturés. On les retrouve naturellement dans les produits laitiers. Ils représentent 60 % des acides gras trans consommés par les adultes en France ;
- les acides gras trans naturels d'origine industrielle sont produits par l'industrie agroalimentaire. Le principal procédé à l'origine des acides gras trans est l'hydro-

génation partielle des huiles. Cette technologie permet aux industriels de solidifier les huiles végétales pour pouvoir plus facilement les utiliser dans la recette des biscuits, cookies, viennoiseries et autres produits.

D'autres procédés industriels, comme la désodorisation des huiles ou leur cuisson à haute température, sont générateurs d'acides gras trans. En France, les graisses trans d'origine industrielle représentent environ 40 % de la consommation en graisses trans d'un adulte. Les graisses trans sont accusées de favoriser l'obésité, les maladies cardiovasculaires, le diabète, l'inflammation chronique... Il semble que ce soit surtout le cas des graisses trans d'origine industrielle, les chercheurs restant encore partagés sur les effets des graisses trans présentes dans les laitages. En moyenne, un Français consomme 3,36 g d'acides gras trans par jour et une femme 2,76 g, mais certains enfants de 12 à 14 ans, notamment les garçons, peuvent en consommer jusqu'à 10 g quotidiennement. La meilleure façon de manger recommande de diminuer fortement la consommation de viennoiseries, cookies et autres biscuits fabriqués avec des « huiles végétales hydrogénées ». Il faut se contenter de relever cette mention assez vague sur les étiquettes, la réglementation française n'obligeant pas les fabricants à afficher le niveau des graisses trans de leurs aliments. Parallèlement, nous conseillons de n'acheter que des huiles végétales obtenues par première pression à froid et de limiter la fréquentation des fast-foods (donc, la consommation de nuggets, frites, hamburgers...)

Recommandations MFM : macronutriments

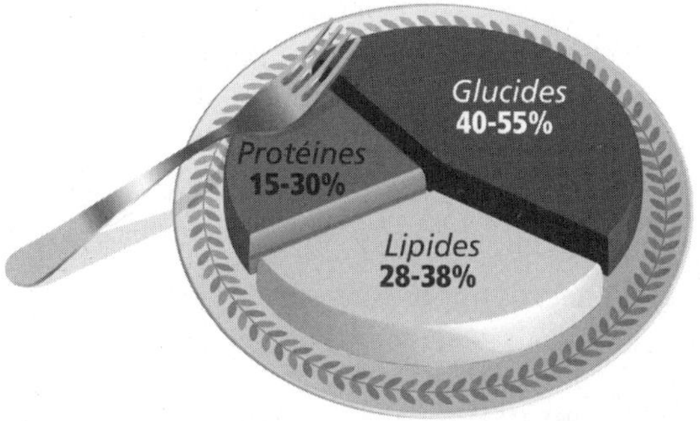

Recommandations MFM : lipides

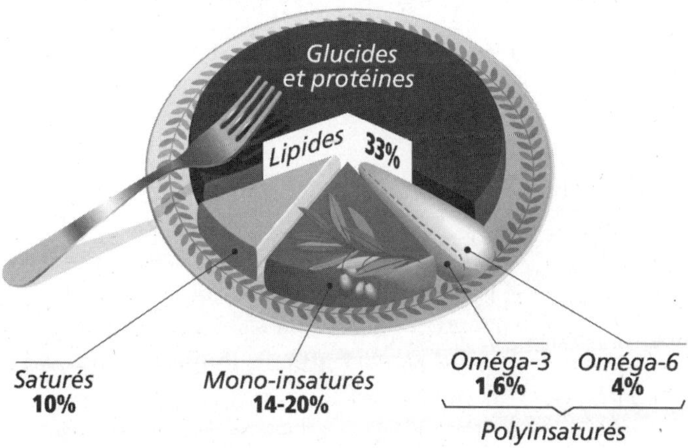

D'après l'Afssa, notre alimentation quotidienne devrait nous apporter 8 % de graisses saturées, 20 % de graisses monoinsaturées et 5 % de polyinsaturées (les parts restantes étant réservées aux glucides et aux protéines). Parmi ces acides gras polyinsaturés, on devrait manger 4 fois plus d'oméga-6 que d'oméga-3.

L'apport conseillé en oméga-3 par l'Afssa en 2001 s'établit à 0,8 % de l'apport énergétique, soit 2 g par jour chez l'homme et 1,6 g chez la femme. Les apports conseillés en DHA : respectivement 0,12 g et 0,10 g.

LES RECOMMANDATIONS MFM EN ACIDES GRAS

ACIDES GRAS	POURCENTAGE DE L'APPORT CALORIQUE CONSEILLÉ	QUANTITÉ QUOTIDIENNE CONSEILLÉE POUR UNE FEMME (1 800 KCAL/J)	QUANTITÉ QUOTIDIENNE CONSEILLÉE POUR UN HOMME (2 400 KCAL/J)
Monoinsaturés **Oméga-9**	14 à 20 % (moy. 17 %)	34 g	45 g
Polyinsaturés **Oméga-6**	3 à 5 % (moy. 4 %)	8 g	10,7 g
Acide linoléique	3,2 %	7,2 g	9,6 g
Polyinsaturés **Oméga-3**	1,4 à 1,8 % (moy. 1,6 %)	3,2 g 2,4 g	4,3 g 3,2 g
Acide alpha-linolénique	1,2 %	0,8 g	1 g
EPA + DHA	0,4 %		
Total acides gras polyinsaturés	4,5 à 6,5 % (moy. 5,6 %)	11 g	15 g
Acides gras saturés	9 à 11 % (moy. 10 %)	20 g	27 g
Total	28 à 38 % (moy. 33 %)	65 g	87 g

Les protéines

Alors qu'en France, l'Afssa conseille de limiter la part des protéines à moins de 15 % des calories totales, nous estimons que les protéines peuvent contribuer pour 15 à 30 % des calories avec au moins la moitié de protéines végétales. Ceci revient à se rapprocher de la situation que connaissaient des pays comme l'Italie, l'Espagne, la Grèce, le Japon avant 1980. Par exemple, dans les années 1970, il se consommait en Espagne et au Portugal entre 80 et 100 g de protéines par habitant et par jour, avec un peu plus de la moitié d'origine végétale, alors qu'en France, ce sont traditionnellement les protéines animales qui dominent[1].

Les nutritionnistes ont tendance à considérer qu'en dehors des céréales, les légumes secs sont les principaux pourvoyeurs de protéines végétales dans l'alimentation quotidienne. En réalité, dans tous les pays, les légumes fournissent plus de protéines végétales que les légumes secs et celles-ci sont de meilleure qualité. En Grèce, les légumes apportent 8 g de protéines par jour, soit deux fois plus que les légumineuses.

La MFM conseille d'obtenir la moitié au moins de vos protéines végétales à partir des légumes, légumes secs, tubercules, fruits, fruits à coque, fruits oléagineux, riz, le reste étant apporté par les céréales traditionnelles (blé, orge, avoine, seigle…).

Ce n'est certes pas la situation en France, pays du pain, où près de 65 % des protéines végétales sont apportées par le blé et assimilés.

TOUR D'HORIZON DES RECOMMANDATIONS OFFICIELLES DES PAYS FRANCOPHONES

	GLUCIDES	LIPIDES	PROTÉINES
France	50 à 55 %	30 à 35 %	11 à 15 %
Belgique	55 %	30 %	15 %
Suisse	50 %	30 %	10 à 20 %
Canada	45 à 60 %	20 à 35 %	10 à 35 %
MFM	**40 À 55 %**	**28 À 38 %**	**15 À 30 %**

Vitamines et minéraux : quels sont nos besoins ?

Les vitamines et les minéraux sont des substances dont nous avons besoin en petite ou très petite quantité pour rester en bonne santé. La plupart des vitamines ne sont apportées que par l'alimentation, mais, au printemps et en été, le corps sait fabriquer de la vitamine D, par exposition de la peau au soleil ou de la vitamine B3 (niacine) à partir des protéines alimentaires.

Le tableau ci-après résume les apports conseillés en la plupart des vitamines et minéraux, tels qu'ils ont été établis pour ce livre à partir des études disponibles (pour une discussion sur le calcul de ces valeurs, consulter www. lanutrition. fr).

Les apports conseillés ci-contre sont calculés pour couvrir les besoins de 97,5 % de la population. Les besoins individuels réels peuvent donc être inférieurs à ces valeurs.

MICRO-NUTRIMENTS	HOMME MFM	HOMME AFSSA	FEMME MFM	FEMME AFSSA
VITAMINES				
Vitamine A (EAR)	900 (dont 50 % de provitamine A d'origine végétale)	800	700 (dont 50 % de provitamine A d'origine végétale)	600
Vitamine B1 (mg)	2,4	1,3	2,2	1,2
Vitamine B2 (mg)	1,6	1,6	1,5	1,5
Vitamine B3 (mg)	16	14	14	11
Vitamine B5 (mg)	6	5	5	5
Vitamine B6 (mg)	2	1,8	1,7	1,5
Vitamine B8 (µg)	50	50	50	50
Vitamine B9 (µg)	400	330	400	300
Vitamine B12 (µg)	2,4	2,4	2,4	2,4
Vitamine C (mg)	500	110	500	110
Vitamine D (UI)	1 000 (25 µg)	200 (5 µg)	1 000 (25 µg)	200 (5 µg)
Vitamine E (mg)	15	12	15	12
Vitamine K	1 µg/kg	45 µg	1 µg/kg	45 µg
MINÉRAUX				
Potassium (g)	> 5	pas d'ANC	> 5	pas d'ANC
Calcium (mg)	700	900	700	900

MICRO-NUTRIMENTS	HOMME MFM	HOMME AFSSA	FEMME MFM	FEMME AFSSA
		MINÉRAUX		
Chlorure de sodium (g)	3,8 sans dépasser 6	ne pas dépasser 7 à 8	3,8 sans dépasser 6	ne pas dépasser 7 à 8
Fer (mg)	8	9	Femmes réglées : 16 Femmes ménopausées : 8	16
Zinc (mg)	11	12	8	10
Sélénium (µg/kg)	1	1	1	1

QUELS ALIMENTS MANGER, DANS QUELLES QUANTITÉS ET À QUELLE FRÉQUENCE ?

Dans de nombreux pays, pour faciliter la représentation de ce que l'on doit manger et dans quelles proportions, on utilise un schéma représentant une pyramide alimentaire. C'est en fait la représentation des proportions idéales des différentes classes d'aliments pour arriver à une alimentation équilibrée. Sa lecture est assez simple : à la base, on trouve les aliments qui doivent représenter la plus grande part de notre alimentation. Plus on se rapproche du sommet, moins il est nécessaire de consommer les aliments représentés. Il existe plusieurs pyramides : celle, jusqu'à une date récente, des recommandations américaines, une pyramide « méditerranéenne », la pyramide de l'École de santé publique de Harvard, la pyramide de l'index glycémique mise au point par le Dr David Ludwig, la pyramide représentant le régime ancestral d'Okinawa, et maintenant la pyramide de *La meilleure façon de manger*.

La France n'a pas jugé utile de représenter par une pyramide ses recommandations (Programme national nutrition santé ou PNNS), aussi avons-nous demandé à un graphiste de la réaliser.

La pyramide des recommandations françaises

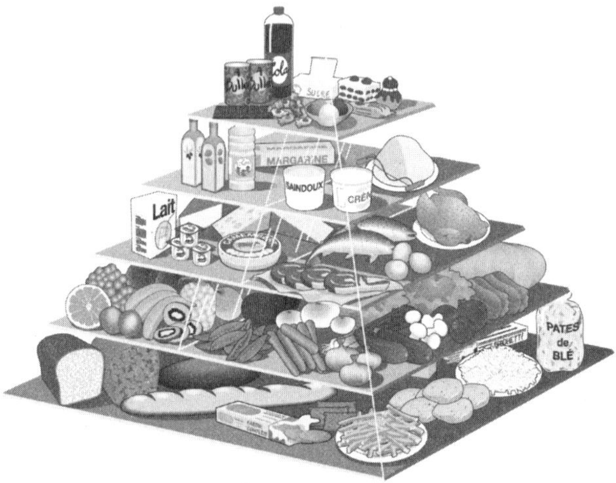

À la base de la pyramide, on trouve les produits céréaliers et les féculents : pains, céréales, pommes de terre et légumes secs. Le PNNS conseille :

- d'en consommer à chaque repas et selon l'appétit en privilégiant la variété ;
- de favoriser les aliments céréaliers complets ou le pain bis.

Le deuxième étage est occupé par les fruits et légumes. Le PNNS recommande d'en consommer au moins 5 par jour et à chaque repas, plus en cas de petits creux (crus, cuits, frais, surgelés ou en conserve).

Au troisième étage, on retrouve le lait et les produits laitiers (yaourts, fromages) à consommer à raison de 3 par jour tout en privilégiant la variété et les fromages les plus riches en calcium, les moins gras et les moins salés. Cet étage est également celui des viandes, volailles, produits de la pêche et œufs à consommer 1 à 2 fois par jour et en quantité inférieure à celle de l'accompagnement.

- Pour les viandes : les autorités sanitaires recommandent de privilégier la variété des espèces et les morceaux les moins gras.
- Pour le poisson : au moins 2 fois par semaine.

Au quatrième étage, on trouve les matières grasses ajoutées. Les con-signes sont les suivantes :

- limiter leur consommation ;
- privilégier les matières grasses végétales (huiles d'olive, de colza…) ;
- favoriser la variété ;
- limiter les graisses d'origine animale (beurre, crème…).

Enfin, **le sommet de la pyramide** alimentaire est occupé par les produits sucrés dont le PNNS recommande de limiter la consommation. Le pro-gramme conseille notamment de faire attention aux boissons sucrées et aux aliments gras et sucrés à la fois (pâtisseries, crèmes dessert, chocolat, glaces…).

Côté boissons, le PNNS recommande de l'eau à volonté au cours et en dehors des repas. Il recommande de limiter les boissons sucrées (privilégier les boissons allégées). Côté alcool, ne pas dépasser 2 verres de vin par jour (de 10 cl) pour les femmes et 3 pour les hommes. 2 verres de vin sont équivalents à 2 demis de bière ou 6 cl d'alcool fort.

Enfin, les autorités recommandent de limiter la consommation de sel en préférant le sel iodé. Elles donnent les conseils suivants pour manger moins de sel :

- ne pas resaler avant de goûter ;
- réduire l'ajout de sel dans les eaux de cuisson ;
- limiter les fromages et les charcuteries les plus salés et les produits apéritifs salés.

La pyramide du régime méditerranéen

Cette pyramide qui reflète les habitudes alimentaires traditionnelles des pays de la Méditerranée a quelques ressemblances avec la pyramide française. En effet, le socle et le premier étage sont identiques aux recommandations officielles : prépondérance des produits céréaliers devant les fruits, légumes, légumineuses. Elle s'en distingue dès le troisième étage où apparaît une graisse ajoutée (l'huile d'olive). Suivent les laitages, puis le poisson et les viandes de volaille. Confiseries et viandes rouges sont reléguées vers la pointe de la pyramide.

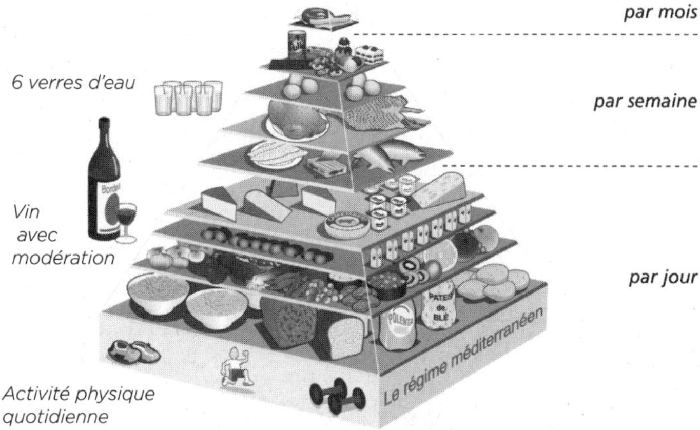

La pyramide de Harvard

Conçue par le Pr Walter Willett, patron de l'École de santé publique de Harvard, cette pyramide accompagne le guide de référence Eat right and be healthy, publié en 2004. Les céréales en occupent le socle, mais il est précisé qu'elles doivent être complètes. De manière un peu surprenante, les huiles végétales sont à égalité avec les céréales. Walter Willett voulait ainsi marquer son opposition à la chasse aux corps gras qui, selon lui (et nous partageons cet avis), a probablement accéléré l'épidémie d'obésité. Fruits et légumes se situent au premier étage, juste au-dessous des légumes secs que Harvard associe aux noix.

Poissons et viandes sont installés à l'étage supérieur, juste avant les laitages ou « un supplément de calcium ». Enfin, les céréales raffinées, les pommes de terre, les sodas et les aliments sucrés occupent la pointe de la pyramide. En marge de la pyramide, pour la première fois, des chercheurs conseillent un complément quotidien de vitamines et de minéraux et, le cas échéant, une consommation modérée de vin.

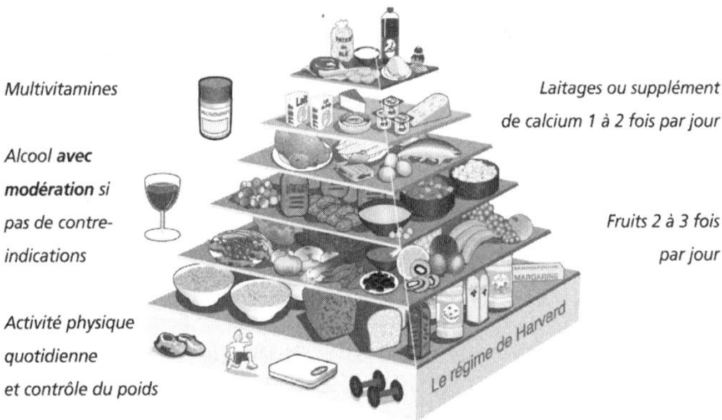

La pyramide de l'index glycémique de David Ludwig

Cette pyramide a été mise au point par le Dr David Ludwig (Hôpital pour enfants, Boston), l'un des spécialistes de l'index glycémique. Elle a pour objectif de minimiser la charge glycémique de l'alimentation, dans le but de perdre du poids, et plus généralement se mettre à l'abri des problèmes de santé qui accompagnent un sucre sanguin élevé (prédiabète, diabète et ses complications, certains cancers digestifs, maladies cardiovasculaires, vieillissement accéléré…). Elle affiche à la fois des parentés et de grandes différences avec celle de son ami Walter Willett.

D'emblée, ce sont les fruits et légumes qui devraient être consommés en plus grande quantité, devant les légumineuses, les viandes et les laitages, tous regroupés au premier étage. Les céréales complètes et les pâtes sont reléguées au deuxième étage. Au dernier, on trouve, comme dans la pyramide de Harvard, les céréales raffinées et les sucreries.

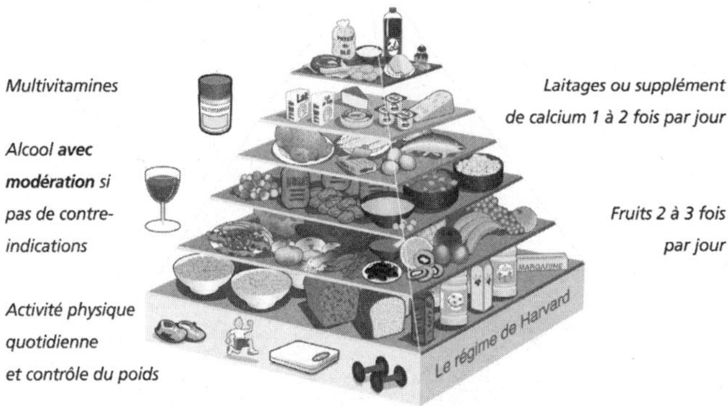
Multivitamines
Laitages ou supplément de calcium 1 à 2 fois par jour
Alcool **avec modération** si pas de contre-indications
Fruits 2 à 3 fois par jour
Activité physique quotidienne et contrôle du poids
Le régime de Harvard

La pyramide d'Okinawa

Ce modèle alimentaire est celui adopté par les super-centenaires de l'archipel d'Okinawa au large du Japon. C'est dans cette région du monde que l'on vit le plus vieux, et surtout le plus vieux en bonne santé. De ce point de vue, le modèle d'Okinawa est certainement supérieur au fameux « régime méditerranéen ».

Le régime d'Okinawa se caractérise par une consommation limitée de calories, autrement dit, on mange moins. Manger moins est aujourd'hui la seule stratégie efficace pour augmenter l'espérance de vie chez plus de quarante espèces animales, et il en va probablement de même aussi chez l'homme.

Les centenaires d'Okinawa parviennent à manger moins de calories parce qu'ils consomment en priorité des aliments dont la densité calorique est faible, qui apaisent la faim, comme les légumes (crus, cuits, en soupes), les légumineuses, les fruits. Ces aliments sont également riches en vitamines, minéraux, acides gras essentiels.

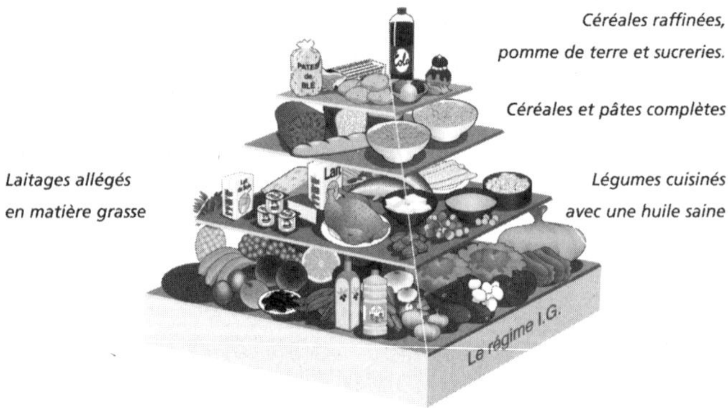

78 % de ce que mangent les Okinawaïens est végétal. Selon ce modèle, il faudrait consommer tous les jours fruits et légumes, soupes, algues, produits issus du soja, eau, thé. Vient ensuite le riz qui tient la place du pain et des autres céréales. Plus haut

dans la pyramide, se trouvent les aliments d'origine animale : beaucoup de poissons maigres et gras riches en oméga-3, peu de viande (porc dégraissé, poulet). Et quasiment pas de produits laitiers. Au sommet, trônent chocolats, sucreries, aliments raffinés, fromages.

LA PYRAMIDE MFM

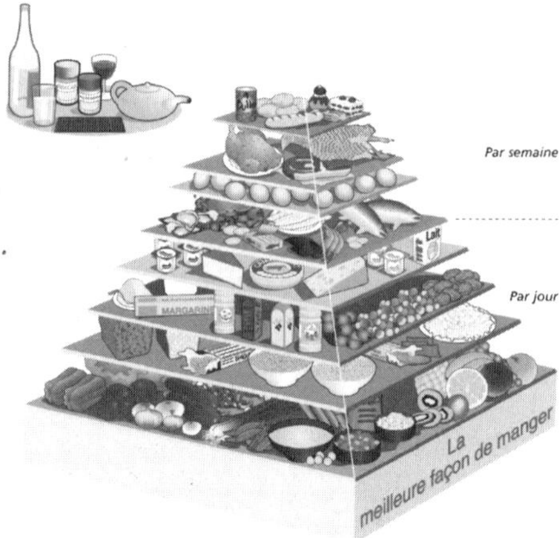

Les recommandations de *La meilleure façon de manger* – ou la pyramide MFM – intègrent les toutes dernières connaissances sur les relations entre alimentation et santé. La pyramide MFM est assez éloignée de la pyramide des recommandations officielles françaises. Si l'on devait leur donner une note qui va de 0 à 10, les recommandations officielles de la France (comme celles du Canada, de la Belgique et de la Suisse) recevraient un 5 ou un 6. Ce n'est pas trop mal, mais loin encore de refléter l'état des connaissances scientifiques.

La pyramide MFM a des points communs avec la pyramide de Harvard, en particulier la réhabilitation des corps gras, la marginalisation d des laitages, le rôle reconnu des suppléments à doses faibles de vitamines et minéraux. En revanche, par rapport à Harvard, elle réduit le rôle des céréales complètes. La pyramide MFM a, avec les pyramides de Harvard et de Ludwig, la même méfiance vis-à-vis des céréales raffinées et des féculents. Mais, la pyramide de Ludwig accorde une place encore trop importante aux laitages.

Comme la pyramide d'Okinawa (et la pyramide de Ludwig, sauf pour les légumes secs), la pyramide MFM place fruits, légumes et légumineuses dans son socle. En revanche, la pyramide d'Okinawa éloigne les corps gras ajoutés vers la pointe, ce que ne fait pas la pyramide MFM.

Voyons la pyramide MFM dans le détail.

Le socle de la pyramide

Le socle de la pyramide de MFM est constitué des légumes, des tubercules à IG bas, des plantes racinaires, des légumes secs et légumineuses – dont le soja –, des fruits frais et fruits secs, qui devraient fournir la plus grande part des calories quotidiennes. Nous recommandons de manger 5 à 12 portions par jour de ce groupe alimentaire.

Le premier étage

Le premier étage de la pyramide est constitué des pâtes, riz et pain complets ou semi-complets, biscuits secs (aliments glucidiques à index glycémique modéré ou bas), qui peuvent être consommés à raison de **0 à 6 portions par jour**, ce qui est bien moins que les recommandations officielles. Le conseil de choisir des pains complets ou semi-complets, donné par les instances gouvernementales (en France, le PNNS), ne suffit pas car, comme nous l'avons déjà vu, l'index glycémique du blé même complet est élevé.

Le deuxième étage

Au deuxième étage, on trouve les graisses ajoutées qui respectent les bons équilibres entre acides gras: huiles de colza et d'olive et margarine de colza pour l'assaisonnement, huile d'olive pour la cuisson, graisse d'oie le cas échéant. Encore une fois, il est préférable d'acheter ses huiles vierges et issues de l'agriculture biologique. Les oléagineux sont aussi à ce niveau. Nous conseillons **2 à 6 portions par jour**.

Le troisième niveau

On y trouve les laitages : yaourt, lait, beurre, fromage. Par rapport aux recommandations actuelles, nous conseillons de réduire leur place dans l'alimentation, soit **0 à 2 portions maximum par jour** au lieu des 3 à 4 portions conseillées par la plupart des nutritionnistes et par les autorités sanitaires.

Les laitages n'ont absolument pas fait la preuve qu'ils préviennent l'ostéoporose et en plus, ils sont suspectés, à dose élevée, de favoriser cancers, maladies cardiovasculaires, maladie de Parkinson et maladies auto-immunes. Celles et ceux qui aiment les laitages peuvent continuer d'en consommer, surtout sous la forme de fromages et yaourts, les autres ne doivent pas en faire une obligation. La santé osseuse dépend certes des apports en calcium, qui doivent être adéquats sans être excessifs, mais aussi, comme nous l'avons vu, de l'équilibre acide-base, c'est-à-dire de la consommation de fruits et légumes.

Le quatrième étage

Au quatrième étage, le poisson, les fruits de mer, à consommer à raison de **3 à 4 portions par semaine**. Les poissons peuvent être consommés maigres ou gras, comme on le fait à Okinawa, sachant que les poissons gras, les coquillages et les crustacés apportent des oméga-3 à longues chaînes.

Le cinquième étage

Au cinquième étage, les œufs. On peut en consommer **2 à 5 par semaine**. Ils seront choisis de préférence bio ou riches en oméga-3.

Le sixième étage

Au sixième étage, on trouve les viandes et les volailles. Les viandes rouges sont plutôt indiquées chez l'enfant et la femme entre 15 et 50 ans en raison des besoins en fer (1 à 2 portions par semaine). Pour les hommes, la viande rouge n'est pas indispensable (0 à 2 portions par semaine maximum). Les volailles permettent de compléter les besoins en protéines hebdomadaires (0 à 3 portions par semaine).

La pointe de la pyramide

La pointe de la pyramide est occupée par les aliments occasionnels à consommer à raison de **0 à 3 portions par semaine** :

- le pain blanc (la baguette), les corn flakes, le riz blanc, la pomme de terre, les confiseries, gâteaux industriels, viennoiseries, sodas dont l'index glycémique est généralement élevé ;
- les charcuteries, parce qu'elles sont associées, lorsqu'elles sont consommées fréquemment, à un risque accru de cancers digestifs.

En marge de la pyramide

En marge de la pyramide, nous conseillons :

- aromates et/ou épices à chaque repas ;
- un litre et demi à deux litres d'eau par jour, si possible débarrassée de ses pesticides et des sous-produits du chlore ;
- un peu de vin pour ceux qui boivent de l'alcool (0 à 2 verres par jour pour les femmes, 0 à 3 pour les hommes) ;
- thé ou tisane (2 à 5 tasses par jour) ;
- jusqu'à 1 barre de chocolat noir (20 g) par jour ;
- un complément multivitaminique et minéral (MVM) quotidien qui apporte 50 à 100 % des apports conseillés dans ce livre (sans fer, cuivre, manganèse, fluor) ;
- et pour tous ceux qui résident au-dessus du 42e parallèle (latitude des Pyrénées), un supplément de vitamine D, 800 à 1 000 UI par jour, de novembre à mars.

LES RECOMMANDATIONS MFM : LÉGUMES FRAIS ET LÉGUMES SECS

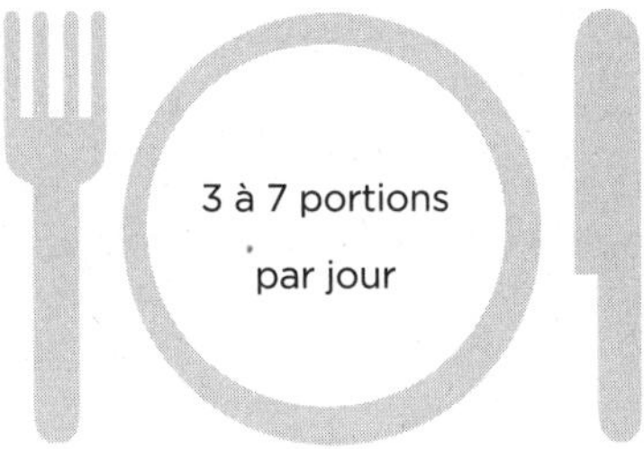

1 portion

=

50 g de salade verte

=

85 g de brocoli

=

130 g de lentilles

Pourquoi manger des légumes frais ?

Ils possèdent une faible densité calorique

Les légumes, de par leur importante teneur en eau, possèdent une faible densité calorique. En les privilégiant dans votre régime, comme on le fait à Okinawa, vous êtes rassasié plus rapidement, sans en payer le prix en termes de calories.

Ils sont très riches en antioxydants

Ils possèdent un score antioxydant très élevé par la présence de vitamine C, de caroténoïdes et de composés phénoliques. Les bénéfices santé des régimes riches en légumes et fruits ont longtemps été mis sur le compte de la vitamine C qu'ils apportent ; une alimentation basée sur 5 à 6 portions quotidiennes de fruits et légumes fournit environ 200 mg de cette vitamine. Mais, un tel régime apporte jusqu'à trois fois plus de substances protectrices (lire ci-dessous).

Ils ont une forte densité nutritionnelle

Les études épidémiologiques rapportent que les personnes qui consomment le plus de légumes ont moins de maladies chroniques que celles qui n'en mangent pas. Ce groupe comprend en effet les aliments dont la densité nutritionnelle est la plus élevée. Ils sont riches en vitamines et minéraux indispensables à l'équilibre général : calcium, potassium, magnésium… Ils possèdent d'ailleurs un excellent ratio sodium/potassium qui permet de contrebalancer l'excès de sel de notre alimentation moderne.

En plus des vitamines et des minéraux, les légumes verts renferment des dizaines de composés essentiels à la santé : flavonoïdes (dont plus de 40 000 membres ont été identifiés), les caroténoïdes (tomates, carottes, épinards), isothiocyanates (crucifères), saponines (tomates, ail, asperges, épinards, légumineuses), alcaloïdes (aubergines, poivrons, tomates)…

LÉGUMES	INDICE PRAL (MEQ/100 G)	LÉGUMES	INDICE PRAL (MEQ/100 G)
Aubergine	-1,9	Échalote	-4,6
Betterave	-3,1	Endive	-3,5
Brocoli	-3,5	Épinards crus	-11,9
Carotte	-4,1	Épinards cuits	-10,3
Champignon	-3,5	Fenouil	-7,3
Champignon de Paris	-2,2	Laitue	-4,3
Chou-fleur	-4,4	Mâche	-7,5
Choucroute	-3,1	Navet	-3,2
Concombre	-2,4	Oignon	-2,1
Courge	-8,7	Poireau	-1,6
Courgette	-4,3	Poivron	-2,9
Cresson	-10,7	Pomme de terre	-5,2
		Tomate	-3,7

Ils constituent une excellente source de fibres

Riches en fibres solubles et surtout insolubles (dans la peau, les feuilles, les graines, les racines), les légumes jouent un rôle important dans la prévention des maladies cardiovasculaires.

Ils ont un index glycémique et une charge glycémique bas

C'est notamment flagrant quand on les compare aux céréales.

Ils sont alcalinisants

Ils participent à l'équilibre acide-base en apportant des éléments basiques qui permettent de tamponner l'acidité chronique dont la plupart d'entre nous sommes victimes. L'indice Pral des légumes et des légumineuses est quasiment toujours négatif.

POURQUOI PRIVILÉGIER LES LÉGUMES FRAIS PLUTÔT QUE LES CÉRÉALES?

À la différence des autorités sanitaires françaises, MFM conseille de puiser ses glucides en priorité dans le groupe légumes/légumes secs/fruits. Les légumes sont, avec les fruits, les aliments les mieux adaptés à la physiologie et aux besoins de l'homme car ils ont constitué l'essentiel des apports alimentaires pendant des millions d'années. Le groupe des légumes et des légumes secs est constitué essentiellement de plantes dicotylédones. L'homme s'est nourri de plantes dicotylédones (et de leurs fruits) pendant 7 millions d'années, jusqu'au paléolithique supérieur. Au néolithique, en se sédentarisant, il délaisse peu à peu ces plantes pour leur préférer les monocotylédones, comme le blé. Nous conseillons de donner la primauté aux plantes dicotylédones et monocotylédones non céréalières (liliacées, zingibéracées) qui prédominaient dans l'alimentation humaine jusqu'à une époque récente, parce que nous sommes probablement génétiquement mieux adaptés à leur consommation.

Pourquoi manger des légumineuses?

Les légumineuses sont les plantes de la famille des Leguminosae ou fabacées. Elles sont en général cultivées pour leurs graines. En nutrition et en alimentation, les légumineuses sont les fèves et graines de soja, les haricots blancs (lingot, mogette), rouges (azuki), mungo, pinto ; les lentilles brunes, vertes, vertes du Puy, blondes ou corail ; le lupin et les pois (cajan, cassés, chiches, secs). En botanique, entrent dans cette famille les flageolets, les petits pois et les haricots verts qui sont souvent considérés à tort comme des légumes.

Elles sont riches en nutriments

Les légumineuses constituent une excellente source de protéines : 100 g de légumineuses apportent autant de protéines que 100 g de viande, de poisson ou d'abats (voir encadré) sans apporter de graisses saturées.

Mais, ces protéines ne sont pas toujours idéalement équilibrées puisqu'elles manquent souvent d'acides aminés soufrés comme la méthionine. C'est la raison pour laquelle, afin de se procurer des protéines végétales de bonne qualité, les végétariens les associent aux céréales, qui, elles, contiennent ces acides aminés, comme on le fait dans d'autres cultures (haricots et maïs en Amérique centrale et Amérique du Sud, couscous/pois chiches en Afrique du Nord).

Malgré tout, le soja renferme 25 % de protéines plutôt bien équilibrées et il faut rappeler que les légumes verts à feuilles apportent des protéines d'excellente qualité.

ALIMENTS	QUANTITÉ DE PROTÉINES
100 g de légumineuses ou d'oléagineux	20 à 25 g
100 g de poisson, de viande ou d'abats	15 à 25 g

ALIMENTS	QUANTITÉ DE PROTÉINES
100 g de volaille ou de jambon	18 à 20 g
2 œufs	15 à 18 g
100 g de céréales	8 à 12 g
30 g d'emmental	9 g
1 yaourt	4 à 7 g
175 g de brocolis	4 à 5 g

Toutefois, la densité nutritionnelle des légumineuses ne se résume pas seulement à leur forte teneur en protéines puisque par définition, les légumineuses sont des graines dans lesquelles les éléments de réserve de la future plante ont été concentrés. On retrouve donc en quantité appréciable des vitamines du groupe B, des minéraux comme le magnésium (30 à 50 mg pour 100 g) ou encore le fer (2 à 3 mg pour 100 g). Ce dernier est moins absorbé que le fer des aliments d'origine animale, mais il est un peu mieux assimilé que celui des céréales complètes.

Elles sont les championnes du potassium

La teneur en potassium des légumes secs est supérieure à celle des fruits et des légumes. Tout comme les fruits secs, 100 grammes de légumes secs apportent environ 1 gramme de potassium, un minéral dont presque tout le monde manque.

Elles aident à faire le plein de fibres...

Les légumineuses sont riches en fibres (jusqu'à 25 % de leur poids), plus ou moins solubles (cellulose, hémicellulose, pectines), intéressantes dans la prévention de la constipation mais aussi du cholestérol sanguin élevé et du sucre sanguin élevé.

... et de phytœstrogènes

Les légumineuses apportent aussi des phytoestrogènes, une classe de composés qui modulent la croissance des tissus en venant occuper les récepteurs des hormones femelles. Ils pourraient jouer un rôle important dans la prévention des cancers liés aux hormones et dans la santé osseuse. Le soja contient au moins deux fois plus de ces composés que les autres légumes secs. À noter que le fenouil, qui n'est pas une légumineuse, est lui aussi particulièrement riche en phytoestrogènes.

TOUT N'EST PAS BON DANS LE LÉGUME SEC

Les légumes secs contiennent des facteurs antinutritionnels qui font partie de l'arsenal de défense de la plante contre les insectes et les parasites. Ainsi, les légumes secs renferment-ils des inhibiteurs de protéases qui neutralisent les enzymes chargées de dégrader les protéines de l'alimentation. Ils peuvent aussi contenir des lectines qui réduisent les capacités digestives et entraînent des troubles gastro-intestinaux (diarrhées, nausées). Leurs tanins réduisent la disponibilité des protéines et inhibent certains systèmes enzymatiques. Les phytates limitent l'absorption de fer, calcium, manganèse, cuivre et zinc. Inhibiteurs de protéases et lectines sont éliminés à la chaleur. Malgré tout, ces facteurs antinutritionnels pourraient posséder des propriétés bénéfiques. Les inhibiteurs de protéases et les phytates pourraient protéger de certains cancers, tandis que les tanins font partie d'une classe d'antioxydants qui s'opposent aux radicaux libres.

Elles ont un index glycémique (IG) bas

Contrairement à une idée reçue, les légumes secs n'augmentent pas sensiblement le taux de sucre sanguin. Dans les légumes secs, l'amidon est le principal responsable de l'élévation du taux de sucre dans le sang. Mais, l'amidon des légumineuses est surtout présent sous forme d'amylose, une forme que le corps digère lentement. Les légumineuses ont donc un IG bas.

De plus, une part non négligeable de l'amidon (20 %) n'est pas du tout digestible. Ainsi, les glucides des légumes secs sont absorbés lentement : la montée de la glycémie est lente, étalée dans le temps, d'autant que les fibres solubles freinent l'augmentation du taux de glucose dans le sang.

Repères de consommation : légumes et légumes secs

Au cours des siècles, nous avons fortement diminué la richesse et la diversité de nos légumes. Par exemple, parmi les légumes-feuilles, seuls restent et dominent aujourd'hui les salades et chicorées, les choux, les poireaux et les épinards tandis que cardons, blettes et oseilles rejoignent le clan des curiosités culinaires.

Essayez de diversifier au maximum vos légumes en faisant se succéder au menu bulbes, tubercules, légumes-fruits, légumes-racines, légumes-feuilles, légumineuses et les consommer autant que possible en saison. Une autre façon d'introduire de la diversité consiste à alterner les couleurs dans l'assiette.

Cru ou cuit? Les deux sont indispensables. Le « cru » assure les apports en vitamine C et en fibres, tandis que le « cuit » assure les apports en vitamine B9. De plus, la cuisson améliore la biodisponibilité de certains composés comme les caroténoïdes (lire page 354).

PRINTEMPS

TOUS LES JOURS, AU MOINS 2 PORTIONS DE CRUDITÉS	TOUS LES JOURS, AU MOINS 1 PORTION DE LÉGUMES OU LÉGUMINEUSES CUITS	PAS PLUS D'UNE FOIS PAR SEMAINE
Artichaut, Betterave, Carotte, Concombre, Cresson, Épinards, Pissenlit, Pourpier, Radis, Salade verte, Tomate	Chou Vert, Chou-Fleur (au moins 3 fois/sem.), Artichaut, Asperge, Betterave, Blette, Carotte, Courgette, Épinards, Navet, Tomate, Pois gourmands, Pois chiches, Petits pois (frais), Fèves (fraîches), Lentilles (vertes, corail), Haricots (blancs, rouges), Flageolets, Lupin	Pomme de terre
Toujours agrémenté d'ail, oignon ou échalote, persil		

ÉTÉ

TOUS LES JOURS, AU MOINS 2 PORTIONS DE CRUDITÉS	TOUS LES JOURS, AU MOINS 1 PORTION DE LÉGUMES OU LÉGUMINEUSES CUITS	PAS PLUS D'UNE FOIS PAR SEMAINE
Arroche, Artichaut, Avocat, Betterave, Carotte, Concombre, Fenouil, Pissenlit, Pourpier, Radis, Salade verte, Tomate	Brocoli, chou-fleur (au moins 3 fois/sem.), Artichaut, Aubergine, Betterave, Carotte, Courgette, Fenouil, Oseille, Poivron, Tomate, Pois gourmands, pois chiches, Petits pois, Lentilles (vertes, corail), Haricots (blancs, rouges, verts), Fageolets, Lupin	Pomme de terre
Toujours agrémenté d'ail, oignon ou échalote, persil		

AUTOMNE

TOUS LES JOURS, AU MOINS 2 PORTIONS DE CRUDITÉS	TOUS LES JOURS, AU MOINS 1 PORTION DE LÉGUMES OU LÉGUMINEUSES CUITS	PAS PLUS D'UNE FOIS PAR SEMAINE
Artichaut, Avocat, Betterave, Carotte, Céleri-rave, Champignon, Chou rouge, Cresson, Endive, Épinards, Fenouil, Pissenlit, Radis, Radis noir, Salade verte, Tomate	Brocoli, Chou vert, fleur, de Bruxelles (au moins 3 fois/sem.), Artichaut, Betterave, Blette, Carotte, Champignon, Endive, Épinards, Fenouil, Navet, Patate douce, Poireau, Poivron, Pôtiron, Tomate, Topinambour, Pois chiches, Petits pois, Lentilles (vertes, corail), Haricots (blancs, rouges), Flageolets, Lupin	Pomme de terre
Toujours agrémenté d'ail, oignon ou échalote, persil		

HIVER

TOUS LES JOURS, AU MOINS 2 PORTIONS DE CRUDITÉS	TOUS LES JOURS, AU MOINS 1 PORTION DE LÉGUMES OU LÉGUMINEUSES CUITS	PAS PLUS D'UNE FOIS PAR SEMAINE
Avocat, Betterave, Carotte, Céleri-rave, Champignon, Chou rouge, Cresson, Endive, Épinards, Pissenlit, Radis, Radis noir, Raifort, Salade verte, Tomate	Chou vert, Chou-fleur, Chou de Bruxelles (au moins 3 fois/sem.), Betterave, Blette, Cardons, Carotte, Céleri, Champignon, Courge, Épinards, Endive, Navet, Poireau, Salsifis, Topinambour, Pois chiches, Petits pois, Lentilles (vertes, corail), Haricots (blancs, rouges), Flageolets, Lupin	Pomme de terre
Toujours agrémenté d'ail, oignon ou échalote, persil		

Comment manger des légumes et légumes secs ?

Les légumes ne devraient pas être achetés en supermarché parce que les grandes surfaces prennent des marges exorbitantes sur ces aliments (sans toujours rémunérer correctement les producteurs). De plus, ces légumes ont souvent été arrosés de pesticides (tomates cultivées en serre), ou alors il s'agit d'espèces hybrides créées par des semenciers pour durer le plus longtemps possible, au détriment du goût et de la présence de gènes intéressants pour la santé. Mieux vaut donc se tourner vers des producteurs ou des magasins bio, ou des filières de vente directe comme les Associations pour le maintien d'une agriculture paysanne (AMAP).

Légumes frais

Pour leur conserver vitamines et minéraux, gardez-les au frais et à l'abri de la lumière.

- Lavez-les rapidement sans les faire tremper.
- Épluchez-les au dernier moment, juste avant de les servir ou de les cuisiner.
- Évitez d'acheter des légumes déjà épluchés, précoupés et conditionnés.
- Pour prévenir l'oxydation des légumes épluchés (brunissement du céleri-rave, par exemple), on peut frotter les légumes avec un citron qui jouera le rôle d'antioxydant.
- Utilisez les légumes frais en amuse-gueules à tremper dans une sauce, en crudités, en salades, salades composées, pres-

sés, en purée, en purée mixte (avec pommes de terre ou patates douces) en gaspacho, soupes cuites a minima, purées cuites a minima, dans les crêpes, sur les pizzas, en accompagnement de viandes ou poissons, dans les omelettes.

- Pour les légumes cuits, privilégiez des cuissons à température modérée, à la vapeur ou à l'étouffée avec un filet d'huile.

La cuisson à l'eau entraîne des pertes vitaminiques et minérales importantes (que l'on retrouve dans l'eau de cuisson). Utilisez le moins d'eau possible pour faire bouillir vos légumes et plongez les aliments dans de l'eau bouillante plutôt que dans de l'eau froide que vous porterez à température.

- Évitez de saler l'eau de cuisson.
- Cuire les légumes al dente.
- Récupérez les eaux de cuisson pour des sauces ou des soupes.
- Une fois l'aliment cuit, mangez-le rapidement.

PERTES DE VITAMINE C LIÉES AU STOCKAGE

	BROCOLI	
DURÉE DE STOCKAGE	TEMPÉRATURE	PERTES EN VITAMINE C
14 jours	Ambiante	72 %
21 jours	4 °C	20 %
	ÉPINARDS	
DURÉE DE STOCKAGE	TEMPÉRATURE	PERTES EN VITAMINE C
3 jours	Ambiante	90 %
7 jours	4 °C	80 %
14 jours	4 °C	100 %

PETITS POIS		
DURÉE DE STOCKAGE	TEMPÉRATURE	PERTES EN VITAMINE C
7 jours	Ambiante	50 %
21 jours	Ambiante	90 %
21 jours	4 °C	40 %
HARICOTS VERTS		
DURÉE DE STOCKAGE	TEMPÉRATURE	PERTES EN VITAMINE C
14 jours	Ambiante	40 %
3 jours	4 °C	58 %
7 jours	4 °C	70 %
14 jours	4 °C	90 %

Légumes en conserve

Par rapport aux légumes frais, ils renferment moins de vitamines, mais la différence avec les légumes frais cuits à la vapeur n'est pas considérable, en particulier pour les caroténoïdes qui pourraient même se révéler plus disponibles. Un peu de vitamine C et de folates (vitamine B9) sont perdus au cours du traitement, une bonne partie se dissout dans le liquide de cuisson, que l'on peut consommer au lieu de le jeter. La vitamine C, qui survit aux traitements thermiques, reste stable dans une boîte pendant environ deux ans.

Légumes surgelés

Ils préservent un peu plus les vitamines que les conserves, mais eux aussi subissent un traitement thermique qui inactive notamment l'enzyme-clé des légumes crucifères, celle qui leur donne leurs propriétés anticancer. Légumes en conserve ou surgelés sont de bonnes sources de potassium, ce qui est intéressant pour l'équilibre acide-base.

CONTRE LE CANCER : CRU OU CUIT ?

Crus ou cuits, les légumes diminuent modérément le risque de cancers, essentiellement les cancers digestifs. Avec, malgré tout, un avantage pour les légumes mangés crus. En 1996, Kristi Steinmetz (université du Minnesotta, Minneapolis) et John Potter (Fred Hutchinson Cancer Center, Seattle, Washington) avaient analysé les études épidémiologiques portant sur la consommation de légumes et le risque de cancer. Ils en avaient conclu que sur les 39 études portant sur les légumes mangés crus, 33 (soit 85 %) montraient un bénéfice. Dix ans plus tard, Lilli Link (Columbia University, New York) et John Potter se sont livrés au même exercice, en se penchant sur 28 études publiées au cours des dix années précédentes. Leur conclusion : les légumes protègent toujours du cancer, mais c'est surtout vrai lorsqu'ils sont mangés crus. Les légumes (crus ou cuits) sont plus efficaces pour prévenir les cancers de la bouche, du pharynx, du larynx, de l'œsophage et de l'estomac. Si les légumes crus protègent mieux que les légumes cuits du cancer, on tiendrait là une raison parmi d'autres des disparités dans l'incidence et la mortalité par cancer. Par exemple, aux États-Unis, si l'on considère les cancers cités plus haut, l'incidence y est plus grande chez les Noirs américains que chez les Blancs. Pour l'œsophage : 40 % de cancers en plus chez les hommes noirs et 50 % chez les femmes ; pour le larynx : respectivement 80 % et 100 % ; pour l'estomac : respectivement 90 % et 120 %. Bien sûr, il y a d'autres explications que le seul impact de la cuisson, mais deux études de consommation de légumes crus indiquent que les Noirs d'Amérique du Nord mangent moins de légumes crus que les Blancs.

Légumes secs

Ajoutez-les à vos salades (pois chiches, haricots verts, haricots rouges), à vos soupes. Utilisez-les en accompagnement des plats principaux. Vous pouvez les mixer comme on le fait des pois chiches en Orient pour obtenir du houmous, ou simplement des purées de haricots verts ou de lentilles.

UNE ASTUCE MINCEUR : LA SOUPE DE LÉGUMES

La soupe de légumes est un plat de choix pour tous ceux et celles qui souhaitent perdre du poids ou garder la ligne. D'après les résultats de l'enquête Suvimax, les consommateurs de soupe ont globalement un indice de masse corporelle plus faible. Préparation de densité calorique faible, la soupe remplit l'estomac et apporte peu de calories. Une étude menée chez des personnes en surpoids a montré que la consommation de soupe en début de repas pouvait induire une réduction du nombre de calories ingérées dans la journée pouvant s'élever jusqu'à 270 calories ! L'idéal est de confectionner ses soupes soi-même ; c'est moins onéreux, vous contrôlez la fraîcheur des légumes et le dosage en sel. Sinon, on trouve des soupes prêtes à l'emploi. Parmi les produits nutritionnellement corrects du marché : les soupes Vitabio et Lima, PurSoup' de Liebig Rayon frais, PurSoup' de Liebig.

LES RECOMMANDATIONS MFM : FRUITS FRAIS ET SECS

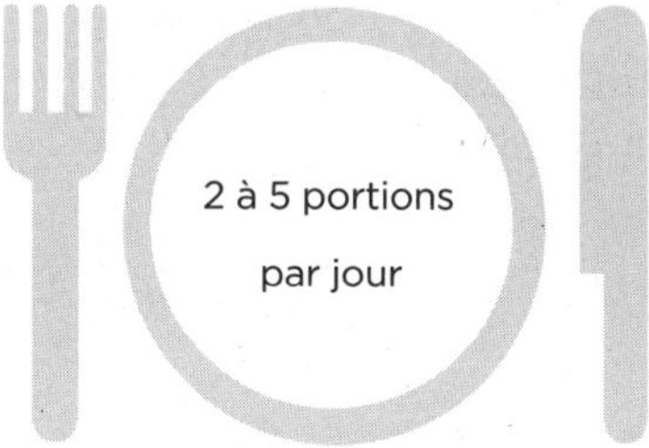

1 portion

=

une pomme

=

3 abricots secs

=

100 g de compote de pêche

Pourquoi manger des fruits frais et des fruits secs ?

Les fruits, qu'ils soient frais ou secs, sont riches en antioxydants. Ils contribuent ainsi à la prévention des maladies chroniques. En réalité, ils ont de multiples atouts.

Ils sont riches en fibres

Les fruits frais apportent de l'eau, des antioxydants, mais également des fibres insolubles – principalement dans la peau – et surtout des fibres solubles (pomme, poire, fraise…). Ces dernières freinent l'absorption des graisses et réduisent les taux de cholestérol de 5 à 10 %, en particulier celui du cholestérol LDL (le « mauvais » cholestérol) et de triglycérides. Elles ralentissent aussi l'évacuation du contenu de l'estomac et freinent aussi bien la montée du glucose dans le sang que la sécrétion d'insuline après un repas.

Elles prolongent ainsi la sensation de satiété. Enfin, elles jouent un rôle de régulateur hormonal en contrôlant les niveaux d'œstrogènes qui sont impliqués dans l'obésité abdominale et certains cancers.

Ils constituent une source majeure de potassium

Les fruits sont une source majeure de potassium : ils diminuent ainsi le risque d'hypertension et contribuent à corriger le déséquilibre acido-basique qui caractérise l'alimentation moderne. Tous les fruits (frais et secs) ont un indice PRAL négatif (voir page 389). En somme, ils sont tous alcalinisants.

Leur index glycémique (IG) est rarement élevé

Bien qu'étant des aliments sucrés, les fruits ont, pour l'essentiel, un IG bas ou modéré, contrairement aux aliments transformés. Cela signifie qu'ils participent à la prévention du surpoids, du diabète et de certains cancers digestifs. Une consommation élevée de fruits est également associée à un risque cardiovasculaire réduit, un risque de diabète réduit, une corpulence et un tour de taille réduits et enfin à une baisse de l'inflammation.

Repères de consommation : fruits et fruits secs

PRINTEMPS

TOUS LES JOURS : 1 À 2 DES FRUITS CI-DESSOUS	3 FOIS PAR SEMAINE MINIMUM : AU MOINS UN DES FRUITS CI-DESSOUS
Agrume, Cerise, Abricot (frais ou sec), Pruneau	Banane, Papaye, Ananas, Raisins secs, Figues sèches

ÉTÉ

TOUS LES JOURS : 1 À 2 DES FRUITS CI-DESSOUS	3 FOIS PAR SEMAINE MINIMUM : AU MOINS UN DES FRUITS CI-DESSOUS
Abricot frais et sec, Poire, Cerise, Pêche, Prune, Pruneau, Fraise, Framboise, Mûre	Banane, Melon, Pastèque, Groseille, Cassis, Airelle, Myrtille, Figue fraîche Et toujours : Raisins secs, Figues sèches

AUTOMNE

TOUS LES JOURS : 1 À 2 DES FRUITS CI-DESSOUS	3 FOIS PAR SEMAINE MINIMUM : AU MOINS UN DES FRUITS CI-DESSOUS
Pomme, Poire, Coing, Prune, Pruneau, Pomelo, Nèfle, En fin de saison, Agrume	Raisin frais, Banane, Airelle, Kaki, Et toujours : Raisins secs, Figues sèches

HIVER

TOUS LES JOURS : 1 À 2 DES FRUITS CI-DESSOUS	3 FOIS PAR SEMAINE MINIMUM : AU MOINS UN DES FRUITS CI-DESSOUS
Pomme, Poire, Agrume, Kiwi, Pruneau	Lychee, Ananas, Mangue, Goyave, Grenade Et toujours : Raisins secs, Figues sèches

Comment manger des fruits ?

Les fruits ne devraient pas être achetés en supermarché parce que les grandes surfaces prennent des marges exorbitantes sur ces aliments (sans toujours rémunérer correctement les producteurs). De plus, ces fruits ont souvent été arrosés de pesticides ou alors il s'agit d'espèces hybrides, créées par des semenciers pour durer le plus longtemps possible, au détriment du goût et de la présence de gènes intéressants pour la santé. Mieux vaut donc se tourner vers des producteurs ou des magasins bio, ou des filières de vente directe comme les Associations pour le maintien d'une agriculture paysanne (AMAP).

Consommez vos fruits entiers, en salades, dans des salades composées, en compotes maison ou industrielles, pressés, en smoothies (boissons réalisées au mixeur 100 % pulpe et jus de fruits), frappés, en coulis, en gaspacho, marinés (dans du vin, d'autres alcools, du citron…), ajoutés aux céréales complètes le matin, aux plats du déjeuner et du dîner (canard à l'orange, lapin aux pruneaux…), aux yaourts, sur les tartes (rajoutés à la fin de la cuisson).

Faciles à transporter et à manger, ce sont également des en-cas idéaux à la maison ou sur votre lieu de travail. Le fruit en guise d'en-cas est une bonne habitude à prendre dès le plus jeune âge : pommes, mandarines, abricots secs devraient remplacer les biscuits et gâteaux dans les cartables d'écolier.

Les fruits en conserve ou surgelés, même s'ils renferment moins de vitamines, ne doivent pas être négligés parce qu'ils représentent de bonnes sources de potassium. Attention simplement à ce qu'ils ne nagent pas dans une eau sucrée.

LE PLUS DES FRUITS ISSUS DE L'AGRICULTURE BIOLOGIQUE

Si vous achetez des fruits bio et que vous ne souffrez pas de colopathie, vous pouvez les manger avec la peau. Cette dernière apporte des fibres solubles et des antioxydants. Sachez aussi qu'enlever la peau d'un fruit traditionnel réduit la quantité de pesticides absorbée, mais ne l'élimine pas totalement parce que les traitements actuels pénètrent dans la chair. Les fruits issus de l'agriculture biologique renfermeraient également plus d'antioxydants que ceux de culture classique. Et ce, parce que le mode de production biologique permettrait aux fruits de déployer davantage leurs défenses naturelles « antioxydantes » contre les agressions extérieures. Enfin, si vous êtes sujet à l'asthme, aux allergies ou aux maux de tête à répétition, mieux vaut éviter certains fruits secs ou les choisir moins beaux mais non traités ! En effet, pour que les fruits secs gardent leur belle couleur (en particulier les abricots, les raisins, les pommes, les noix de coco, les papayes, les pêches, les poires et l'ananas), les industriels y ajoutent des conservateurs à base de soufre.

LES RECOMMANDATIONS MFM : ALIMENTS CÉRÉALIERS

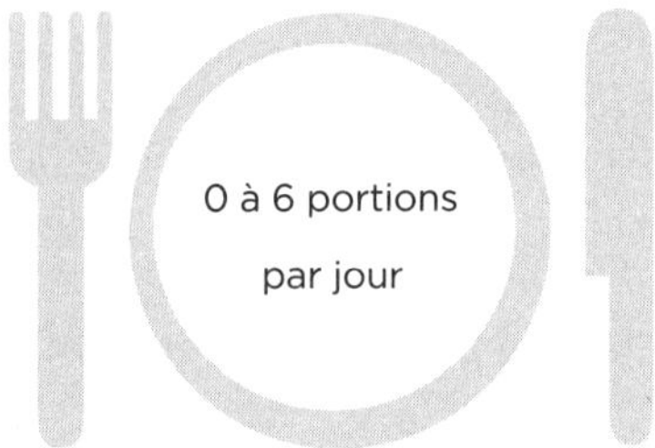

1 portion
=
une tranche de pain au levain (35 g)
=
100 g de riz cuit
=
3 biscuits secs (30 g)

Les aliments céréaliers sont présentés par l'industrie agroalimentaire et les médecins nutritionnistes comme indispensables à la santé. L'industrie cherche surtout à vendre ses céréales raffinées ; les nutritionnistes recommandent des céréales peu transformées. Mais tous s'accordent sur le caractère indispensable de cette famille d'aliments.

Les céréales peu transformées ont des atouts : elles apportent des fibres, des vitamines et des minéraux, des antioxydants, des phytostérols, des lignanes et des substances dont les effets sur la santé sont ambivalents, comme l'acide phytique qui freine l'absorption de minéraux comme le zinc (ce qui peut être un handicap chez l'enfant en croissance) et le fer (ce qui peut être un handicap chez une jeune femme, ou un avantage chez une personne ayant une surcharge de fer). Elles ont aussi des handicaps comme on le découvrira plus loin.

De très nombreuses études ont montré que les personnes qui mangent des quantités conséquentes de céréales peu transformées sont en meilleure santé que celles qui n'en mangent pas. Ces études sont présentées par les nutritionnistes et les diététiciens comme la preuve que nous devrions manger plus de céréales. Mais ils oublient que, dans ces études, on compare la santé de personnes qui mangent des céréales peu transformées à celle de personnes qui mangent des céréales raffinées : le bénéfice en faveur des premières est évident.

En réalité, nous ne disposons pas de preuves formelles qu'une alimentation riche en produits céréaliers même complets est ce qui convient à l'homme pour atteindre la santé optimale. Très peu d'études en effet ont cherché à comparer les conséquences sur la santé d'un régime à base de céréales – même complètes – à celles d'un régime sans céréales, et celles qui l'ont fait ont trouvé que le régime sans céréales est plus bénéfique, que ce soit chez l'animal[2] ou chez l'homme[3]. Peut-on se passer de céréales sans mettre sa santé en danger? Bien sûr, même si pour des raisons culturelles évidentes, c'est difficile. Les choix alimentaires que nous faisons ne sont pas seulement influencés par le souci raisonné de la santé ; nous reproduisons les comportements hérités de notre enfance, nous recherchons des saveurs, des expériences gustatives, et il faut bien avouer que les céréales flattent nos sens.

En résumé, compte tenu des bénéfices et des problèmes liés à la consommation de céréales, nous conseillons de réduire leur place tout en choisissant des aliments céréaliers de qualité, c'est-à-dire peu transformés, en privilégiant les aliments sans gluten comme le riz.

DES ALIMENTS « NOUVEAUX », PAS SI BIEN TOLÉRÉS

Les céréales ont été domestiquées il y a 10 000 ans, au néolithique. Sur une échelle de l'évolution qui irait du 1er janvier au 31 décembre, la consommation de céréales intervient en fin d'après-midi du 31 décembre. Au cours des sept millions d'années qui ont précédé, nos ancêtres se sont nourris exclusivement de fruits, légumes, tubercules, noix, insectes et plus tard de moelle osseuse, d'un peu de poisson et de viande. Les primates eux-mêmes ne consomment généralement pas de graminées, et si certains peuples de chasseurs-cueilleurs du XXe siècle, comme les Aborigènes, mangent occasionnellement les graines d'herbes rustiques, cela reste exceptionnel. Au néolithique, la taille moyenne de l'homme passe de 1,77 m à 1,61 m ; celle de la femme, de 1,66 m à 1,54 m. En cause : la présence dans les céréales non levées d'un facteur antinutritionnel, l'acide phytique, qui piège des minéraux nécessaires à la croissance, comme le zinc. Les céréales sont à l'origine d'autres maladies apparues au néolithique, comme l'ostéoporose, l'anémie ferriprive, le rachitisme, les caries. La maladie cœliaque, qui est une intolérance grave à la principale protéine du blé, le gluten, témoigne de ce mariage difficile entre les vieux gènes dont nous sommes les héritiers et les aliments apparus au néolithique. Le gluten est aussi accusé de favoriser le diabète de type 1 et d'autres maladies auto-immunes lorsqu'il est introduit trop tôt ou trop tard dans le régime du nourrisson. Ces maladies provoquées par la transition agricole nous rappellent que seules 500 générations nous séparent des fermiers du néolithique qui ont expérimenté une nouvelle approche alimentaire.

Pourquoi manger des céréales peu transformées ?

Pour leur teneur en antioxydants

Les céréales, en particulier lorsqu'elles sont peu transformées, sont riches en antioxydants : elles ont peu de vitamine C mais des quantités assez importantes de composés phénoliques dans le son et le germe. Selon quelques études, à poids égal, les céréales complètes ou semi-complètes posséderaient une activité antioxydante au moins aussi importante que les fruits et les légumes. L'activité antioxydante des céréales raffinées est deux fois moins importante que celle des céréales complètes[4].

Pour leur teneur en fibres

Nous consommons en moyenne 15 g de fibres par jour, au lieu des 30 g recommandés. Une portion de céréales peu transformées apporte entre 0,5 et 4 grammes de fibres. Cependant, à énergie équivalente, les fruits frais apportent 2 fois plus de fibres que les céréales complètes et les légumes presque 8 fois plus.

Pourquoi limiter tout de même sa consommation de céréales ?

Parce qu'elles n'ont pas un bon rapport oméga-6/oméga-3

Les céréales contiennent très peu d'acides gras oméga-3 et beaucoup d'acides gras oméga-6.

Elles détériorent l'équilibre acide-base

L'indice PRAL des céréales est toujours positif; il varie de 1,8 pour le pain complet à 12,5 pour le riz brun. Cela signifie que les céréales, même complètes, favorisent l'acidose. Anthony Sebastian (université de Californie, San Francisco) a calculé que les céréales contribuent aujourd'hui à 40 % de la charge acide nette de l'alimentation.

Elles ont une charge glycémique élevée

Les céréales ont généralement un index glycémique (IG) modéré à élevé. C'est le cas des céréales raffinées, mais on sait moins que l'index glycémique du blé complet est élevé, lui aussi. Les pâtes ont en soi un index glycémique bas, mais une portion moyenne de pâtes conduit à une charge glycémique élevée.

Repères de consommation : produits céréaliers

Nous conseillons, selon l'activité physique, de consommer chaque jour entre 0 et 6 portions maximum de produits céréaliers (a minima pour les sédentaires, plus pour les actifs, notamment avant ou après un effort), à choisir parmi :

- Céréales du petit déjeuner
- Pain
- Riz et pâtes
- Boulgour
- Biscuits secs

Par exemple, pour une journée type :

- 3 à 4 tranches de pain, 1 portion de riz
- ou 1 bol de Müesli, 3 tranches de pain, une petite assiette de pâtes
- ou 3 à 4 tranches de pain, quelques biscuits secs

Tous les autres produits céréaliers : pizzas, quiches, gâteaux, biscuits d'apéritif ne sont pas interdits, mais ne devraient être consommés qu'épisodiquement.

CÉRÉALES DU PETIT DÉJEUNER

0 À 1 PORTION PAR JOUR	0 À 3 PORTIONS PAR SEMAINE	À ÉVITER
• All Bran fibre plus • Müesli traditionnel sans sucre ajouté (Celnat)	• Flocons d'avoine traditionnels Country Just Right Kellogg's • Quaker Oats • Country Crisps Jordans • Country Store Kellogg's	• Corn Flakes Frosties • Special K • Rice Krispies Kellogg's • Miel Pops Kellogg's • Coco Pops Kellogg's • Smacks Kellogg's • CrispiX Kellogg's

PAIN

0 À 1 PORTION PAR JOUR	0 À 3 PORTIONS PAR SEMAINE	À ÉVITER
• Pains complets ou semi-complets aux céréales mélangées : seigle, épeautre, kamut, orge, riz (et pourquoi pas pois chiches, lentilles, soja, quinoa)... • Pain intégral • Pain noir (pumpernickel) • Pain de seigle complet • Pain au son d'avoine	• Pain de blé complet • Baguette de tradition française • Pain de mie multicéréale • Cracottes aux céréales complètes • Krisprolls au blé complet	• Baguette • Pain de mie farine blanche • Biscottes • Cracottes • Krisprolls farine blanche

RIZ

0 À 1 PORTION PAR JOUR	0 À 3 PORTIONS PAR SEMAINE	À ÉVITER
• Riz complet ou semi-complet • Riz sauvage • Riz basmati • Riz express long grain (2 min précuit à la vapeur) Uncle Ben's	• Riz long grain (10 min) Uncle Ben's • Riz Thaï	• Riz gluant • Riz cuisson rapide • Galettes de riz soufflé

PÂTES ET ASSIMILÉS

0 À 1 PORTION PAR JOUR	0 À 3 PORTIONS PAR SEMAINE	À ÉVITER
• Pâtes complètes ou semi-complètes • Pâtes aux algues • Pâtes au quinoa	• Pâtes farine blanche • Gnocchis	

BISCUITS ET ASSIMILÉS

0 À 1 PORTION PAR JOUR	0 À 3 PORTIONS PAR SEMAINE	À ÉVITER
• Petit Beurre LU petit déjeuner • Prince petit déjeuner • Petit LU • Thé LU • Prince fourré chocolat • BN • Cookies Bjorg • Brownies Brossard • Grany LU	• Pain au chocolat • Croissant • Sablé des Flandres LU • Pains au lait • Brioches Pasquier • Doo wap Harry's	• Prince Energy + • Barquettes LU • Pain d'épice • Tartelettes Bonne Maman • Paille d'or LU • Gaufrettes • Biscuits d'apéritif

AUTRES CÉRÉALES ET ASSIMILÉS

0 À 1 PORTION PAR JOUR	0 À 3 PORTIONS PAR SEMAINE	À ÉVITER
• Boulgour • Ebly • Quinoa • Sarrasin	• Couscous • Polenta	• Pizza • Quiche

Comment choisir et manger des céréales ?

- Choisir votre pain au levain et non à la levure de boulanger (lire encadré).

- Préférer les farines biologiques, T80 minimum, c'est-à-dire au moins semi-complètes.

- Cuire les pâtes « al dente » pour réduire leur index glycémique. Limiter les portions de pâtes car, malgré un IG bas, la charge glycémique d'une pleine assiette de pâtes est élevée.

Pour ceux qui souhaitent en faire l'expérience en raison de problèmes de santé graves ou moins graves, il peut être intéressant de manger des pains et pâtes sans gluten, une protéine soupçonnée de favoriser des réactions auto-immunes parfois discrètes, pouvant aller jusqu'à des maladies auto-immunes.

COMMENT CHOISIR SON PAIN ?

Comment obtenir un pain de bonne qualité nutritionnelle ? En utilisant de la farine complète ? Eh bien oui et non. Si par rapport au pain blanc, le pain complet affiche des teneurs supérieures en vitamines, minéraux et fibres, son index glycémique est en revanche aussi élevé parce que le son de blé renferme principalement des fibres insolubles qui ne ralentissent pas la digestion de l'amidon et n'ont donc quasiment pas d'impact sur la glycémie. Selon Walter Lopez, nutritionniste de l'Unité de Laboratoire pour l'Innovation des Céréales (Riom), il y a deux façons d'obtenir des pains de bonne qualité nutritionnelle : diversifier les céréales et préférer la panification au levain. Si l'on ne peut pas se passer du blé et de son réseau de gluten qui permet d'emprisonner le C02 produit par les levains et levures, il est possible d'additionner d'autres céréales comme l'orge, l'avoine et le seigle qui sont beaucoup plus riches en fibres solubles. Il est possible également d'introduire dans le pain des graines entières (blé, millet, quinoa ou graines de lin par exemple). C'est une façon sûre de diminuer l'IG. L'autre façon d'obtenir des pains à IG bas réside dans la panification au levain qui génère des acides organiques. Cette acidité du pain, en ralentissant la vidange gastrique expliquerait que le pic de glycémie est moins important après ingestion. L'autre grand intérêt du levain pour la santé, est qu'il favorise l'absorption des minéraux (magnésium, fer, zinc) et qu'enfin grâce à son goût puissant, permet d'abaisser la teneur en sel. Le pain de farines complètes au levain est bien un héritage gustatif et nutritionnel qu'il convient de faire prospérer.

LES RECOMMANDATIONS MFM : MATIÈRES GRASSES AJOUTÉES

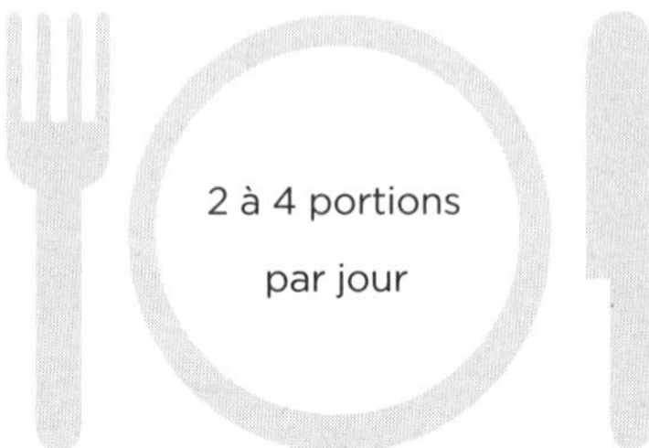

1 portion
=
1 c. à s. d'huile
=
1 c. à s. de beurre (une noix)
=
12 g

Les matières grasses ajoutées, ce sont essentiellement le beurre, les huiles végétales et les margarines. On estime qu'elles représentent près de la moitié de notre ration quotidienne de graisse.

Pourquoi limiter le beurre ?

La meilleure façon de manger n'interdit pas le beurre, mais conseille de le réserver aux seules tartines du petit-déjeuner ou ponctuellement à quelques plats et desserts. La raison en est simple : 63 % des graisses du beurre sont saturées, 26 % monoinsaturées et 6 % seulement polyinsaturées, à comparer à la répartition conseillée dans ce livre, soit respectivement 33 %, 50 % et 16 %. Donc, quand vous consommez trop de beurre, il prend la place d'autres corps gras plus équilibrés et vous éloigne de la répartition pour laquelle votre corps est fait. Le beurre apporte certes de la vitamine A, mais cette vitamine ne manque pas dans nos pays donc, il ne faut pas en faire un argument pour pousser les consommateurs à manger du beurre.

Pourquoi privilégier les huiles végétales ?

Une huile végétale renferme en général plus de 99 % de lipides. Ni glucides, ni protides, très peu ou pas de cholestérol. Quelques vitamines et antioxydants liposolubles complètent le pourcentage restant. Elles possèdent donc toutes la même valeur énergétique, à savoir : 900 calories (kcal) pour 100 ml.

Là où elles diffèrent, c'est dans leur composition en acides gras. D'où l'importance de bien choisir ces produits, surtout pour un usage quotidien, car un choix avisé permet d'apporter les acides gras dont le corps a besoin dans les bonnes proportions (pour une discussion sur les acides gras, lire page 56 ; pour un rappel des recommandations en acides gras totaux, lire pages 96-97).

Comment s'y retrouver? On extrait de l'huile aussi bien des graines oléagineuses (tournesol, colza...) que des fruits (noix, olives, pépins de raisin) sans parler d'huiles plus rares ou oubliées comme les huiles de sésame, de chanvre, de navet, voire de rosier muscat !

COMPOSITION DES HUILES COURANTES

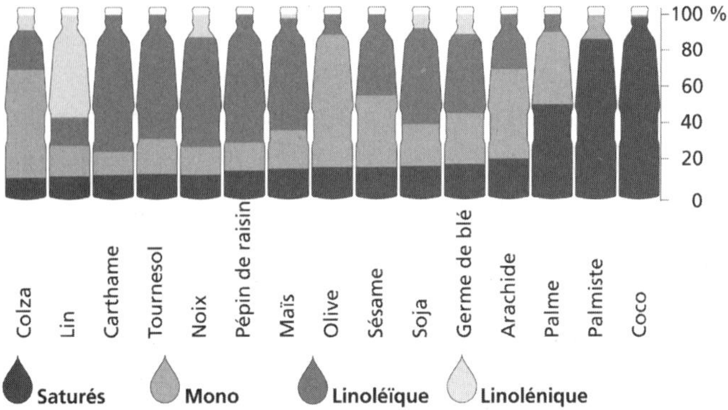

Si l'on devait considérer que nos apports en graisses insaturées sont issus d'une seule huile, plus de la moitié des acides gras de cette huile devraient être monoinsaturés (oméga-9) et 16 % polyinsaturés, avec 3 fois plus d'oméga-6 (acide linoléique) que d'oméga-3 (acide alpha-linolénique). Ce qui donne, pour une part d'oméga-3, trois parts d'oméga-6 et 12 à 13 parts d'oméga-9. Il n'existe pas d'huile ayant cette composition idéale. Seule la combinaison de deux huiles permet de s'en approcher. Il s'agit de l'huile d'olive et l'huile de colza qui doivent être mélangées à parts égales.

Pourquoi privilégier l'huile d'olive ?

L'huile d'olive est l'huile la plus riche en acide gras monoinsaturés. Elle renferme environ :

- 74 % d'acide oléique monoinsaturé (oméga-9) ;
- 13 % d'acides gras saturés ;
- 9 % d'acide linoléique (oméga-6) ;
- et 0,8 % seulement d'acide alpha-linolénique (oméga-3).

Cependant, c'est une huile très résistante à l'oxydation, que l'on peut chauffer sans risque. Elle renferme des antioxydants naturels, et une alimentation de type méditerranéen avec de l'huile d'olive est associée à une bonne santé cardiovasculaire.

Cependant, il faut garder à l'esprit que les Méditerranéens ne dépendent pas que de l'huile d'olive pour se procurer les acides gras essentiels dont ils ont besoin. Ils trouvent de l'acide alpha-linolénique (oméga-3) dans les noix et certains légumes verts. C'est pourquoi, dans *La meilleure façon de manger,* l'huile d'olive, si elle est conseillée, ne représente pas l'unique source d'approvisionnement en graisses.

Pourquoi privilégier l'huile de colza ?

L'huile de colza est intéressante car, elle aussi, contient une majorité d'acides gras monoinsaturés. Mais surtout, elle renferme une quantité appréciable d'acides gras oméga-3 (1 part pour 2 parts d'oméga-6).

Les acides gras de l'huile de colza se répartissent ainsi :

- 7 à 8 % d'acides gras saturés ;
- 63 % d'acides gras monoinsaturés, dont 61 % d'acide oléique ;

- 30 % d'acides gras polyinsaturés dont :

  - 21 % d'acide linoléique, acide gras essentiel précurseur de la famille des acides gras oméga-6,
  - 9 % d'acide alpha-linolénique, acide gras essentiel précurseur de la famille des acides gras oméga-3.

Plusieurs études, dont la célèbre étude de Lyon conduite par Serge Renaud et Michel de Lorgeril, ont trouvé qu'un régime de type méditerranéen avec comme matière grasse une margarine à base de colza, diminue la mortalité cardiovasculaire.

Repères de consommation : matières grasses ajoutées

Sachant que les matières grasses ajoutées contribuent environ pour moitié aux besoins quotidiens en graisses, la quantité de matières grasses utilisées pour cuisiner, assaisonner ou tartiner doit être de l'ordre de 32 g par jour pour une femme (si on considère qu'elle consomme en moyenne 1 800 kcal/j) et de 43 g pour un homme (si on considère qu'il consomme 2 400 kcal/j) (lire page 102). Pour qu'elles soient équilibrées au plan nutritionnel, ces matières grasses ajoutées peuvent se répartir comme suit :

Pour une femme :

- 1 cuillère à soupe* d'huile olive, 1 cuillère à soupe d'huile de colza et 10 g de beurre par jourou

- 50 g de margarine Saint-Hubert oméga-3 à l'huile d'olive.

Pour un homme :

- 1 ½ cuillère à soupe d'huile d'olive, 1 ½ cuillère à soupe d'huile de colza et 15 g de beurre par jourou
- 70 g de margarine Saint-Hubert oméga-3 à l'huile d'olive.

*Une cuillère à soupe d'huile apporte 12 g de matières grasses.

Tartines

La part des graisses apportées par les tartines est marginale. Il est donc possible de continuer à profiter de la saveur du beurre sur les tartines matinales.

Côté margarines, nous conseillons pour les tartines les marques suivantes :

- Saint-Hubert oméga-3 doux ;
- Saint-Hubert 41 tartine cuisson ;
- Saint-Hubert oméga-3 à l'huile d'olive ;
- Primevère double effet cuisson ;
- Primevère double effet tartine.

La distinction « cuisson »/« tartine » étant le plus souvent virtuelle, il est préférable de réserver toutes les margarines, y compris celles labellisées « cuisson » aux tartines.

Assaisonnement

L'huile de colza peut être utilisée seule. Cependant, pour se rapprocher des recommandations de *La meilleure façon de manger*, nous vous conseillons de mélanger, dans un récipient destiné à l'assaisonnement, huiles de colza et d'olive à parts égales.

En agissant ainsi, vous obtenez un mélange apportant, pour chaque part d'oméga-3, 3 parts d'oméga-6 et 13 parts d'oméga-9. C'est quasiment la répartition conseillée dans ce livre.

Certains d'entre vous utilisent de **l'huile de lin** pour sa richesse en acide alpha-linolénique oméga-3. Si c'est votre cas, vous pouvez associer l'huile de lin à l'huile d'olive pour vous rapprocher des proportions optimales.

Lorsque vous mélangez 5 volumes d'huile d'olive à 1 volume d'huile de lin, vous obtenez un ratio oméga-6/oméga-3 de l'ordre de 1. Avec 34 volumes d'huile d'olive pour 1 volume d'huile de lin, le ratio est de 4. Donc, un bon mélange, c'est 5 à 34 volumes d'huile d'olive selon votre goût, pour chaque volume d'huile de lin. Certaines huiles mixtes possèdent un ratio oméga-6/oméga-3 intéressant :

- Biocolive de Vigean (huiles bio, 60 % colza, 40 % olive) qui possède un ratio très proche des huiles de colza, de 2,4, mais avec un prix élevé puisque issue de l'agriculture biologique.
- Isio Protect de Lesieur a un bon ratio de 5/1 et sans excès d'oméga-6. Son prix est relativement bas, mais elle a l'inconvénient de ne pas être extraite à froid.
- « Équilibre et Saveur » des huileries Cauvin possède un ratio quasi par-fait de 4/1. C'est d'ailleurs le seul produit à indiquer précisément le ratio oméga-6/oméga-3 sur la bouteille.

Toutefois, le mélange possède moins de monoinsaturés et un prix 3 fois plus élevé qu'Isio Protect.

LE CAS DES HUILES DE MÉLANGE

Certaines huiles mettent en avant la présence d'oméga-3, mais la réalité peut être décevante :

- Fruit d'or indique « naturellement riche en oméga-6 et en oméga-3 » mais, avec ses 1,8 g/100 g d'acide alpha-linolénique (oméga-3) et un ratio oméga-6/oméga-3 de 29,5, ce n'est pas un bon choix.
- L'huile mixte « 4 huiles végétales » de Borgès précise « avec colza, riche en oméga-3 », mais là aussi, seulement 2 g/100 g et un excès d'oméga-6.

Cuisson

Avec les huiles

Nous vous conseillons d'utiliser de l'huile d'olive pour vos cuissons, car elle est plus stable à la chaleur que l'huile de colza, en raison de la présence importante d'acides gras monoinsaturés.

Vous pouvez aussi utiliser de l'huile de noisette, dont la composition est proche de celle de l'huile d'olive.

En deuxième choix :

- l'huile de colza ;
- l'huile d'arachide ;
- Isio 4 de Lesieur.

Avec les margarines

D'une manière générale, nous déconseillons d'utiliser régulièrement des margarines pour cuire les aliments, même lorsqu'elles sont étiquetées « cuisson ». La raison en est que ces margarines sont généralement trop riches en acides gras polyinsaturés.

Avec la graisse animale

Le beurre peut être utilisé occasionnellement. Autre option plus intéressante : la graisse d'oie qui contient environ 60 % d'acides gras monoinsaturés (de la même famille que ceux de l'huile d'olive) donc assez stables à la chaleur. La graisse d'oie apporte des acides gras polyinsaturés (environ 10 %), mais comme les oies sont généralement nourries avec du maïs qui contient surtout un acide gras de la famille oméga-6, la majorité des graisses polyinsaturées de la graisse d'oie est de cette famille oméga-6, avec très peu d'oméga-3.

Fritures

Avec les huiles

Les huiles d'olive et de noisette seront les plus stables pour vos fritures. En deuxième choix, vous pouvez opter pour l'huile d'arachide ou pour Isio 4 (Lesieur).

Avec les corps gras solides

Les corps gras solides pour fritures de type Végétaline sont déconseillés car ils renferment des acides gras saturés et des acides trans. Les acides gras saturés augmentent le taux de cholestérol et semblent élever le risque de maladie cardiovasculaire. Les acides trans augmentent de manière encore plus nette le risque de maladie cardiovasculaire; ils élèveraient aussi le risque de diabète de type 2. L'idéal: bannir ce type de graisses pour friture. Préférez les huiles végétales mentionnées précédemment.

Comment bien choisir et bien conserver son huile?

Préférez des huiles bio, extraites à froid. On en trouve dorénavant en supermarchés. La teneur en acides gras est la plupart du temps indiquée. Pour bien faire, vous pourriez avoir en cuisine deux types d'huile: huile de colza, huile d'olive. Vous pouvez, le cas échéant, y ajouter une bouteille d'huile de lin et une d'huile d'arachide. Les huiles doivent impérativement se conserver au réfrigérateur pour limiter les phénomènes d'oxydation.

Comment bien choisir ses margarines?

Examinez le ratio oméga-6/oméga-3, qui devrait être proche de 3 pour une bonne protection cardiovasculaire, comme démontré par l'étude de Lyon. Certains fabricants le précisent mais parfois il faut sortir sa calculette.

VIERGE, DE PREMIÈRE PRESSION À FROID, RAFFINÉE?

- Une huile pressée à froid n'est jamais raffinée. Pendant le processus d'extraction, à aucun moment l'huile ou les matières de base ne sont chauffées à plus de 50 °C.

- La mention huile de première pression à froid indique qu'il s'agit de la première huile obtenue par pression mécanique à froid. Ensuite, ces mêmes olives pourront être de nouveau pressées pour en tirer une deuxième huile. Le recours à la chaleur et aux solvants chimiques s'impose alors.

- Une huile vierge provient d'une seule graine ou d'un seul fruit. Elle est obtenue seulement par des procédés mécaniques. Elle est clarifiée par des moyens physiques ou mécaniques, n'a subi aucun traitement chimique ni aucune opération de raffinage. Toutefois, elle peut avoir été chauffée à haute température.

- La mention huile végétale signifie que vous êtes en présence d'un mélange d'huiles ayant été raffinées.

LES RECOMMANDATIONS MFM : NOIX ET GRAINES OLÉAGINEUSES

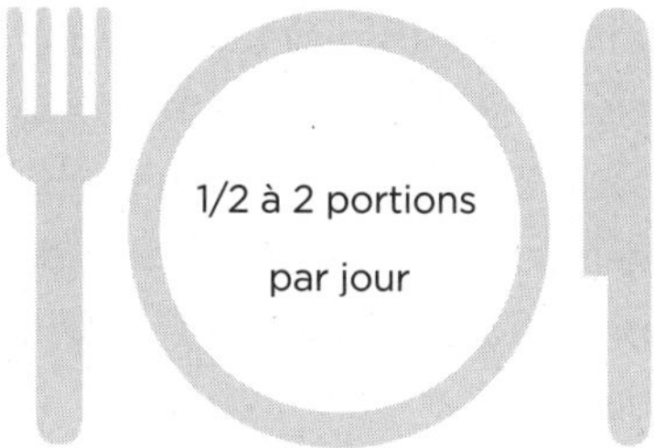

1 portion
=
8 noix
=
20 amandes
=
1 c. à café (5 g) de graines de lin moulues
=
1 poignée de cacahuètes nature

Pourquoi manger des noix et des graines oléagineuses ?

Pour leur contribution à vos apports en graisses

Les oléagineux sont naturellement riches en acides gras monoinsaturés. Ils sont également riches en acides gras polyinsaturés, mais à l'exception des graines de lin, des noix de Grenoble, les oléagineux apportent trop d'oméga-6 relativement aux oméga-3. Il faut donc en tenir compte dans la ration.

Consommés régulièrement, ils sont bons pour la santé cardiovasculaire, comme en témoignent de nombreuses études.

Parce qu'elles sont riches en protéines

Comme les légumineuses, les oléagineux contiennent entre 10 et 25 g de protéines pour 100 g, c'est-à-dire plus que certaines viandes ou poissons. Toutefois, ils manquent généralement de lysine, méthionine et cystine, trois acides aminés essentiels. Une petite portion de légumineuses suffira à fournir les acides aminés manquants.

Pour leur densité nutritionnelle

Ils apportent des quantités conséquentes de vitamines B1, B2, E, de calcium, magnésium, phosphore, potassium, zinc, sélénium, mais aussi de fibres, avec des teneurs qui vont de 3 à 8 g de fibres pour 100 g. La palme revient aux graines de lin avec 27,9 g de fibres pour 100 g. Plusieurs études associent une consommation régulière d'oléagineux à une diminution du risque de diabète de type 2 et de cancer du côlon chez la femme.

POUR 100 G D'OLÉAGINEUX	AGS (G)	AGMI (G)	AGPI (G)	RATIO OMÉGA-6/ OMÉGA-3	FIBRES (G)
Amandes	3,8	32,1	12,2	Pas d'oméga-3	10,4
Cacahuètes	8,7	22	13	5230	6,2
Graines de courge	7	11	18,3	114	5,3
Graines de sésame	8,3	21,7	25,5	57	7,9

Graines de tournesol	4,5	9,8	31	473	6
Noisettes	4,7	50	5,9	140	5
Noix de Grenoble	5,6	12,4	47,5	4,2	3,5
Noix de cajou	10,1	29,4	9,1	48	3,2
Noix de pécan	5,7	42,5	18,7	20	4,7
Noix du Brésil	16,4	25,8	23	513	4,3
Noix de Macadamia	12	59	1,5	6,2	8,6
Pistaches	7,4	27,6	17,9	52	6,1
Lin	4,1	7,5	29,5	0,27	27,9

AGS : acides gras saturés, AGMI : acides gras monoinsaturés, AGPI : acides gras polyinsaturés

Repères de consommation : noix et graines oléagineuses

Si l'on suppose que vos matières grasses ajoutées sont équilibrées (huile d'olive et colza à parts égales, un peu de beurre), noix, amandes et graines de lin peuvent compléter vos apports en acides gras sans altérer cet équilibre. Ces trois variétés doivent être consommées en priorité.

1/2 À 1 PORTION PAR JOUR	0 À 3 PORTIONS PAR SEMAINE	À ÉVITER
Amande, Noix de Grenoble, Graines de lin	Cacahuètes, Graines de sésame, Noix de Macadamia, Noix du Brésil, Noix de pécan, Noix de cajou, Noisettes, Pistaches	Graines de tournesol

AMANDES

	1/2 PORTION	1 PORTION
Grammes	12	25
Unités	10	20
Calories	70	140
Fibres	1,2	2,5
Graisses totales (g)	6	12,5
AGMI (g)	3,2	8
AGPI (g)	1,2	3
Dont LA	1,2	3
Dont ALA	0	0
AGS (g)	0,4	1

AGMI : acides gras monoinsaturés, AGPI : acides gras polyinsaturés, AGS : acides gras saturés, LA : acide linoléique, ALA : acide alpha-linolénique

NOIX DE GRENOBLE

	1/2 PORTION	1 PORTION
Grammes	12	25
Unités (entières)	3	6
Unités (moitiés)	6	12
Calories	78	163
Fibres	0,8	1,7
Graisses totales (g)	8	16,3
AGMI (g)	1	2,3
AGPI (g)	5,6	11,8
Dont LA	4,5	9,5
Dont ALA	1	2,3
AGS (g)	0,7	1,5

Comment les consommer ?

Noix de Grenoble et amandes peuvent facilement se consommer en en-cas. Légères à transporter et faciles à manger au bureau, elles peuvent s'emporter partout.

Vous pouvez aussi les incorporer à vos salades, à vos risottos ou à vos pains. Toutefois, n'en abusez pas si vous suivez un régime amincissant, elles affichent quand même une densité calorique importante : 5 à 6 calories par gramme. 10 à 30 g par jour suffisent.

Les oléagineux issus de l'agriculture biologique restent évidemment préférables aux « conventionnels », même si leur prix est malheureusement bien souvent dissuasif.

Évitez les oléagineux grillés salés. Pourquoi faire simple – des fruits secs à l'état naturel – quand on peut faire compliqué ? Ces aliments alourdissent l'exposition de l'organisme au chlorure de sodium et en plus, renferment des doses considérables de composés appelés produits de glycation avancés, directement responsables du vieillissement. Les oléagineux grillés et salés sont donc à consommer avec modération. La seule alternative : les mêmes, nature !

LES « BEURRES » D'OLÉAGINEUX

Vous pouvez trouver quelques-uns de ces fruits sous forme de purée, encore appelée improprement « beurre » : le « beurre » de cacahuète est le plus connu, mais vous trouverez aussi de la purée d'amande, de noisette ou encore différents oléagineux regroupés. Ces purées peuvent être utilisées le matin au petit déjeuner sur des tartines, en remplacement du beurre et de la confiture. La marque Jean Hervé, que vous trouverez en boutiques diététiques et bio, offre une large gamme de purées d'oléagineux. Goûtez-les et variez les plaisirs!

Entières ou moulues, les graines de lin s'incorporent à diverses préparations : salades, müesli, compote, fromage blanc, pain. On trouve des graines de lin au rayon diététique des grandes surfaces et dans les magasins biologiques. Conservez vos graines de lin entières ou prébroyées dans le réfrigérateur et consommez-les dans les 2 à 3 mois.

LES NOIX : ACIDES OU BASIQUES ?

Les noix, mais aussi les amandes, sont légèrement acidifiantes. Cela tient sans doute au fait qu'elles contiennent des protéines. Ceci étant, amandes et noix n'en demeurent pas moins des aliments très intéressants nutritionnellement en raison des bons acides gras qu'elles contiennent, mais également en raison de leur richesse en fibres et en minéraux.

LES RECOMMANDATIONS MFM : LAITAGES

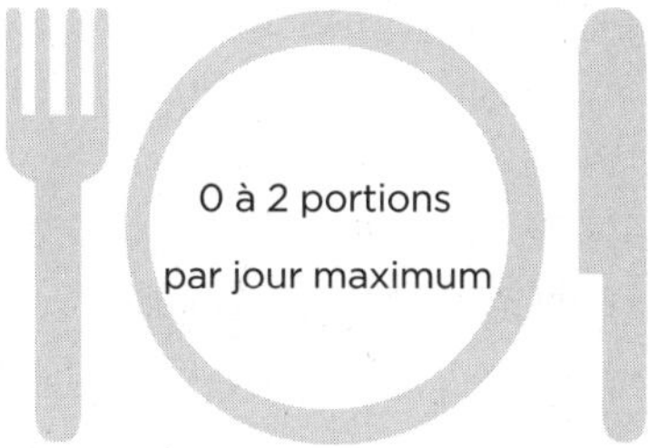

=

1 yaourt

=

40 g d'emmental

=

45 g de camembert

Pourquoi consommer des laitages ?

Les laitages sont une source de protéines de bonne qualité.

Les yaourts favorisent la « bonne » flore intestinale et soutiendraient ainsi l'immunité.

Plusieurs études – mais pas toutes – ont trouvé que les personnes qui consomment des laitages, yaourts et autres, ont un risque de cancer du côlon un peu plus faible que celles qui n'en consomment pas.

D'autres études suggèrent que les laitages pourraient aider à prévenir le diabète de type 2.

Mais, à dose de trois à quatre laitages quotidiens, c'est-à-dire les recommandations en vigueur en France, les risques pourraient l'emporter sur les bénéfices.

Pourquoi limiter malgré tout sa consommation de laitages ?

Parce qu'ils répondent mal à nos huit piliers métaboliques

Les laitages peuvent apporter beaucoup de sel et peu de potassium (fromages), et ils sont naturellement riches en graisses saturées. Leur densité calorique est importante, ils sont dépourvus d'antioxydants et de fibres !

Parce qu'ils altèrent l'équilibre acide-base

C'est surtout vrai pour les yaourts et le fromage, moins pour le lait liquide. Les fromages font partie des aliments acidifiants, avec un record pour le parmesan, dont l'indice PRAL est de 34. Ces aliments s'accompagnent d'une charge acide nette qui peut perturber la fixation du calcium osseux. D'ailleurs, il n'existe pas de preuves scientifiques qu'en mangeant 3 à 4 portions de laitages par jour on prévient l'ostéoporose (pour une discussion sur les effets des laitages sur la santé, lire Lait, *mensonges et propagande* de Thierry Souccar, paru à ces mêmes éditions).

Parce qu'ils détériorent le niveau de la vitamine D

La vitamine D active nous protège de plusieurs maladies comme le cancer. Lorsqu'on consomme de grandes quantités de laitages, on absorbe dans le même temps beaucoup de calcium, qui fait baisser le niveau de vitamine D active dans plusieurs organes, comme la prostate, et nous prive d'une protection naturelle. On pense que ce mécanisme explique pourquoi les gros consommateurs de laitages ont un risque plus élevé d'être atteint par la forme la plus agressive du cancer de la prostate.

Jack Welch, ancien président du groupe américain General Electric, a comparé le monde moderne des affaires à un jeu de ballon. Puis il s'est repris pour expliquer qu'il s'agissait plutôt de hockey sur glace : très peu de règles, très rapide, et très violent.

Repères de consommation : laitages

Pour tous : 0 à 2 maximum par jour

Les risques pour la santé (notamment cancers de la prostate et des ovaires, Parkinson…) apparaissent à partir de 3 laitages par jour. Il est donc important de ne pas consommer plus de 2 laitages quotidiennement. Il faut renoncer aux laitages ou réduire fortement leur consommation si l'on ne digère pas le lactose et, à plus forte raison, si l'on est allergique aux protéines des laitages.

Il n'y a de toute façon aucune obligation à consommer des laitages, et le fait de ne pas en consommer n'expose pas à une carence en calcium dès lors qu'on choisit chaque jour une à deux bonnes sources de ce minéral comme les eaux minérales, les légumes (en particulier crucifères), les sardines, les amandes…

Le fait de ne pas consommer de laitages n'expose pas à un risque de fracture chez l'enfant ni à un risque d'ostéoporose si l'on suit les recommandations de ce livre. Pour une discussion approfondie sur le régime alimentaire qui prévient l'ostéoporose, lire *La diététique anti-ostéoporose* de Florence Piquet, paru à ces mêmes éditions.

Comment consommer les laitages ?

Les laitages devraient être consommés comme des aliments plaisir et non comme un passage obligé vers « plus de santé ». Nous conseillons de privilégier des aliments bio en raison de l'affinité qu'ont de nombreux pesticides pour les matières grasses des laitages.

Il n'y a pas foncièrement de différences de tolérance entre les laitages de vache et ceux de chèvre, brebis et autres mammifères.

Les laitages enrichis en vitamine D n'ont aucun intérêt car la quantité de vitamine D qui leur a été ajoutée est trop faible du fait de la réglementation.

Le lait

Le lait est le laitage qui affecte le moins l'équilibre acide-base, mais il peut déclencher des réactions d'intolérance au lactose et d'allergie à certaines protéines.

Par précaution, choisir un lait sans lactose ou bien se tourner vers des laits végétaux type lait de soja.

Les yaourts

Les yaourts sont acidifiants, mais ils contiennent généralement moins de lactose que le lait (sauf lorsque du lait leur a été ajouté, alors, la teneur en lactose peut être élevée).

Les yaourts renferment volontiers des épaississants, des colorants (yaourts aux fruits), du sucre et des édulcorants, des arômes naturels ou artificiels (yaourts aux fruits). Choisir les produits qui en contiennent le moins.

Les fromages

Les fromages sont généralement pauvres en lactose, mais il faut surveiller leur teneur en sel.

Leur indice PRAL est élevé. Ils détériorent alors l'équilibre acide-base.

Parmi les fromages les moins acidifiants : le petit-suisse, le bleu, le camembert, le saint-nectaire, le roquefort, la mozzarella, le cantal, le munster.

LES RECOMMANDATIONS MFM : POISSON ET FRUITS DE MER

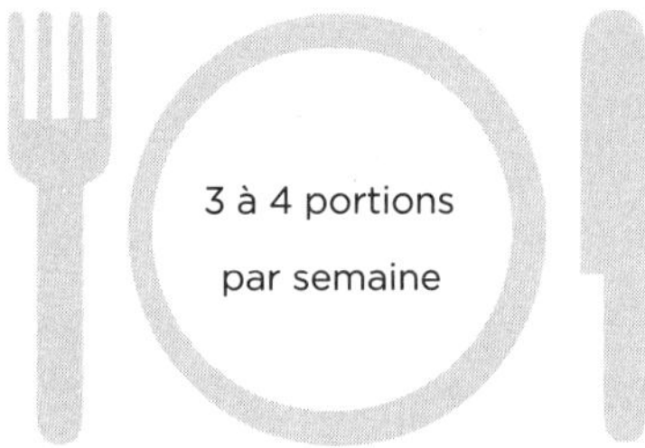

=

120 g de sardines en boîte

=

8 huîtres

=

120 g de cabillaud

Pourquoi miser sur le poisson ?

Parce qu'il est riche en oméga-3

Les poissons gras sont riches en acides gras oméga-3 à longues chaînes, qu'on appelle EPA et DHA. Normalement, le foie humain sait fabriquer ces acides gras à partir d'un autre acide gras oméga-3 de l'alimentation : l'acide alpha-linolénique (du lin ou du colza, par exemple). Mais cette production est insuffisante. Il ne suffit donc pas de consommer des graines de lin ou de l'huile de colza pour ne manquer ni d'EPA ni de DHA.

Il faut aussi se procurer ces acides gras directement préformés, dans les poissons, les crustacés, les coquillages ou les œufs de poules nourries aux graines de lin.

Comme ils sont essentiels aux structures des cellules nerveuses et rétiniennes et à leur fonctionnement, ils favorisent le développement intellectuel et visuel du bébé dont la maman a consommé ces poissons. Par ailleurs, plusieurs études suggèrent que le DHA apporte une protection contre la prématurité. Comme ils fluidifient le sang, régulent le rythme cardiaque et freinent les inflammations, ils protègent des maladies cardio et cérébrovasculaires. Comme ils augmentent la libération de sérotonine, ils combattent la dépression. Enfin, ils apportent une protection contre toutes les maladies chroniques qui ont une composante inflammatoire (lire page suivante).

COMBIEN D'OMÉGA-3 DANS LES PRODUITS DE LA MER ?

	ACIDE ALPHA-LINOLÉNIQUE (G/100 G)	EPA	DHA	EPA + DHA	TOTAL OMÉGA-3 (G/100 G)
Truite de lac grise (Siscowet)	1,6	1,2	1,8	3	4,6
Maquereau (Atlantique)	0,1	0,9	1,6	2,5	2,6
Maquereau roi	0	1	1,2	2,2	2,2
Sardine fraîche	0,5	1,2	1,2	2,4	2,9
Hareng du Pacifique	0,1	1	0,7	1,7	1,8
Hareng de l'Atlantique	0,1	0,7	0,9	1,6	1,7
Truite de lac	0,4	0,5	1,1	1,6	2

Thon rouge	0	0,4	1,2	1,6	1,6
Esturgeon (Atlantique)	0	1	0,5	1,5	1,5
Chevaine ou chevesne	1,1	0,7	0,8	1,5	2,6
Saumon sauvage Chinook	0,1	0,8	0,6	1,4	1,5
Morue charbonnière (morue noire)	0,1	0,7	0,7	1,4	1,5
Anchois (Europe)	0	0,5	0,9	1,4	1,4
Thon albacore	0,2	0,3	1	1,3	1,5
Grand corégone	0,2	0,3	1	1,3	1,5
Sprat	0	0,5	0,8	1,2	1,3
Truite grise (Lean Lake)	0,9	0,4	0,8	1,2	2,1
Poisson-serre (tassergal, poisson azur)	0	0,4	0,8	1,2	1,2
Shadine ronde	0,1	0,4	0,8	1,2	1,3
Saumon rouge (sockeye)	0,1	0,5	0,7	1,2	1,3
Capelan	0,1	0,6	0,5	1,1	1,2
Lavaret	0,8	0,5	0,5	1	1,8
Saumon rose	0	0,4	0,6	1	1
Sardines (boîte)	0,5	0,4	0,6	1	1,5
Flétan du Groenland	0	0,5	0,4	0,9	0,9
Truite arc-en-ciel d'élevage	NC	0,25	0,65	0,9	NC
Bar d'Amérique	0	0,2	0,6	0,8	0,8
Jaune d'œuf	0,7	0,1	0,7	0,8	1,5

Éperlan	0,5	0,3	0,2	0,5	1
Mulet	0,1	0,3	0,2	0,5	0,6
Goberge	0	0,1	0,4	0,5	0,5
Truite arc-en-ciel sauvage	0,1	0,1	0,4	0,5	0,6
Huître	0,1	0,3	0,2	0,5	0,5
Crevette	0	0,3	0,2	0,5	0,5
Moule bleue	0	0,2	0,3	0,5	0,5
Poisson-chat	0,1	0,2	0,2	0,4	0,5
Flétan du Pacifique	0,1	0,1	0,3	0,4	0,5
Crabe (Alaska)	0	0,3	0,1	0,4	0,4
Crabe bleu (conserve)	0	0,2	0,2	0,4	0,4
Homard	0	0,3	0,1	0,4	0,4
Calamar	0	0,1	0,3	0,4	0,4
Carpe	0,3	0,2	0,1	0,3	0,6
Morue de l'Atlantique	0	0,1	0,2	0,3	0,3
Tambour brésilien	0	0,1	0,1	0,2	0,2
Mérou nègre	0	0	0,2	0,2	0,2
Haddock (églefin	0	0,1	0,1	0,2	0,2
Perche	0	0,1	0,1	0,2	0,2
Plie	0	0,1	0,1	0,2	0,2
Espadon	0	0,1	0,1	0,2	0,2
Moule, Méditerranée	0	0,1	0,1	0,2	0,2
Coquille St Jacques	0	0,1	0,1	0,2	0,2
Pieuvre	0	0,1	0,1	0,2	0,2
Clam	0	0,1	0,1	0,2	0,2
Sole	0	0	0,1	0,1	0,1

NB: pour une espèce de poisson donnée, la teneur en graisse totale et la composition en acides gras peuvent varier de manière importante en fonction du lieu de pêche, de la saison, et des techniques d'alimentation pour les poissons d'élevage. Par exemple: le hareng contient 5 % de graisses de février à avril, et 20 % de juillet à octobre.

Parce qu'il diminue le risque cardiovasculaire

L'analyse des résultats de 13 études prospectives portant sur plus de 222 000 personnes suivies pendant 12 ans en moyenne a trouvé que les personnes qui consomment un plat de poisson par semaine voient leur risque de mortalité cardiovasculaire réduit de 15 %. Ce risque est même réduit de 40 % chez ceux qui en consomment 5 par semaine[5]. Un bénéfice attribué aux acides gras oméga-3 qui préviennent les arythmies, font baisser les triglycérides et pourraient même entraîner une perte des graisses corporelles, comme en témoigne une étude australienne de 12 semaines sur 75 adultes en surpoids[6].

Parce qu'il réduit les maladies et les phénomènes inflammatoires

Les Inuits ont des risques d'asthme et de psoriasis 20 à 40 fois inférieurs à ceux rencontrés chez les Occidentaux. D'une manière générale, la grande consommation de poisson gras va de pair avec une réduction des maladies inflammatoires. Les acides gras oméga-3 atténuent en effet les réponses immunitaires et inflammatoires. En substituant les acides gras oméga-3 aux acides oméga-6 qui sont plus abondants dans le régime occidental type, on crée un environnement qui décourage l'inflammation. Une étude récente a établi que la consommation de poisson est associée à un risque plus faible d'emphysème et de bronchite chronique chez les fumeurs. D'autres études font état d'une incidence plus faible d'arthrose et de certaines néphropathies.

Parce que sa consommation est associée à une incidence plus faible de dépression

Ce sont les conclusions d'études récentes. D'autres indices le suggèrent : le nombre de personnes atteintes de dépression a augmenté dans les pays industrialisés, alors que la consommation de graisses, et notamment d'acides gras oméga-3, diminuait. Européens et Américains, qui mangent peu de poisson, sont 10 fois plus touchés par la maladie que les Taïwanais, qui en consomment beaucoup. Enfin, alors que la consommation d'acides gras oméga-3 est associée à un faible risque cardiovasculaire, trente années de recherche confirment qu'un état dépressif est un bon indicateur du risque de maladie cardiaque. Le DHA favorise la fluidité des membranes des cellules nerveuses, un état qui améliorerait leur réceptivité aux neurotransmetteurs, telle la sérotonine, impliquée dans certains états dépressifs. Mais c'est surtout l'EPA qui, dans les études cliniques, apporte un soulagement. L'EPA est efficace sur les syndromes maniaco-dépressifs mais aussi dans la dépression et, selon des travaux récents, le baby blues.

Parce qu'il ralentit le déclin cognitif

Une étude récente menée par les chercheurs de l'université Tufts de Boston[7] a trouvé que les personnes qui consomment plus de deux fois par semaine saumon et autres poissons gras ont, par rapport à celles qui en mangent moins d'une fois par mois, un risque de démence inférieur de 28 %. Idem pour la maladie d'Alzheimer, le risque diminuant alors de 41 %. Les poissons maigres n'ont montré aucun bénéfice sur ces pathologies. Une autre étude[8] confirme l'impact des poissons gras sur la mémoire : « La consommation de poisson peut être associée à un déclin cognitif lié à l'âge, plus lent », écrivent les chercheurs de l'université Rush de Chicago.

Repères de consommation : poisson et fruits de mer

Pour les adultes

- 3 à 4 portions par semaine
- soit 360 à 480 g/semaine

Au moins 1 fois par semaine : poissons très riches en EPA/DHA
Maquereau, hareng, sardine, pilchard
Ces poissons apportent plus de 1,5 g d'EPA/DHA pour 100 g, soit en moyenne 2,4 g d'EPA/DHA par portion de 120 g.

Donc, une portion par semaine couvre 34 % des besoins hebdomadaires en EPA/DHA d'un homme (2 400 calories quotidiennes), 42 % des besoins d'une femme (1 800 calories quotidiennes).

Au moins 1 fois par semaine : poissons riches en EPA/DHA
Saumon, chevaine, morue noire, truite grise, truite saumonée, capelan, lavaret, thon albacore (ce dernier, pas plus d'une fois par semaine en raison de la contamination par le mercure)

Ces poissons apportent 1 g à 1,4 g d'EPA/DHA pour 100 g, soit en moyenne 1,4 g d'EPA/DHA par portion de 120 g.

Une portion par semaine couvre 20 % des besoins hebdomadaires en EPA/DHA d'un homme (25 % des besoins d'une femme).

En complément: poissons (et assimilés) modérément riches en EPA/DHA

Truite arc-en-ciel, bar, éperlan, mulet, goberge

Huître, crevette, moule bleue

Ces poissons, mollusques et crustacés apportent 0,5 à 0,9 g d'EPA/DHA pour 100 g, soit en moyenne 0,70 g par portion de 120 g.

Donc, une portion par semaine couvre 10 % des besoins hebdomadaires en EPA/DHA d'un homme (12 % des besoins d'une femme).

En complément: poissons maigres

Choisir de préférence les espèces qui ne sont pas menacées par la pêche industrielle selon WWF: cabillaud du Pacifique, colin d'Alaska, dorade grise de ligne, lieu jaune de ligne, lieu noir, merlu blanc du Cap, sole d'Hastings, tacaud, turbot.

Pas plus de 1 fois par semaine (espèces contaminées)

Anguille et civelle, bonite, congre, daurade, empereur, escolier noir, escolier serpent et rouvet, grande sébaste, petite sébaste, grenadier, lingue bleue ou lingue espagnole (julienne), loup de l'Atlantique, marlin, palomète, pailona commune, raie, thon albacore, voilier de l'Atlantique

Pas plus de 1 fois par mois (espèces contaminées)

Esturgeon, baudroie ou lotte, thon blanc, requin, flétan, brochet, sabre argent et sabre noir

Éviter (espèces contaminées)

Espadon, marlin, siki, thon rouge (espèce menacée)

Pour les enfants et les femmes enceintes

- 2 à 3 portions par semaine
- soit 220 à 360 g/semaine

Comme précédemment, privilégiez les poissons très riches et riches en EPA/DHA. En revanche, les précautions visant à réduire la consommation de poissons contaminés sont plus draconiennes.

Pas plus d'une fois par mois (espèces contaminées)

Anguille et civelle, bar, bonite, congre, daurade, empereur, escolier noir, escolier serpent et rouvet, grande sébaste, petite sébaste, grenadier, lingue bleue ou lingue espagnole (julienne), loup de l'Atlantique, marlin, palomète, pailona commune, raie, thon albacore, voilier de l'Atlantique

Éviter (espèces contaminées)

Espadon, marlin, siki, thon rouge (espèce menacée), esturgeon, baudroie ou lotte, thon blanc, requin, flétan, brochet, sabre argent et sabre noir

Enfin, en cas de grossesse, ne pas consommer du foie de morue plus d'une fois par semaine (risque d'excès de vitamine A).

Comment choisir et cuisiner son poisson ?

On peut l'acheter surgelé, même s'il est préférable de le consommer frais.

Lorsqu'il est bien frais, le poisson doit dégager une odeur légère et agréable, avoir une peau luisante et tendue, des écailles qui adhèrent bien à la peau, des yeux clairs, brillants et convexes et des ouïes de couleur rouge vif. Mieux vaut le cuisiner le jour de l'achat, car il ne se conserve qu'un jour ou deux au réfrigérateur. Dans la catégorie poisson gras, la sardine, le maquereau et le hareng présentent plusieurs avantages : on les trouve en abondance naturellement – la pêche ne menace pas les réserves halieutiques – et ils ne sont pas chers.

Cuisiner un poisson gras

La préparation des poissons gras demande des précautions : les cuissons agressives (four à haute température, fritures) altèrent les acides gras oméga-3. De plus, lors de la friture, EPA et DHA se dissolvent dans l'huile de cuisson, tandis que celle-ci diffuse dans la chair du poisson. Pour préserver les qualités nutritionnelles des poissons gras, préférez des modes de cuisson peu agressifs : marinades, bain-marie, papillotes, poché et vapeur.

Poisson sauvage ou d'élevage ?

Aujourd'hui, la contamination en dioxines et PCB des poissons d'élevage est très faible. On peut donc en consommer sans risque. On croit souvent que les saumons sauvages apportent plus d'oméga-3 que les saumons d'élevage, mais ce n'est pas exact.

En 2005, Michel Lucas et ses collaborateurs de l'université Laval (Québec) ont analysé 46 saumons d'élevage et 10 saumons sauvages[9]. Conclusion : le saumon d'élevage est un peu plus riche en oméga-3 que le saumon sauvage, mais la différence est assez faible. Selon cette étude, une portion de 180 grammes de saumon d'élevage apporte plus de 1 500 mg d'EPA et DHA, les deux acides gras oméga-3 à longues chaînes qui expliquent les propriétés du poisson, contre 1 300 mg pour le saumon sauvage. Le premier contient toutefois plus d'oméga-6 (l'autre famille d'acides gras essentiels dont la part est excessive en France). Explication : « Le saumon d'élevage est globalement plus gras que le saumon sauvage », note Even Jorgensen, qui élève des saumons en Norvège. Cet éleveur estime que le saumon sauvage possède de meilleures qualités nutritionnelles. Mais, dit-il, « le problème avec ces saumons est que leur qualité peut beaucoup varier. Ce qui n'est pas le cas de l'élevage ». Pour Michel Lucas, en tout cas, « les concentrations élevées d'oméga-3 dans le saumon d'élevage permettent d'encourager la consommation de ces poissons ». L'équipe a aussi comparé les teneurs en EPA et DHA de la truite arc-en-ciel sauvage et d'élevage. Cette fois, l'avantage est nettement en faveur de la truite d'élevage, qui, avec un peu moins d'un gramme d'EPA/DHA, en renferme 5 fois plus que la truite sauvage.

Le cas des poissons transformés

Les poissons congelés ou surgelés conservent globalement la majeure partie de leurs acides gras.

Les poissons en conserve contiennent aussi des quantités appréciables d'oméga-3. Il y en a généralement un peu plus dans le poisson conservé au naturel que dans le poisson conservé dans de l'huile, parce que les acides gras du poisson peuvent migrer dans l'huile.

Le thon en conserve est riche en oméga-3 : il y en a trois fois plus dans le thon blanc (germon) que dans le thon albacore (pâle). Malheureusement, le thon blanc renferme aussi 5 à 8 fois plus de mercure que l'albacore. Pour ces raisons, il ne faut pas consommer de thon albacore plus d'une fois par semaine, et pas de thon blanc plus d'une fois par mois.

Le meilleur choix en conserve, pour la teneur en oméga-3, est le saumon au naturel.

LES RECOMMANDATIONS MFM : ŒUFS

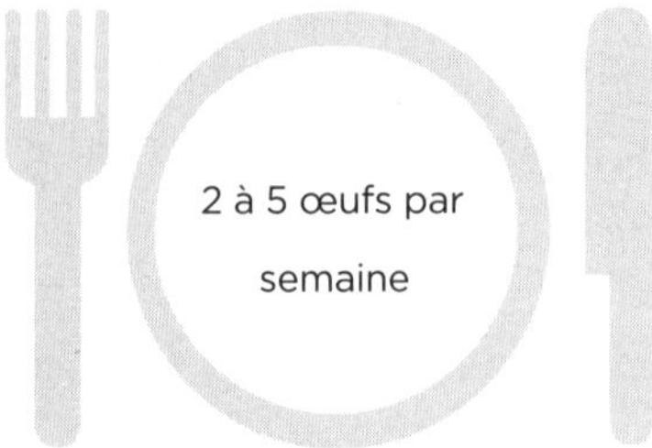

Pourquoi manger des œufs ?

Parce que c'est une excellente source de protéines

L'œuf est considéré par l'OMS comme une source de protéines de référence pour l'enfant. En effet, tous les acides aminés essentiels sont présents dans les bonnes proportions. De plus, la valeur biologique de ses protéines (utilisation réelle par l'organisme) est meilleure que celle de la viande de bœuf ou du lait de vache. Pour un prix bien plus modique.

Parce que l'œuf est bon pour la mémoire et le foie

20 % du jaune d'œuf est constitué d'une quasi-vitamine appelée choline : en tout, on en trouve 2,3 g dans 100 g d'œuf. La plupart des habitants des pays occidentaux manqueraient de choline. C'est le précurseur de l'acétylcholine, un messager chimique du cerveau qui sert de support à la mémoire. La choline aide également le foie à exporter les triglycérides et empêche le dépôt

du cholestérol dans les artères. Elle est ainsi préconisée dans le traitement des cirrhoses et des hépatites parce que ces maladies se traduisent aussi par des dégénérescences graisseuses. Enfin, la choline protégerait aussi de certains cancers.

Parce qu'il protège les yeux

Le jaune d'œuf tire sa belle couleur de pigments végétaux ingérés par la poule, des caroténoïdes, dont la lutéine et la zéaxanthine. Selon une étude allemande récente, 100 g de jaune contiennent ainsi 1 270 à 2 480 micro-grammes de lutéine et 775 à 1 280 microgrammes de zéaxanthine. Ces deux caroténoïdes jouent un rôle protecteur contre deux maladies ophtalmiques : la cataracte et la dégénérescence maculaire liée à l'âge (DMLA). Des taux élevés de ces deux pigments diminueraient le risque de DMLA de 79 % et la zéaxanthine réduit à elle seule le risque de cataracte de 47 %.

FAUT-IL CRAINDRE LES ŒUFS ?

La teneur élevée de l'œuf en cholestérol a longtemps fait craindre des effets néfastes de cet aliment sur le cœur. En effet, un œuf couvre à lui seul les besoins quotidiens en cholestérol. Chez la plupart d'entre nous, le cholestérol sanguin ne varie pas lorsqu'on mange beaucoup d'œufs (jusqu'à trois par jour), mais dans 30 à 40 % des cas, le cholestérol sanguin augmente. Ce cholestérol doit-il inquiéter ? Pas nécessairement, répondent les chercheurs, car c'est une forme de cholestérol fait de grosses particules, qui ne semble pas menacer la santé cardio-vasculaire. Selon plusieurs études récentes, manger un œuf par jour quand on est en bonne santé n'augmenterait pas le risque de maladies ou d'accidents cardiovasculaires. En revanche, les diabétiques qui consomment 7 œufs ou plus par semaine verraient ce risque s'élever.

Repères de consommation : œufs

Pour tous

- 2 à 5 œufs par semaine

Comment choisir ses œufs ?

Nous vous conseillons d'acheter des œufs fermiers, pondus par des poules élevées librement. Ceci se traduit par de très grandes différences dans la qualité des graisses contenues dans le jaune d'œuf. Les jaunes d'œufs de poule qui ont reçu du maïs renferment trop de graisses de la famille oméga-6 par rapport aux oméga-3, tout simplement parce que les acides gras du maïs sont majoritairement de la famille oméga-6.

Pourtant, les poules ne mangent pas naturellement du maïs : elles se nourrissent d'herbe et de vers. Contrairement au maïs, les vers et l'herbe sont une source de graisses de la famille oméga-3 : 60 % des acides gras de l'herbe appartiennent à cette famille. Les œufs de poules nourries librement ont 3 fois plus d'oméga-3 que ceux de poules nourries au maïs.

Une autre manière d'améliorer la teneur en oméga-3 des œufs consiste à donner aux volailles, en plus des céréales, des quantités variables d'aliments riches en oméga-3 : huiles végétales, huiles de poisson ou encore algues et graines de lin.

Ces derniers œufs sont signalés dans le commerce par le label « bleu-blanc-cœur ».

Un œuf « oméga-3 » apporte en moyenne 100 mg d'EPA/DHA qui sont les oméga-3 que l'on trouve dans le poisson gras. Donc, un œuf de ce type correspond, du point de vue des acides gras oméga-3, à 5 g de poisson gras. Si l'on y ajoute la teneur en acide alpha-linolénique, qui est l'oméga-3 que l'on trouve dans le lin ou le colza, un œuf moyen issu de cette filière apporte en tout environ 260 mg d'oméga-3. Le rapport oméga-6/oméga-3 est excellent puisqu'il est compris entre 1,5 et 3.

LES RECOMMANDATIONS MFM : VIANDES

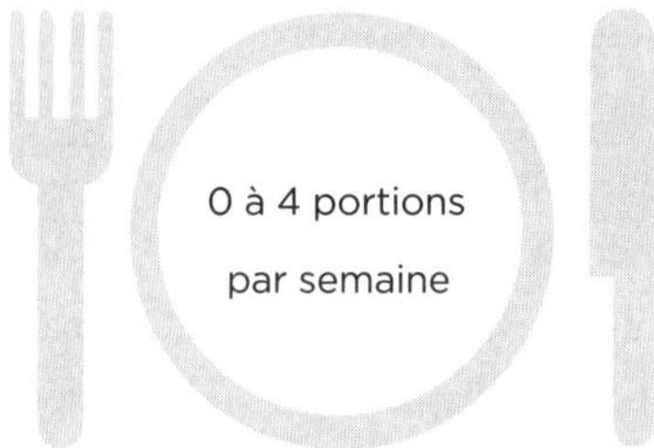

1 portion
=
1 faux-filet (120 g)
=
1 cuisse de poulet (175 g)
=
2 côtelettes d'agneau (130 g)
=
1 escalope de veau (120 g)

Pourquoi consommer de la viande ?

Les viandes rouges (bœuf, agneau, mouton, cheval, taureau) et les viandes blanches (veau, porc, volaille) sont riches en protéines de bonne qualité : 15 à 25 grammes en moyenne de protéines par 100 grammes. Par exemple, une portion de 100 g de rumsteck (grillé) couvre plus de la moitié des besoins en protéines d'une femme de 60 kg, une escalope de veau (poêlée) de 100 g couvre 64 % de ses besoins.

Les viandes apportent aussi du zinc et de la vitamine B12.

Surtout, les viandes sont une bonne source de fer (en particulier les viandes rouges).

Pourquoi malgré tout limiter sa consommation de viande ?

L'acidification

Les viandes contribuent à l'acidification de l'organisme. Cette acidification peut être neutralisée assez facilement en n'abusant ni de viandes, ni de protéines animales et en mangeant copieusement des fruits et légumes comme le recommande La meilleure façon de manger.

La surcharge en fer

La viande rouge peut entraîner une surcharge de l'organisme en fer, notamment lorsqu'on en élimine peu, ce qui est le cas des hommes et des femmes après la ménopause. Le fer est une source de radicaux libres. L'excès de fer est associé dans certaines études à un risque accru de cancer, d'athérosclérose, de mort subite. La viande rouge devrait donc être consommée avec modération, sauf si les besoins en fer sont élevés.

Les substances mutagènes

La viande est le plus souvent cuite à température élevée : elle apporte alors des substances qui peuvent favoriser des cancers. Les exsudats de début de cuisson, les jus de viande dans la poêle peuvent donner naissance à des composés cancérogènes, les amines hétérocycliques aromatiques (AHA). Il est préférable d'éviter de consommer ces « jus ». Évitez de même les parties carbonisées des viandes et volailles rôties qui renferment d'autres AHA, ainsi que la cuisson au barbecue horizontal qui, en sus de savoureuses grillades, nous fournit largement en hydrocarbures aromatiques polycycliques, eux aussi cancérogènes.

Prudence avec les viandes rouges

En effet, plusieurs études épidémiologiques ont trouvé que les personnes qui consomment le plus de viande rouge ont un risque plus élevé de cancers, notamment digestifs.

Dans la grande Étude prospective européenne sur le cancer et la nutrition (EPIC), qui suit plus d'un demi-million d'Européens dans 10 pays, pour 100 g de viande en plus chaque jour, le risque de cancer de l'estomac distal est multiplié par 3,52 ; pour 100 g de viande rouge supplémentaire, ce risque est augmenté de 73 %. Pour 100 g de viande rouge supplémentaire chaque jour, le risque de cancer colorectal est multiplié par 1,25.

Le Fonds mondial de recherches sur le cancer conseille de ne pas manger plus de 500 g de viande rouge en moyenne par semaine (500 g de viande cuite correspondent à environ 700-750 g de viande crue).

Repères de consommation : viandes

Dans la grande Étude prospective européenne sur le cancer et la nutrition (EPIC), qui suit plus d'un demi-million d'Européens dans 10 pays, pour 100 g de viande en plus chaque jour, le risque de cancer de l'estomac distal est multiplié par 3,52 ; pour

100 g de viande rouge supplémentaire, ce risque est augmenté de 73 %. Pour 100 g de viande rouge supplémentaire chaque jour, le risque de cancer colorectal est multiplié par 1,25.

Hommes adultes tous âges ; femmes de plus de 50 ans en bonne santé

- **Pas plus d'une fois par semaine : bœuf, taureau, cheval**

Pour se mettre à l'abri des excès de fer.

- **Pas plus de trois fois par semaine : dinde, poulet, canard, pintade, lapin, porc, veau**

Les volailles sont souvent peu grasses (à condition de ne pas manger la peau). Elles sont de bonnes sources de cystéine, un antioxydant majeur.

La teneur du veau en matières grasses varie de 2 à 15 %. 100 g d'osso-buco (jarret de veau sauté) contiennent 5 g de lipides.

- **À l'occasion : agneau, mouton, gibier**

Agneau et mouton sont les viandes les plus grasses. L'agneau renferme entre 9 et 25 % de graisses. Des graisses en majorité monoinsaturées, comme dans l'huile d'olive, mais il y a aussi une proportion très élevée de graisses saturées ; il faut donc consommer agneau et mouton avec parcimonie.

Le gibier, comme le lièvre, le chevreuil, la biche ou le sanglier, le faisan, la perdrix, offre des viandes souvent moins grasses que la viande rouge d'élevage, et ces graisses sont plus intéressantes.

Femmes entre 15 et 50 ans

- **Une à deux fois par semaine : bœuf, taureau, cheval, gibier**

Ces viandes apportent des quantités intéressantes de fer bien assimilé. Côté matières grasses, il ne faut pas s'inquiéter outre mesure : la plupart des morceaux de bœuf contiennent moins de 6 % de matière grasse. Par exemple : 100 g de rumsteck grillé contiennent 2,5 g de lipides, 100 g de collier braisé (bœuf bourguignon) contiennent 5,8 g de lipides. La viande chevaline est plutôt maigre, avec une teneur en graisses qui va de 2 à 4 % selon les morceaux.

Le gibier (biche, sanglier, chevreuil) est une excellente source de fer. 100 grammes de ces viandes peuvent couvrir jusqu'à 25 % des besoins.

- **Pas plus de deux fois par semaine : dinde, poulet, canard, pintade, lapin, porc, veau**

- **À l'occasion : agneau, mouton**

Enfants en croissance, femmes aux règles abondantes, femmes enceintes

- **Deux fois par semaine : bœuf, taureau, cheval, gibier**

Le fer de ces viandes aide à subvenir aux besoins de ces populations. En plus, ces viandes apportent de bonnes quantités de zinc qui soutient la croissance des enfants.

- **Une à deux fois par semaine : dinde, poulet, canard, pintade, lapin, veau**

- **À l'occasion : agneau, mouton**

Comment manger de la viande ?

Pour vous aider à réduire votre consommation de viande, gardez à l'esprit que vous devez avoir dans l'assiette une petite portion de viande pour une grande portion de légumes et non l'inverse.

- Débarrassez la viande de toutes les graisses visibles avant de la faire cuire.
- Si vous voulez consommer du foie, au pire, demandez des foies d'animaux jeunes (foie de génisse ou d'agneau) et au mieux choisissez-le « bio ». Vous serez ainsi certain qu'ils contiennent peu de toxines, puisque celles-ci s'accumulent dans cet organe tout au long de la vie de l'animal.
- Enlevez toujours la peau des volailles après la cuisson.
- Préférez les volailles élevées en plein air plutôt qu'en batterie, ces dernières reçoivent en effet des traitements médicamenteux…

LES RECOMMANDATIONS MFM : CHARCUTERIES

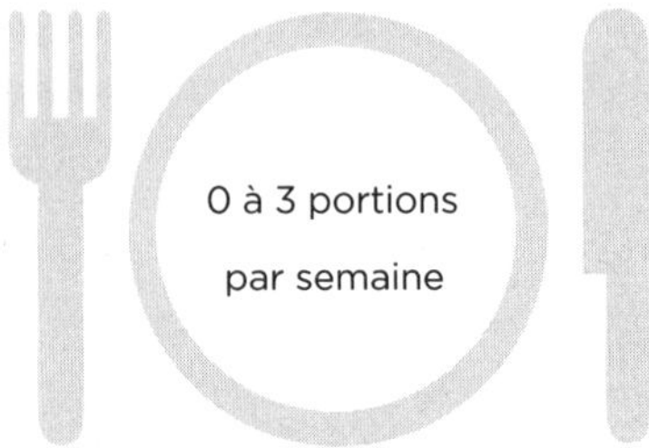

1 portion
=
1 tranche de jambon
=
4 tranches de saucisson
=
40 g de rillettes

On entend par charcuteries, les saucisses et saucissons, le jambon, les pâtés, les rognons, le salami, le chorizo, le bacon, le boudin, les gésiers de volaille, le blanc de dinde et de poulet ou encore la mortadelle ou le foie gras.

Pourquoi manger dans certains cas des charcuteries ?

Pour améliorer son statut en fer. Selon une étude britannique, les femmes qui évitent viande rouge et charcuteries (moins de 90 g/j) ont deux fois plus de risque de manquer de fer que les grosses consommatrices de ces aliments (plus de 140 g/j). Par exemple : 100 g de saucisson sec couvrent 10 % des besoins quotidiens en fer. La palme revient au boudin noir : 100 g couvrent la totalité des besoins quotidiens de la femme non ménopausée. Les qualités du boudin intéressent les populations à risque de déficit en fer : une femme sur quatre non ménopausée, les enfants en forte croissance, les femmes enceintes[10].

Pourquoi limiter notre consommation de charcuteries ?

Parce qu'elles élèvent le risque de cancer

Leur consommation est associée à un risque de cancer colorectal plus élevé. Le cancer colorectal est, en France, le deuxième cancer le plus fréquent chez la femme et le troisième chez l'homme, avec au total plus de 36 000 nouveaux cas en 2003. La grande Étude prospective européenne sur le cancer et la nutrition (EPIC), qui suit plus d'un demi-million d'Européens dans 10 pays, a trouvé que, pour 50 g de charcuteries supplémentaires par jour, le risque de cancer de l'estomac distal est multiplié par 2,45.

Pour 100 g de charcuteries en plus chaque jour, le risque de cancer colorectal est multiplié par 1,55.

Parce qu'elles nuisent à l'équilibre des graisses alimentaires

La teneur en graisses des charcuteries varie considérablement : le jambon cuit dégraissé est un aliment réellement maigre (3 à 5 % de graisses), alors que les rillettes peuvent en contenir jusqu'à 40 %. Une bonne part – en moyenne 40 % – de ces graisses est saturée, soit une place sensiblement supérieure aux recommandations de *La meilleure façon de manger*. Cinquante pour cent en moyenne des acides gras des charcuteries sont monoinsaturés (comme dans l'huile d'olive), 10 % polyinsaturés. Le rapport entre les oméga-6 et les oméga-3, qui devrait dans l'idéal être proche de 3, est de l'ordre de 12 à 13 dans les charcuteries classiques.

Selon une étude américaine conduite sur 90 000 femmes, celles qui consomment le plus de saucisses et de bacon ont deux fois plus de risque de développer un diabète de type 2 que celles qui en consomment peu. Ce sont les graisses saturées des charcuteries qui expliqueraient cette association[11].

Parce qu'elles apportent trop de sel

Chaque Français consomme aujourd'hui en moyenne 9 à 10 grammes de sel par jour, surtout fournis par le pain, les charcuteries et les plats cuisinés industriels. Les charcuteries contribueraient pour près de 15 % à cet apport. L'excès de sel serait responsable de 25 000 décès par an en France et de 75 000 accidents cardiovasculaires, mais le coût réel pour la santé publique est difficile à quantifier par manque de données fiables.

Repères de consommation : charcuteries

Hommes adultes et femmes de plus de 50 ans

Pas plus de 3 portions de charcuteries par semaine

Privilégier les aliments dont la teneur en acides gras saturés se rapproche des recommandations de ce livre : jambon cuit, andouilles, andouillettes, foie gras.

Enfants en croissance, femmes ayant des besoins importants en fer

Pas plus de 3 portions de charcuteries par semaine

Privilégier les aliments riches en fer (et sans sel nitrité) : boudin noir (15 à 20 mg de fer pour 100 g), pâté de foie, foie gras.

LES DANGERS DES NITRATES ET DES NITRITES

Les charcuteries sont une source importante de nitrites. Les nitrates et nitrites alimentaires peuvent conduire dans certaines conditions à la formation de composés cancérogènes appelés nitrosamines, comme la N-nitroso-proline. Les nitrosamines sont accusées de provoquer des cancers digestifs. Des nitrosamines peuvent apparaître lorsqu'on mange beaucoup de charcuteries (fer plus nitrites). À l'inverse, un régime riche en fruits et légumes, café, ail, thé vert, vitamine C, prévient la formation de nitrosamines. Les fraises, par exemple, inhibent jusqu'à 70 % la formation de ces agents cancérogènes.

Comment choisir des charcuteries ?

- Choisir des charcuteries sans sel nitrité. Par exemple : Madrange Le Supérieur, Madrange Le Torchon, Lionel Rostain, Antoine Macelier.

- Choisir des produits issus d'animaux nourris aux graines de lin : les charcuteries issues de cette filière renferment 5 fois plus d'oméga-3 que les charcuteries traditionnelles, avec un rapport oméga-6/oméga-3 proche de 3, au lieu de 12 à 13 pour les charcuteries traditionnelles.

- Voici une liste non exhaustive de fabricants ou distributeurs faisant appel pour partie ou pour tous leurs produits à des viandes d'animaux nourris au lin : Fleury Michon, Madrange, Monoprix Bien Vivre, Champion, Grand Jury, Carrefour Agir, Philippe Renaudot, Chazal, Saint-Géry, Le Lavandier, Luc d'Ormance, La Thur, Coop Alsace, Cosme.

LES RECOMMANDATIONS MFM : ALIMENTS À INDEX GLYCÉMIQUE ÉLEVÉ

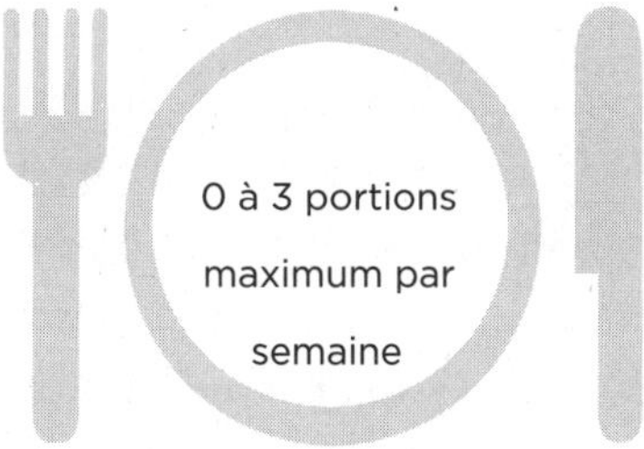

1 portion
=
130 g de gratin dauphinois
=
1 canette de soda
=
1 croissant

Les aliments à index glycémique élevé sont la pomme de terre, le pain blanc, les produits de panification à base de farine blanche, les viennoiseries, les gâteaux, les barres chocolatées, les sucreries, les sodas…

Pourquoi limiter ces aliments ?

Ils favorisent la prise de poids

Tous ces aliments « récréatifs » ont en commun d'élever le sucre sanguin de manière très marquée, même lorsqu'ils ne contiennent pas ou peu de sucres, comme le pain ou les frites (lire page 46). En effet, même le pain et les pommes de terre, qui font partie des féculents, libèrent de manière trop brutale le glucose contenu dans leur amidon. Or, l'espèce humaine n'est pas adaptée à cette élévation de la glycémie : aucun des aliments consommés par nos ancêtres depuis des millions d'années ne les a confrontés à ce phénomène. La plupart d'entre nous, surtout les sédentaires, y répondent par la prise de poids, par une augmentation des triglycérides, par une résistance à l'insuline pouvant se traduire par des maladies chroniques : diabète, maladies cardiovasculaires, certains cancers.

Certains apportent de toute façon trop de sucres

De son côté, la fabrication des gâteaux, biscuits met en jeu des quantités importantes de sucre blanc (30 à 70 g de saccharose pour 100 g), qui augmentent les besoins de l'organisme en vitamine B1 et magnésium.

Les sodas ont, de leur côté, alimenté l'épidémie d'obésité aux États-Unis selon Frank Hu, un chercheur de l'École de santé publique de Harvard (Boston, Massachusetts), sur la base des résultats de 30 études parues entre 1966 et 2005. Ainsi, une canette de boisson gazeuse par jour peut faire gros-sir une personne de 6 kilos et demi en une seule année. Une canette apporte en effet 150 calories et l'équivalent de 10 cuillères à café de sucre par jour. Dépourvus de tout intérêt nutritionnel, les sodas ont vraisemblablement augmenté aussi les risques de diabète, de fractures et d'obésité.

Moins connu : l'excès de sucre pourrait favoriser le développement de la maladie d'Alzheimer. C'est ce que suggère une étude menée sur des souris par des chercheurs de l'université de l'Alabama de Birmingham (États-Unis) et publiée en décembre 2007[12]. Les souris ayant consommé une solution contenant 10 % de sucre obtiennent des résultats nettement moins bons aux tests de mémoire et d'apprentissage, et leur cerveau contient trois fois plus de protéine bêta-amyloïde, le constituant des plaques séniles qui caractérisent la maladie d'Alzheimer, et 2,5 fois plus d'apolipoprotéine-E, une molécule qui favorise la formation des plaques séniles autour des neurones.

Ces résultats pourraient expliquer pourquoi les diabétiques de type 2 ont plus de risques de développer la maladie d'Alzheimer que les autres.

Ils sont dépourvus de fibres

La plupart des aliments « récréatifs » céréaliers sont fabriqués à partir de farine blanche, dont la teneur en fibres est 4 à 5 fois moindre que celle de la farine complète. Quasi dépourvue de fibres, la matière première l'est aussi de l'essentiel des vitamines et minéraux d'origine.

Ils contiennent des acides gras «trans»

Il existe bien sûr des exceptions, mais une bonne partie des gâteaux et biscuits du commerce, et la quasi-totalité des viennoiseries font appel à des huiles partiellement hydrogénées, c'est-à-dire des corps gras liquides bombardés d'hydrogène pour leur donner les qualités du beurre : texture, saveur, durée de vie.

De nombreuses études suggèrent que l'ingestion chronique de tels corps gras, appelés « acides gras trans » augmente l'obésité abdominale, les risques cardiovasculaires, de diabète et de cancer.

Repères de consommation : aliments à IG élevé

Pour tous, de 0 à 3 portions par semaine maximum

- **De 0 à 3 portions par semaine maximum**
- **Plat à base de pomme de terre : pas plus d'une fois par semaine**

La pomme de terre sous toutes ses formes a un index glycémique élevé : pomme de terre cuite au four (gratin dauphinois), bouillie avec la peau, sans la peau, frites, purée maison, purée instantanée (Mousseline, Vico, etc.).

LES RECOMMANDATIONS MFM : BOISSONS

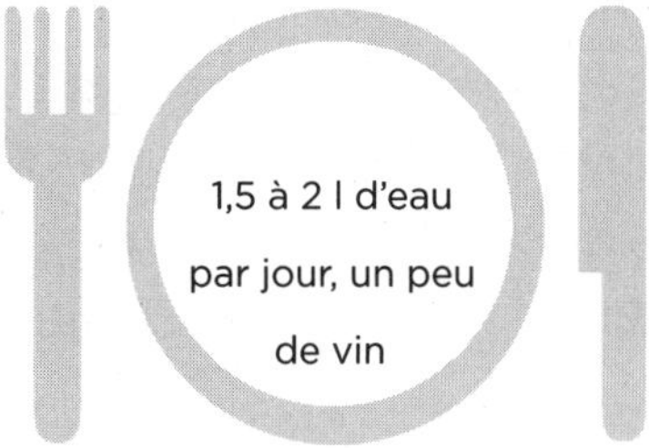

1 litre
=
5 verres d'eau
=
4 mugs de thé

L'eau

Pourquoi boire de l'eau?

En consommant suffisamment d'eau chaque jour, on éloigne les risques de calculs rénaux, d'infection urinaire, de constipation, hypertension, thromboembolisme veineux, maladie coronarienne, accident cérébrovasculaire, glaucome.

De combien d'eau avons-nous besoin? Nous éliminons environ 2,5 litres d'eau chaque jour: 1,5 L par les urines, le reste par la respiration, la sudation... Sachant que l'alimentation (fruits, légumes notamment) contribue pour 20 à 30 % environ aux besoins en eau, il faudrait boire environ 2 L d'eau chaque jour, un peu plus lorsqu'on fait du sport, qu'on vit dans un environnement chaud et humide ou en altitude (au-dessus de 2 500 mètres, l'élimination urinaire et la fréquence respiratoire augmentent).

Pendant la grossesse et l'allaitement, les besoins sont un peu augmentés. Une femme enceinte devrait se procurer près de 2,5 L d'eau par jour et une femme qui allaite, environ 3 L.

Les jus de fruits et les smoothies

Pourquoi boire des jus de fruits et des smoothies ?

Parce qu'ils contribuent à l'équilibre acide-base. Les jus de fruits ont l'avantage d'être tous alcalinisants et leur indice Pral négatif permet de contrebalancer l'excès d'acidité chronique. Les jus de fruits 100 % pur jus apportent des vitamines et des antioxydants non-vitaminiques (caroténoïdes, polyphénols) mais pas de fibres.

Les smoothies, lorsqu'ils sont fabriqués à partir de fruits entiers, ont l'avantage d'apporter des fibres, contrairement aux jus de fruits traditionnels.

Pourquoi en limiter la consommation ?

Parce qu'ils n'ont pas les vertus d'un fruit entier. Des études ont montré que les jus de fruits augmentent les triglycérides, un facteur de risque cardiovasculaire. Par ailleurs, les glucides des jus de fruits sont assimilés trop vite pour que les mécanismes de régulation de l'appétit se mettent en place. On peut en boire de temps en temps, mais pas quotidiennement, à condition de les presser chez soi ou de choisir des jus de fruits 100 % pur jus.

Très peu d'études sont disponibles sur les nouveaux jus de fruits « tendance » que sont les smoothies. On peut en consommer de temps en temps, mais peut-être pas tous les jours. La référence reste le fruit entier.

Le thé et les tisanes

Pourquoi boire du thé et des tisanes ?

Parce qu'ils augmentent les défenses antioxydantes. Les flavonoïdes, un groupe de molécules de la famille des polyphénols, possèdent une puissante activité antioxydante, c'est-à-dire qu'elles protègent notre corps des dégâts provoqués par l'oxygène et ses dérivés, à l'origine du vieillissement, mais aussi de nombreuses maladies chroniques (cancers, maladies cardiovasculaires…). Le thé renferme surtout un groupe de flavonoïdes appelés catéchines (épicatéchine, gallate d'épicatéchine, épigallocatéchine, gallate d'épigallocatéchine). Un tiers de la matière sèche des feuilles de thé est constitué de flavonoïdes. Seules les fraises font mieux. Surtout, près de 80 % des flavonoïdes du thé sont libérés dans la tasse en moins de quatre minutes d'infusion ! Résultat : en Europe du Nord, plus de 60 % des flavonoïdes de l'alimentation sont dus à la consommation de thé, devant les oignons (13 %). Pommes, raisins et les autres fruits et légumes contribuent au reste.

Après consommation d'une seule tasse de thé, le corps humain reçoit une protection antioxydante maximale, 1 heure à 4 h 30 plus tard pour le thé noir et 3 heures à 5 h 30 plus tard pour le thé vert.

La consommation régulière de thé est associée à un risque réduit de maladies chroniques, en particulier maladies cardio-vasculaires et certains cancers. Une étude norvégienne sur 9 856 hommes a trouvé que les buveurs de thé (1 tasse et plus par jour) ont un risque de maladie cardio-vasculaire réduit de 40 % par rapport aux non-buveurs. Les tisanes, notamment à base de feuilles de menthe, apportent une protection antioxydante équivalente à celle procurée par le thé.

Dans quels cas limiter sa consommation de thé ?

L'absorption du fer au cours d'un repas peut varier de 1 à 20 %. La vitamine C stimule cette absorption alors que les phytates des céréales, les fibres, certaines protéines et les flavonoïdes l'entravent. Ainsi, on retient moins le fer lorsqu'on consomme des céréales complètes, du jaune d'œuf, du café et du thé. Pris au cours du repas, le thé peut inhiber de 60 à 70 % l'absorption du fer alimentaire, ce qui peut conduire à des réserves trop faibles chez les végétariens, les végétaliens, les femmes enceintes et les enfants. La solution pour ces personnes à risque? Boire le thé entre les repas.

Le café

Pourquoi boire du café modérément ?

Parce qu'il est riche en antioxydants. Une tasse de café renfermerait autant d'antioxydants que trois oranges. Une étude norvégienne a d'ailleurs étudié l'origine des apports en antioxydants chez 61 adultes. À la surprise générale, c'est le café qui arrive en tête. Environ 300 sortes d'antioxydants nageraient dans le fond de la tasse ou flotteraient dans les vapeurs de café. Ainsi, 150 ml de café en contiendraient 200 à 550 mg (contre 150 à 200 mg pour la même quantité de thé).

Pourquoi malgré tout ne pas en abuser?

- Deux à trois tasses de café par jour font l'effet d'un événement stressant: dans l'heure ou les deux heures qui suivent, les hormones du stress (adrénaline, noradrénaline et cortisol) montent, la fatigue diminue et la pression artérielle s'élève (de 7 à 10 mm de mercure) et reste élevée plusieurs heures. Mais gare au sevrage brutal qui s'accompagne d'anxiété…

- Le café pourrait être responsable d'une fuite de calcium et d'une diminution de la densité osseuse qui expose au risque d'ostéoporose.

- Le café ne semble pas augmenter le risque cardiovasculaire, mais consommé fréquemment, il augmenterait la rigidité de l'aorte.

Le vin

Pourquoi boire du vin modérément? Parce qu'il favorise la santé cardiovasculaire. Il existe aujourd'hui de nombreuses preuves que le vin, à dose modérée, améliore la santé cardio et cérébrovasculaire. Anti-inflammatoire et fluidifiant sanguin, le vin diminue aussi bien le risque d'infarctus fatal que celui d'infarctus non fatal. Même les malades qui ont subi un infarctus peuvent continuer à boire du vin. Une étude française conduite par le cardiologue Michel de Lorgeril (CNRS, Grenoble) a conclu que, par rapport aux non-buveurs, ceux qui con-somment du vin (2 à 4 verres par jour) ont environ deux fois moins de risque de connaître des complications vasculaires.

Certains rapports alarmistes ont suggéré que l'alcool, même à dose modérée, augmente le risque de cancer, mais il apparaît en réalité que le vin aux doses conseillées dans ce livre est sans danger, et qu'il diminue même le risque de développer certains cancers, comme celui de la prostate.

Repères de consommation : eau

Nous vous conseillons de boire en moyenne **2 litres d'eau par jour**. Par exemple :

- **50 à 75 cl d'eau plate** ;
- **50 à 75 cl d'eau gazeuse alcalinisante** ;
- **2 à 5 tasses de thé ou tisanes.**

Quelle eau boire ?

Contrairement à celle de nos ancêtres, notre alimentation occidentale est largement dominée par des produits acidifiants (lire page 67). Nous baignons dès la naissance dans une acidose chronique qui, année après année, pèse sur la santé en augmentant, par exemple, le risque d'ostéoporose. Pour enrayer cette acidose et rétablir l'équilibre, nous vous conseillons de privilégier les aliments basifiants, comme les végétaux. Mais la tâche peut vous être facilitée si vous buvez aussi une eau alcalinisante.

La première démarche à accomplir, si vous buvez de l'eau du robinet, consiste à demander à votre distributeur d'eau la composition de votre eau du robinet. Le site www.lanutrition.fr vous permet de savoir ensuite si votre eau est alcalinisante ou acidifiante.

Pour lutter contre l'acidose :
Les eaux en bouteille les plus intéressantes pour lutter chaque jour contre l'acidose sont : Arvie, Quézac, Badoit et Vernière. Certes, St-Yorre et Vichy Célestins sont encore plus alcalinisantes mais elles apportent trop de fluor. On peut les consommer de temps en temps.

Les eaux plates sont moins alcalinisantes que les eaux gazeuses, mais nous recommandons : Évian, Thonon, Valvert, Volvic, Vittel et Spa.

Notre choix (eau alcalinisante) : **Arvie**

Pour leur teneur en calcium :
Parmi les eaux les plus riches en calcium, figurent Hépar (555 mg/L), Courmayeur (533 mg/L) et Contrex (486 mg/L). Mais ces eaux sont acidifiantes, ce qui signifie qu'il faut consommer parallèlement suffisamment de fruits et légumes.

Parmi les eaux alcalinisantes ou neutres riches en calcium, vous pourriez choisir : Rozana (301 mg/L, mais avec un peu trop de chlorures), Salvetat (253 mg/L), Quézac (241 mg/L) ou Vittel (202 mg/L).

Notre choix (eau alcalinisante riche en calcium) : **Quézac**

COMMENT CHOISIR UNE EAU EN BOUTEILLE ?

Voici quelques critères pour vous aider à choisir une eau en bouteille.

- Vous voulez optimiser la lutte contre l'acidose chronique : recherchez une eau apportant au moins 1 500 mg de bicarbonates au litre.
- Vous voulez une bonne source de calcium : choisissez une eau avec un minimum de 200 mg de calcium au litre.
- Vous avez besoin de magnésium : votre eau devrait en contenir 80 mg au moins par litre.
- Par ailleurs, 1 litre d'eau ne devrait pas apporter plus de :
- 400 mg de chlorures ;
- 5 mg de nitrates ;
- 2,5 mg de fluor.

Pour leur teneur en magnésium :

Rozana est à la fois alcalinisante et renferme 160 mg/L, mais avec un peu trop de chlorures. Les autres eaux alcalinisantes et riches en magnésium sont : Arvie (92 mg/L), Quézac (95 mg/L), Badoit (85 mg/L).

Parmi les eaux plates : Contrex (84 mg/L) et Hépar (110 mg/L), mais ces deux eaux sont acidifiantes.

Notre choix (eau alcalinisante riche en magnésium) : **Quézac**

Repères de consommation : jus de fruits

- **Moins d'un litre de jus de fruits par semaine**

Privilégier les smoothies, les jus pressés à la maison et les jus de fruits 100 % pur jus.

Repères de consommation : thé, tisanes

- **2 à 5 tasses par jour**

Ne pas consommer du thé en excès, en raison d'un risque de fluorose (qui apparaît avec certitude à partir de 10 tasses par jour). Ne pas acheter des thés bas de gamme (souvent conditionnés en sachets) trop riches en fluor et en aluminium.

Selon des résultats expérimentaux, une ou deux tasses de thé protègent autant des radicaux libres que 5 portions de fruits et légumes ou un comprimé de 400 mg de vitamine C. Nous conseillons de privilégier le thé vert :

- il renferme plus de polyphénols que le thé noir, et surtout plus de catéchines : 30 à 42 % de la matière sèche pour le thé vert ; 3 à 10 % pour le thé noir ;
- il apporte moins de caféine, de fluor, d'aluminium que le thé noir.

PRÉPARER UNE INFUSION

Une tasse contient environ 10 cl d'eau, un mug 20 à 25 cl. Prévoir 2 g de thé pour 10 cl d'eau, soit une cuillère par tasse, et deux et demie par mug (plus une pour la théière). Les feuilles de thé devraient infuser 5 à 10 min (15 min pour les thés blancs). Si vous ne supportez pas les effets stimulants du thé, quel qu'il soit, jetez la première infusion et ne boire que la seconde.

Repères de consommation : café

0 à 2 tasses par jour

Le café non filtré peut augmenter les lipides sanguins, sans qu'on sache vraiment si cette augmentation a des conséquences sur la santé.

TENEUR EN CAFÉINE D'UNE TASSE DE CAFÉ

SELON LE MODE DE PRÉPARATION	SELON LE TYPE DE CAFÉ (POUR 150 ML DE CAFÉ FILTRE)
Café filtre : 60-180 mg	Robusta : 100-250 mg
Expresso : 40-110 mg	Arabica : 50-120 mg
Café soluble : 40-110 mg	Décaféiné : 1-6 mg

BOIRE DU CAFÉ

- Préférez-le en grains et investissez dans un moulin à café.
- Bannissez les dosettes loin d'être écologiques car généralement entourées de filtres papiers chlorés.
- Si vous avez l'habitude d'acheter votre café moulu, une fois le sachet ouvert, refermez-le hermétiquement

et placez-le idéalement dans une boîte et au réfrigérateur pour qu'il conserve ses arômes.

- Si vous aimez le café « puissant », optez pour du robusta jusqu'à deux fois plus dosé en caféine que l'arabica.

Repères de consommation : vin

- **Hommes : 0 à 3 verres par jour**
- **Femmes : 0 à 2 verres par jour**

Privilégier les vins rouges

Les vins rouges renferment plus de polyphénols antioxydants que les vins blancs. Ils sont donc théoriquement plus intéressants contre le vieillissement et les maladies chroniques.

Privilégier les vins jeunes

Les vins plus jeunes pourraient être plus intéressants que les vins âgés. En effet, en vieillissant, le vin se transforme : la quantité d'antioxydants diminue et ceux qui restent ont tendance à s'oxyder, donc à perdre de leur activité.

LES RECOMMANDATIONS MFM : ÉPICES ET AROMATES

Pourquoi les inclure à l'alimentation ?

Parce qu'ils préviennent les maladies et douleurs chroniques. Les épices et aromates sont particulièrement riches en antioxydants : leur consommation est associée à une diminution du risque de plusieurs maladies chroniques. Ils renferment aussi des composés de la famille des terpènes qui sont capables de « dialoguer » avec les cellules. Ils sont anti-inflammatoires, anti-infectieux, anticancer, et, pour beaucoup d'entre eux, soulagent les douleurs articulaires.

Le curcuma, le gingembre, la cardamome et le galanga appartiennent à la famille des zingibéracées ; les deux premiers sont particulièrement étudiés par la recherche scientifique et nous conseillons de les utiliser quotidiennement en cuisine.

Le curcuma, ingrédient indispensable du célèbre curry, est utilisé dans le traitement des troubles digestifs, en particulier ulcères de l'estomac. C'est un anti-inflammatoire préconisé dans l'arthrose. Il possède des propriétés anticancer.

Le gingembre, racine au goût poivré bien connue des Chinois, est efficace contre les nausées et les dyspepsies. Il est lui aussi anti-inflammatoire.

L'usage régulier d'épices et aromates permet de limiter celui du sel.

Pourquoi limiter certaines épices ?

Le poivre, le curry, les piments, chilis, paprikas, harissa, tabasco devraient être utilisés avec modération car ils augmentent la perméabilité du tube digestif. Celui-ci laisse alors passer des fragments de protéines à l'origine d'intolérances ; ils favorisent aussi les hémorroïdes et perturbent le retour veineux.

Repères de consommation : épices et aromates

Plusieurs fois par jour, incorporer :

ail, oignon, échalote, persil, coriandre, origan, aneth, sarriette, serpolet, ciboulette, basilic, romarin, sauge, thym, laurier, anis, badiane, menthe, moutarde, gingembre, curcuma, galanga, cannelle, vanille, cardamome, muscade, cumin, baies roses, clou de girofle, noix de muscade, safran…

Faites provision de ces épices et aromates et conservez-les au sec et à l'abri de l'air et de la lumière dans des récipients inertes (verre, métal).

Utilisez-les chaque jour dans les plats de poissons, de viandes et de légumes, mais aussi les soupes, les sauces, les salades et les desserts, sans oublier les infusions. Ainsi consommés, ils agissent comme de véritables suppléments antioxydants et anti-inflammatoires.

Préférez les épices et aromates bio. Les épices issues de l'agriculture intensive renferment des taux plus élevés de pesticides. Surtout, elles sont irradiées à des fins de stérilisation, ce qui entraîne des pertes importantes de nutriments, comme la vitamine C et les caroténoïdes.

PRÉPARER LE GINGEMBRE

Le gingembre frais a une peau douce et souple. Il se rompt facilement. On garde du gingembre frais une semaine à température ambiante, et un mois au réfrigérateur. Le fait d'en couper un morceau ne nuit pas à l'intégrité du morceau restant. Le gingembre jeune est peu fibreux, pâle et n'a pas besoin d'être pelé. Le gingembre frais peut être émincé et utilisé en salades. Il peut être râpé, écrasé et mélangé à des plats et des sauces. Le gari (gingembre mariné au vinaigre) accompagne de très nombreux plats, poisson notamment. Pour préparer du gari, on pèle du gingembre et on le débite en minces rondelles avec un couteau bien effilé, une râpe ou un robot. Plongez les tranches de gingembre dans une eau bouillante légèrement salée, laissez-les cuire une ou deux minutes. Retirez-les de l'eau, séchez et les faire mariner une nuit dans du vinaigre de riz. Le vinaigre de riz traditionnel (amazu) se prépare avec 500 ml d'eau, 275 ml de vinaigre de riz, 100 g de sucre et 2 c. à soupe de sel, que l'on fait chauffer dans une casserole (la quantité de sucre peut être réduite selon votre goût).

LES RECOMMANDATIONS MFM : CHOCOLAT NOIR

Pourquoi manger du chocolat noir ?

Pour le plaisir, mais pas seulement. Comme le vin et le thé vert, le cacao est riche en polyphénols, des substances connues pour leurs propriétés antioxydantes. De nombreuses études mettent en avant les bienfaits du cacao sur la santé, notamment cardiovasculaires. Cible numéro 1 : les artères. Le cacao favorise la vasodilatation[13]. En améliorant ce paramètre, le cacao protégerait l'organisme contre les maladies coronaires. Rajoutez à la liste de ces bienfaits des propriétés anti-inflammatoires[14] et anti-agré-gantes[15], la capacité de fluidifier le sang et même des effets possibles pour stimuler le système immunitaire[16].

Repères de consommation : chocolat noir

- **Jusqu'à 1 barre de chocolat noir (70 % minimum de cacao) par jour, soit environ 20 g**

Le chocolat noir est celui qui renferme le plus de polyphénols, suivi par le chocolat au lait, plus loin derrière le chocolat blanc qui n'en contient aucun.

LES RECOMMANDATIONS MFM : COMPLÉMENTS ALIMENTAIRES DE VITAMINES, MINÉRAUX, ACIDES GRAS

Pourquoi prendre un complément alimentaire ?

Parce que l'alimentation est souvent imparfaite

En 1999, Nicole Darmon, un chercheur du Conservatoire national des arts et métiers (Paris), a fait appel à la programmation linéaire pour savoir si l'alimentation actuelle des Français leur permet de respecter les apports nutritionnels conseillés

(ANC). Sa conclusion : « Que ce soit pour l'homme, la femme ou l'enfant de 1 à 3 ans, la construction d'une ration respectant les ANC est tout simplement impossible à réaliser quand on impose au programme de ne pas dépasser les quantités d'aliments effectivement consommées par 50 à 75 % de la population. » La couverture des besoins est particulièrement difficile pour les vitamines B1, B6, E, et D, le niveau des recommandations de 1992 pour cette dernière (10 mcg/j) étant « impossible à atteindre lorsque tous les autres ANC sont respectés ». Côté minéraux, les apports en magnésium, fer, zinc et cuivre sont problématiques. Un exemple? Pour atteindre les ANC, une femme adulte devrait consommer chaque jour 1,250 kg de fruits et légumes frais. « Ceci, commente Nicole Darmon, est probablement impossible à réaliser. »[17]

L'enthousiasme séduit car c'est un état d'esprit autrement plus agréable que le cynisme. La rencontre avec un enthousiaste est un moment de bonheur, une opportunité. Presque chaque être humain possède la capacité de voir le bon côté des choses. Trouvez quelque chose que vous appréciez vraiment – un morceau de musique, un tableau, un livre, un cocktail, un plat… –, tirez-en du plaisir et servez-vous-en comme «ajusteur d'humeur». Une sorte de levier pour accroître votre niveau d'enthousiasme.

Parce que les compléments sont une assurance pas chère

Le programme détaillé dans ce livre doit vous permettre de vous approcher et même atteindre les apports optimaux pour la plupart des vitamines, minéraux et acides gras. Malgré tout, il est parfois difficile de demander à la seule alimentation, fût-elle parfaite, de subvenir à l'ensemble des besoins en micronutriments. Il faut alors faire appel, ponctuellement ou régulièrement à des compléments nutritionnels. Les compléments de vitamines, minéraux, acides gras n'ont pas pour vocation de se substituer à l'alimentation. Ils sont trop imparfaits et surtout trop incomplets. Ils peuvent cependant vous apporter une assistance peu chère pour couvrir vos besoins.

Voici sur les compléments de vitamines et minéraux le jugement d'une des plus grandes autorités, le Pr Walter Willett, patron de l'École de santé publique de Harvard : « La recherche nous dit que plusieurs des ingrédients qui entrent dans la composition d'un complément nutritionnel de base – en particulier, les vitamines B6, B9, B12, la vitamine D – sont essentiels pour prévenir les maladies cardiovasculaires, le cancer, l'ostéoporose et d'autres maladies chroniques. Une année de supplémentation revient à quelques dizaines d'euros, c'est la meilleure affaire nutritionnelle sur le marché. Donc, prendre un complément de vitamines et minéraux est une démarche sûre et rationnelle qui complémente une bonne alimentation mais ne peut la remplacer. »

Les nutriments à rechercher

Nous avons identifié quelques nutriments pour lesquels nos besoins sont particulièrement délicats à couvrir par la seule alimentation et le mode de vie.

- **Vitamine C** : selon nous, un adulte devrait s'en procurer autour de 500 mg par jour. Ceci peut être réalisé en consommant 8 à 10 fruits et légumes par jour. Si ce n'est pas le cas, une complémentation peut être mise en place.

- **Vitamine D** : entre octobre et mars dans l'hémisphère Nord, les doses de vitamine D optimales sont hors d'atteinte de l'alimentation et de l'exposition au soleil. Nous vous conseillons donc de vous procurer 800 à 1 000 UI par jour par la complémentation.

AVERTISSEMENT

Aucun des conseils et informations donnés dans ce livre ne remplace une consultation médicale. Certains compléments présentent des contre-indications. Seul un diagnostic complet, avec la connaissance des antécédents personnels et familiaux, l'examen clinique, le bilan alimentaire et les analyses biologiques, permet de personnaliser et adapter la complémentation alimentaire.

- **Magnésium** : la plupart d'entre nous manquent de magnésium ; il est conseillé de prendre un complément apportant 300 mg par jour, en particulier si votre mode de vie vous expose au stress et au bruit.

- **Potassium** : le régime riche en fruits et légumes conseillé dans ce livre devrait vous aider à améliorer vos apports en potassium, mais pour vous rapprocher du niveau que procurait l'alimentation ancestrale (8 à 9 g/j), vous pourriez envisager de consommer un supplément de bicarbonate de potassium (1 à 2 g/j).

- **Acides gras oméga-3 à longues chaînes (EPA et DHA)** : ces graisses se trouvent surtout dans le poisson, les coquillages et les crustacés, ainsi que les œufs de poules nourries aux graines de lin. Pour se procurer les doses conseillées par ce livre aux adultes, soit 800 à 1 000 mg/jour, il faut s'astreindre à consommer très régulièrement ces aliments. Là également, des compléments peuvent être utiles.

Pourquoi il ne faut pas abuser des compléments nutritionnels

Parce qu'ils ne reproduisent pas exactement la nature

Plusieurs des ingrédients des compléments nutritionnels reproduisent de manière imparfaite les nutriments de l'alimentation. C'est le cas de la vitamine B9 de synthèse ou acide folique, qui diffère du groupe de nutriments naturels appelé folates. C'est aussi le cas de la vitamine B6, et souvent celui de la vitamine E. Le terme de vitamine E désigne une famille de 8 isomères, mais, dans les compléments nutritionnels, on n'en trouve le plus souvent qu'un seul (de surcroît, souvent sous sa forme synthétique). Une fois absorbés, ces nutriments synthétiques peuvent se comporter différemment des nutriments naturels. À dose faible ou modérée, cela ne pose pas de problème, car ces formes de synthèse miment les formes naturelles dans leurs effets, et peuvent donc rendre des services. À dose élevée en revanche, le métabolisme particulier de ces formes de synthèse peut perturber certains équilibres. Il y a une exception : la vitamine C qui peut, dans tous les cas, être consommée sous sa forme synthétique.

Parce que certaines associations sont discutables

Beaucoup de compléments vitaminiques contiennent du fer. Ce fer peut, dans certaines circonstances, réagir avec la vitamine E pour générer des radicaux libres : précisément le but inverse de celui recherché. Les mêmes réserves s'appliquent aux compléments contenant du cuivre et du manganèse.

Repères de consommation : compléments nutritionnels

Pour tous, chaque jour ou en cures :

- **Un complément multivitamine et minéraux (MVM)**

Nous conseillons de prendre régulièrement un complément de vitamines et minéraux faiblement dosé apportant la plupart des nutriments à l'exception du fer, du cuivre et du manganèse. Il n'y a pas de déficit en cuivre et manganèse dans la population générale. Le fer devrait être prescrit par un médecin, au vu d'un bilan biologique et clinique.

Marques conseillées : la gamme **Bioptimum** (en pharmacie, France, Belgique et Suisse : Bioptimum Junior, Bioptimum Homme, Bioptimum Femme, Bioptimum Grossesse, Bioptimum Senior).

- **Un complément de potassium**

Nous conseillons aux adultes de prendre selon le cas (régime plus ou moins riche en fruits et légumes, risque d'ostéoporose) 1 000 à 2 000 mg de bicarbonate de potassium.

Marque conseillée : **La Nutrition**

- **Un complément d'oméga-3 à longues chaînes (EPA/DHA)**

Nous conseillons de prendre 1 g d'EPA/DHA avec un ratio EPA/DHA de l'ordre de 3 pour 2. Pour les enfants : 500 mg/j.

Marque conseillée : **OM3 Vital**

Pour tous, d'octobre à mars (hémisphère nord) :
un complément de vitamine D3

La vitamine D délivrée en dose unique semble aussi efficace que celle délivrée quotidiennement. Une autre alternative consiste à prendre de la vitamine D une fois par mois (par exemple : 30 000 à 60 000 UI en une dose mensuelle, selon qu'il s'agit d'un enfant ou d'un adulte).

Doses quotidiennes :

- Pour un enfant nourri au sein ou passé à l'alimentation solide : 400 à 800 UI de vitamine D3 par jour (par exemple : 2 à 4 gouttes de Dédrogyl).

- Pour un enfant plus âgé, un adolescent ou un adulte : 800 à 1 000 UI/j d'octobre à mars.

Marque conseillée : **Dédrogyl**

En situation de surmenage

Nous recommandons la prise de magnésium : 300 mg par jour pour un adulte, 150 mg pour un enfant.

Marques conseillées : **Bioptimum Stress** (comprimés), **Uvimag B6** (ampoules)

TROISIÈME PARTIE

Les aliments de *La MFM* et leurs bénéfices santé

LES LÉGUMES ET LÉGUMINEUSES À CONNAÎTRE

Un légume est une plante potagère dont une partie, feuille, racine, tubercule, bulbe, fruit, graine, fleur, tige peut entrer dans l'alimentation humaine. Répartis en douze familles botaniques, nos légumes sont extrêmement divers et ont tous des bénéfices santé dont on ne cesse de découvrir chaque jour l'importance.

Les apiacées

Carotte, céleri, céleri-rave, fenouil, persil, panais, aneth, coriandre

La carotte : riche en caroténoïdes

Tout comme l'abricot, la carotte est riche en une famille de pigments appelée caroténoïdes : lutéine, zéaxanthine et surtout bêta-carotène, le précurseur végétal de la vitamine A. Les carottes les plus colorées sont celles qui renferment le plus de bêta-carotène : 100 grammes de carottes en apportent 5 mg.

L'absorption du bêta-carotène est favorisée par la présence de graisses. D'où la bonne idée d'assaisonner vos crudités et salades d'un peu d'huile. Enfin, les caroténoïdes des aliments cuits sont mieux absorbés que ceux des aliments consommés crus. Les caroténoïdes subissent peu de pertes à la congélation. En revanche, les pertes sont sensibles lorsque les carottes sont exposées à la lumière, au soleil ou à la température.

Diabétiques, mangez des carottes!

Pendant plus de vingt ans, on a cru que la carotte n'était pas très fréquentable parce que son index glycémique était élevé. Pour la carotte cuite circulait une valeur de 92. Mais ce chiffre provient des premières études conduites en 1981. Seules 5 personnes y avaient participé et les résultats avaient été très contrastés. En réalité, l'index glycémique de la carotte est bas : 16 lorsqu'elle est crue et 47 lorsqu'elle est cuite. Cela signifie qu'elle n'élève pas fortement le taux de sucre sanguin et qu'elle peut donc être consommée sans problème par les diabétiques.

Des carottes entières plutôt que le jus

Le jus de carotte serait moins intéressant que la carotte entière. En effet, dans le jus, on se prive de tous les bienfaits des fibres et surtout de leur action synergique avec les caroténoïdes. Plusieurs études rapportent en effet qu'en mangeant des carottes entières on diminue son cholestérol et ses triglycérides et on augmente ses défenses antioxydantes, alors que le jus de carotte est bien moins efficace.

Dans cette famille, on retrouve également le **céleri-branche**, le **céleri-rave**, le **panais**, le **fenouil** qui ont tous la particularité de contenir différents types de composés (polyacétylènes) qui freinent expérimentalement la prolifération de cellules cancéreuses. Le fenouil est une source importante de phytoestrogènes, des phytonutriments qui s'apparentent aux hormones féminines et protégeraient également contre certains cancers (lire page 244 sur le soja).

Le persil : un concentré de vitamines et minéraux

Le persil frais est l'un de nos légumes les plus riches en vitamine C puisqu'il en renferme en moyenne 170 mg pour 100 g. Il renferme également du bêta-carotène, des vitamines E et B en quantité appréciable de même que bon nombre de minéraux.

Toutefois pour bénéficier pleinement de ce cocktail de macronutriments, encore faut-il consommer le persil abondamment comme le font les Libanais avec leurs fameux taboulé – quelques feuilles ciselées par-ci, par-là ne suffisent pas.

Anticancer et antidiabète

Comme les graines de céleri, le persil est riche en apigénine, un antioxy-dant qui chez l'animal, protège des cancers du foie et de la peau. L'apigénine pourrait aussi contribuer à réguler la glycémie, puisque lorsqu'on donne du persil à des rats diabétiques leur taux de sucre sanguin baisse.

Les astéracées

Artichaut, laitue, pissenlit, chicorée, endive, scarole

L'artichaut : contre le cancer

Les artichauts renferment de la sylimarine, un flavonoïde. La sylimarine est utilisée dans le traitement des maladies du foie, mais elle semble aussi être un puissant agent antitumeurs.

Selon des études expérimentales et épidémiologiques, la sylimarine pourrait aider à prévenir les cancers de la vessie, de la prostate, de la peau.

La chicorée : pour la santé digestive...

La chicorée est une bonne source d'inuline. Il s'agit d'un prébiotique, c'est-à-dire un glucide qui n'est ni digéré, ni absorbé par l'intestin grêle, mais qui est fermenté par la flore bactérienne du côlon. Les bonnes bactéries présentes au niveau du côlon utilisent l'inuline pour se multiplier, ce qui permet de mieux assimiler ou mieux synthétiser les autres nutriments du bol alimentaire. Ce mécanisme pourrait stimuler le système immunitaire.

Des études expérimentales ont même démontré que l'inuline peut diminuer le nombre de « mauvaises » bactéries de l'intestin et soulager la constipation. Chez l'animal, l'inuline a montré qu'elle pouvait réduire l'incidence du cancer du côlon....

... et la santé cardiovasculaire

L'inuline diminue la synthèse par le foie des triglycérides et des acides gras, tout en abaissant leur concentration sanguine, ce qui est bon pour la santé cardiovasculaire. L'inuline aurait aussi un effet bénéfique sur le contrôle de la glycémie.

Les chénopodiacées

Blette, betterave, épinard

La betterave : excellent antioxydant

Consommée cru ou cuite, la betterave rouge, bien que riche en sucre (8 à 10 g pour 100 g), est un légume-racine nutritionnellement intéressant. Les substances antioxydantes spécifiques de la betterave sont des bétalaïnes (et en particulier des bétacyanines), une famille de pigments qui lui donne sa couleur.

Des études chez l'animal ont montré que la consommation de betterave et en particulier de bétanine (un des principaux pigments de la famille des bétacya-nines) a contribué à réduire les cancers de la peau, du foie et du poumon.

Les épinards : for your eyes only

Les caroténoïdes des épinards protègent de la dégénérescence maculaire de la rétine liée à l'âge (DMLA), une affection grave qui se traduit par une perte progressive de la vision, due à la dégradation de cellules de la rétine chargées de recevoir la lumière.

La région centrale de la rétine – la macula – concentre une densité exceptionnelle de pigments jaunes d'origine végétale, la lutéine et la zéaxanthine, deux caroténoïdes. Ces pigments filtrent la composante bleue de la lumière, riche en énergie, et à l'origine de radicaux libres et autres particules agressives. Les caroténoïdes – et les antioxydants comme la vitamine C – protégeraient la macula de ces particules destructrices.

Le risque d'apparition de DMLA est d'autant plus faible que l'alimentation est riche en lutéine et zéaxanthine, qu'on trouve dans les épinards et d'autres légumes à feuilles vert sombre comme les choux et le céleri.

Le quinoa : une « céréale » pas comme les autres

Cuisiné comme une céréale, le quinoa n'est cependant pas une graminée puisqu'il appartient à la même famille que la betterave et les épinards. Une parenté qui explique sans doute son caractère alcalin (contrairement aux céréales qui sont acidifiantes). Le quinoa est par ailleurs riche en fer, en fibres et il est exempt de gluten, un plus pour les allergiques à cette protéine céréalière. C'est donc la pseudo-céréale à inviter plus souvent dans son assiette.

Les brassicacées (crucifères)

Le terme de crucifères désigne les 400 membres de la famille du genre Brassica en particulier : **chou-fleur, choux rouge et blanc, chou de Bruxelles, chou chinois, chou frisé, chou romanesco, chou-rave, brocoli, radis, radis noir, navet, rutabaga, raifort, cresson, colza et moutarde**.

Ne cherchez pas plus puissant contre le cancer

D'une manière générale, les légumes protègent modérément du cancer. Mais les crucifères le font de manière importante. Les crucifères préviennent les cancers digestifs, ceux du poumon, et peut-être ceux du sein. Elles contiennent une famille de composés étonnants appelés glucosinolates. Lorsqu'on mange des crucifères, ces glucosinolates donnent naissance à d'autres substances actives – isothiocyanates et indoles – qui stimulent dans l'organisme une famille d'enzymes dont le rôle est de neutraliser et éliminer toutes les substances cancérogènes présentes à ce moment, comme des pesticides (lire encadré).

Isothiocyanates et indoles bloquent aussi la prolifération des cellules cancéreuses, les conduisent au suicide, les empêchent de former des métastases.

LE PAPE DU BROCOLI

Le docteur Paul Talalay (université Johns Hopkins, Baltimore, États-Unis) est appelé le pape du brocoli et du chou. Il a montré que le sulforaphane, une substance apportée par les brocolis et les choux, de la famille des isothiocyanates, réduit l'incidence, le nombre, la taille, la progression de tumeurs mammaires. Il faut savoir que la plupart des carcinogènes sont sans danger. Ils le deviennent après être pris en charge dans l'organisme par des enzymes de phase 1. Ils sont alors métabolisés, fragmentés, et peuvent se lier à l'ADN des cellules, provoquer des mutations et mettre en mouvement le développement d'un cancer. Ces enzymes de phase 1 sont contrées par des enzymes de phase 2, qui détoxifient les produits de leurs opérations. Ainsi, face à une molécule cancérogène, l'éventualité d'un cancer dépend en partie de l'équilibre entre enzymes de phase 1 et 2. Le sulfo-raphane agit en inhibant les premières et en augmentant les secondes.

---

3 QUESTIONS À PAUL TALALAY, DE L'UNIVERSITÉ JOHNS HOPKINS, BALTIMORE (ÉTATS-UNIS).

Vous avez été le premier, il y a trente ans, à expliquer que les isothiocyanates du chou et des crucifères protègent du cancer. Ont-ils d'autres effets ?

Nous avons publié une étude qui montre que l'un des isothiocyanates possède une activité antibiotique puissante contre *Helicobacter pylori,* l'agent infectieux à l'origine de la plupart des ulcères et un facteur majeur du cancer de l'estomac. Seize familles au moins de plantes produisent des isothiocyanates, mais la plus connue est celle des crucifères dont les membres, comme le chou, sont cuisinés dans de nombreux pays.

Quels autres bénéfices peut-on attendre d'une consommation régulière de chou ?

Nous avons observé une corrélation inattendue entre l'induction des enzymes de phase 2 et la suppression de l'inflammation. Les crucifères seraient donc antioxydantes, anticancer, antibiotiques et anti-inflammatoires !

Peut-on les considérer comme des aliments médicaments ?

Les perspectives ouvertes par la recherche récente sont très excitantes puisque le sulforaphane protège les cellules de la rétine des dégâts oxydatifs et photo-oxydatifs, ce qui nous fait penser qu'il pourrait retarder la progression de la dégénérescence maculaire liée à l'âge. La glucoraphanine, un glucosinolate, diminue la pression artérielle. D'autres membres de la famille pourraient prévenir les maladies neurodégénératives. Tous ces composés sont présents dans l'alimentation, sont très peu toxiques et ne coûtent pas cher...

Les cucurbitaceés

Citrouille, concombre, courge, courgette, melon, potimarron, potiron, cornichon

La citrouille

La citrouille est presque aussi riche que la carotte en caroténoïdes, bêta-carotène, alpha-carotène mais aussi lutéine et zéaxanthine, des substances antioxydantes qui aident à lutter contre le cancer, les maladies cardiovas-culaires et qui protègent de la dégénérescence maculaire de la rétine liée à l'âge (DMLA). Quant aux graines, elles sont riches en acides gras et en protéines. Consommées fraîches, elles ont des vertus anti-vers solitaires (ténia) et contre les troubles associés à l'hypertrophie de la prostate.

Les lauracées

L'avocat : aussi bon que l'olive

Botaniquement, l'avocat est un fruit, mais chacun sait que de par sa composition, il ne ressemble à aucun autre fruit frais. Culinairement, on utilise l'avocat comme un légume. Cependant, à l'inverse des autres légumes, riches en glucides et pauvres en lipides, l'avocat lui, est dépourvu de glucides mais contient beaucoup de lipides (14 g pour 100 g). La majorité de ces graisses (80 %) sont insaturées, avec une très forte proportion d'acide oléique, acide gras auquel l'huile d'olive doit ses effets protecteurs. Il y a aussi des acides gras oméga-6 et oméga-3 dans des proportions équilibrées. L'avocat doit sa couleur jaune-vert à certains caroténoïdes comme la lutéine. Et il est riche en vitamine E, un autre puissant antioxydant.

L'avocat, malgré une densité calorique un peu plus élevée que celle des autres légumes, contribue à l'équilibre acide-base et l'équilibre sodium/potassium.

Les lamiacées

Basilic, marjolaine, menthe, origan, romarin, thym

Le romarin : la saveur du midi, la santé en plus

Le romarin, riche en acide carnosique (qu'on trouve dans la

sauge, l'origan, le basilic, la sarriette), mais aussi en acides phénoliques aux propriétés anti-radicalaires (acide caféique, acide rosmarinique) est un puissant antioxydant, qui s'oppose au rancissement des graisses. Il est déjà utilisé comme conservateur dans les industries agro-alimentaire et cosmétique.

Le romarin améliore la circulation et renforce les vaisseaux sanguins, grâce à des flavonoïdes comme la diosmine. Comme de nombreux aromates, il possède des propriétés anticancer.

Le romarin favorise la digestion : l'acide carnosique qu'il contient exerce une action sur les muscles lisses de l'appareil digestif.

Le romarin est une plante intéressante dans la prévention des complications du diabète puisqu'elle s'oppose à une réaction appelée glycation, au cours de laquelle des sucres se « collent » à des protéines de l'organisme, les dénaturant. La glycation est à l'origine des principales complications du diabète.

Les liliacées

Ail, asperge, ciboulette, échalote, oignon, poireau

L'ail parce qu'il protège les artères

L'ail est devenu l'un des piliers du célèbre régime méditerranéen. La sagesse populaire le dit, la recherche le confirme : l'ail agit sur tous les fronts : il réduit les taux de cholestérol et de triglycérides, fluidifie le sang, diminue la pression artérielle, neutralise les radicaux libres. Attention, les effets sont modestes : au mieux 5 à 6 % de réduction du cholestérol s'il est élevé, 5 à

10 % pour les triglycérides et la pression artérielle après un à six mois de consommation d'une alimentation enrichie en ail.

Pour ses effets anticancer

Une alimentation riche en ail semble diminuer le risque de cancer de l'estomac et de cancer du côlon. Ainsi, les personnes qui mangent plus de 20 g d'ail par jour présentent des taux de cancers de l'estomac 13 fois plus faibles que ceux qui n'en consomment qu'un gramme quotidiennement. Et cet effet anticancer se vérifie aussi sur le côlon : les consommateurs réguliers d'ail ont un risque de développer ce cancer réduit de 35 % par rapport à ceux qui n'en mangent pas. Des études expérimentales réalisées in vitro sur des cultures cellulaires montrent également que l'ail bloque la croissance des tumeurs.

FRAIS OU EN POUDRE ?

	AIL FRAIS	AIL EN POUDRE
Énergie (kcal)	149	332
Glucides (g)	33,1	72,7
Lipides (g)	0,5	0,8
Protides (g)	6,4	16,8
Calcium (mg)	181	80
Magnésium (mg)	25	58
Manganèse (mg)	1,7	0,5
Sélénium (mg)	14,2	38
Vitamine C (mg)	31,2	18
Vitamine B1 (mg)	0,2	0,5
Vitamine B2 (mg)	0,1	0,2
Vitamine B6 (mg)	1,2	2,9

4 QUESTIONS À NATHALIE DRUESNE-PECOLLO

Elle a réalisé une thèse au sein de l'équipe Nutriments et Cancer du laboratoire de Nutrition et Sécurité Alimentaire (INRA, Jouy-en-Josas)

Quelles sont les substances de l'ail possédant des effets anticancer?

Il existe diverses molécules soufrées dans l'ail capables de neutraliser des cellules cancéreuses in vitro. Mais les plus étudiées sont le sulfure et le disulfure de diallyle, des composés qui se forment lorsque l'ail est coupé ou broyé.

Par quel mécanisme agissent ces composés sur les cellules cancéreuses?

Dans les cellules tumorales du côlon, ces molécules arrêtent temporairement le processus de multiplication cellulaire, mécanisme qui est dérégulé dans les cellules cancéreuses. Ces composés peuvent aussi provoquer l'apoptose de ces cellules, c'est-à-dire leur mort programmée. Cependant, le disulfure de diallyle ne fait pas qu'empêcher le développement des cellules tumorales in vitro: on observe aussi une modification de l'expression de certains gènes.

Peut-on évaluer l'efficacité du disulfure de diallyle par rapport à celle d'autres composants des fruits et légumes?

En ce qui concerne l'action de l'ail sur les cellules tumorales coliques, la concentration en disulfure de diallyle qui permet d'observer un ralentissement de la multiplication des cellules dépend de la nature des cellules utilisées pour l'expérimentation. Le disulfure de diallyle n'est cependant pas la seule molécule végétale efficace contre les cellules tumorales, ni la plus efficace. On sait par exemple que le sulforaphane, une substance issue du brocoli, est plus efficace que lui.

Vos recherches seront-elles extensibles à l'homme dans un futur proche ? Sont-elles complémentaires d'études épidémiologiques existantes ?

Actuellement, quelques études épidémiologiques suggèrent que la consommation régulière d'ail diminue le risque de cancers digestifs et notamment celui du côlon. Mais il faut souligner que les recherches in vitro et in vivo sont réalisées avec des doses très élevées d'ail : aucune étude d'intervention nutritionnelle n'est disponible pour ces doses. Les résultats ne sont donc pas extrapolables à l'homme dans un avenir proche. En revanche, ils ouvrent des perspectives pour des recherches complémentaires.

ASTUCES

Pour vous encourager à consommer ce légume santé par excellence, une astuce pour se débarrasser de l'odeur persistante de l'ail sur les mains consiste à se frotter les doigts sous l'eau froide avec la lame inox du couteau de cuisine. Et côté haleine ? L'ail est riche en substances sulfurées qui libèrent des gaz dans la bouche lors de la mastication puis dans le tube digestif tout au long de la digestion. D'où cette fameuse mauvaise haleine d'ail. Inutile cependant de songer y remédier en se brossant les dents : les relents persistent jusqu'à la fin de la digestion (environ trois heures). Il existe toutefois des solutions : on peut le consommer cuit en chemise, c'est-à-dire confit dans sa propre peau, ou bien, si on le mange cru, mâcher un peu de persil, des feuilles de menthe ou des grains de café à la fin du repas.

Les oignons et échalotes...

Crus en salade, fondus dans divers plats, les oignons et les échalotes rehaussent le goût de nos assiettes. Pour le plus grand plaisir de notre corps qui profite aussi de leurs multiples bienfaits santé….

Pour limiter les inflammations chroniques

Évidemment ça pique, mais ce n'est pas pour autant que c'est dangereux. En fait les composés de l'oignon inhibent des médiateurs de l'inflammation, ce qui fait de l'oignon un allié potentiel dans les maladies inflammatoires comme l'asthme et dans le tabagisme.

La quercétine est aussi un antioxydant et les gros consommateurs d'oignon ont un risque de mortalité cardiovasculaire plus faible que ceux qui n'en consomment pas. Certains composés soufrés de l'oignon fluidifient le sang et préviennent la formation de caillots. D'autres améliorent le métabolisme des graisses et agiraient sur les lipides sanguins : ils augmenteraient le taux de cholestérol-HDL (le « bon ») et diminueraient celui du cholestérol-LDL (le « mauvais »).

… Pour diminuer les risques de cancer de l'œsophage et de l'estomac

Les personnes qui en consomment le plus verraient leur risque de ces cancers diminuer de plus de 60 % par rapport aux personnes qui en mangent peu selon des études chinoises – des résultats partiellement confirmés par l'étude européenne EPIC. Les gros consommateurs d'oignon semblent aussi mieux protégés que les autres contre les risques de cancers du poumon, de la prostate, des ovaires. Un effet attribué à la quercétine, aux composés soufrés mais aussi au sélénium, un oligoélément aux propriétés antioxydantes bien connues, qui est mal représenté dans l'alimentation française en raison d'une pauvreté des sols.

… Pour limiter le diabète

Si l'on en croit plusieurs études indiennes, les plantes de la famille des liliacées (ail, oignon, échalote) auraient plutôt des vertus antidiabète. Leur secret? Une substance appelée sulfoxyde de S-méthyl cystéine qui stimule non seulement la sécrétion d'insuline mais renforce aussi les défenses antioxydantes de l'organisme. Cependant, les études rigoureuses manquent encore.

	OIGNONS	ÉCHALOTE
Énergie (kcal)	34	60
Eau (g)	89	82,2
Glucides (g)	7,1	12,6
Lipides (g)	0,2	0,2
Protides (g)	1,3	1,9
Fibres (g)	2,1	2,3
Calcium (mg)	25	26
Magnésium (mg)	10	12
Fer (mg)	0,3	0,4
Potassium (mg)	170	248
Vitamine C (mg)	7	4
Vitamine B1 (mg)	0,06	0,06
Vitamine B3 (mg)	0,3	0,2
Vitamine B6 (mg)	0,14	0,2
Vitamine B9 (mg)	0,02	0,02
Vitamine E (mg)	0,14	0,09

« LA QUERCÉTINE DE L'OIGNON, UN ALLIÉ POTENTIEL CONTRE L'OSTÉOPO-ROSE »

Véronique Coxam, directrice de recherche à l'unité « Maladies métaboliques et micronutriments » du centre INRA de Clermont-Ferrand/Theix a découvert par hasard - ou presque - les vertus anti-inflammatoires de l'oignon dans l'ostéoporose.

Quels sont les mécanismes à l'origine de l'ostéoporose ?

À la ménopause, les œstrogènes n'exercent plus leur effet protecteur sur les os tandis qu'une inflammation chronique et un stress oxydant s'installent et s'exacerbent à mesure que le vieillissement progresse. L'os se dégrade, il libère plus de calcium qu'il n'en fixe (il se résorbe), ce qui le fragilise.

Pourquoi avez-vous étudié les effets de l'oignon sur l'ostéoporose ?

Lors d'un congrès, j'ai pris connaissance d'une étude montrant que l'oignon pouvait faire diminuer un marqueur de la résorption osseuse. Au laboratoire, nous avons une équipe qui travaille sur les polyphénols, dont la quercétine présente en grande quantité dans l'oignon. On a donc décidé de la tester sur un modèle de rate ovariectomisée - l'ablation des ovaires mimant les effets de la ménopause. Résultat : la quercétine de l'oignon empêche l'os de se dégrader. Et elle a été plus efficace que les isoflavones (pourtant reconnues pour leurs effets protecteurs sur l'os) et ce, tant sur la densité que sur la qualité de rigidité de l'os.

Est-ce une grande découverte ?

Cette étude nous a ouvert tout un secteur de recherche. Avant, on pensait que le principal déterminant de la perte osseuse était les œstrogènes. Maintenant, on sait que la quercétine (qui n'est pas un composé œstrogénique) joue un rôle non négligeable aussi, elle a un effet antioxydant et anti-inflammatoire.

L'oignon contient-il beaucoup de quercétine par rapport aux autres végétaux ?

Tous les végétaux contiennent plus ou moins de quercétine. Dans la famille des oignons, le blanc n'en contient pas du tout, l'oignon jaune un peu plus et l'oignon rouge plus encore.

Les fabacées

Flageolets, haricots blancs, rouges, verts, lentilles (vertes, corail), lupin, pois gourmands, pois chiches, petits pois, soja

Les bénéfices santé des légumineuses ont été largement abordés dans la deuxième partie de ce livre (lire page 124). Seul le soja, en raison de ces propriétés particulières sera évoqué ici.

Le soja

Les fèves de soja ou soya constituent un aliment naturel extrêmement riche puisqu'elles renferment des protéines plus complètes que les autres légumineuses et sont une excellente source de phosphore, magnésium, fer, zinc, manganèse, cuivre et vitamine B2. On trouve des fèves de soja fraîches ou sèches, mais c'est sous certaines formes particulières que nous avons l'habitude de consommer cette légumineuse.

A côté de l'huile de soja, de la farine de soja et du tonyu, le fameux « lait » de soja, on retrouve :

- le tofu, fabriqué à partir de ce dernier qui une fois caillé, donne une purée, elle-même transformée en une sorte de « fromage » tendre ou ferme.

- le tempeh et le natto, fabriqués à partir de graines fermentées et qui ont des consistances différentes du tofu, plus ferme ou plus gluant.

- et le miso, fabriqué à partir d'une pâte de soja fermentée est utilisé dans les soupes, les sauces et comme aromate.

On retrouve également les sauces à base de graines de soja fermentées : le shoyu et le tamari.

Source de phytœstrogènes

Outre leur excellente valeur nutritionnelle, les fèves de soja renferment également des isoflavones – le soja contient au moins deux fois plus de ces composés que les autres légumes secs. Comme tous les flavonoïdes, les isoflavones – génistéine et daidzéine – sont des phytonutriments antioxydants. Toutefois elles ont une particularité. Les isoflavones ont une structure chimique qui s'apparente à celles des hormones femelles, les œstrogènes. Cette similitude de structure chimique leur permet de se lier aux mêmes récepteurs.

Dans certains cas, en occupant ces récepteurs, les isoflavones empêchent les œstrogènes d'exercer leur action. Ainsi, en entrant en compétition avec les hormones féminines, les isoflavones pourraient freiner la croissance des tumeurs hormonodépendantes comme certains cancers du sein.

Dans d'autres cas, les isoflavones se comportent comme des hormones de faible activité ce qui explique qu'à la ménopause, les isoflavones pour-raient avoir des effets bénéfiques au niveau de l'os. Une alimentation riche en isoflavones augmente la densité minérale de la colonne vertébrale chez des femmes ménopausées,

Soja contre cancer

En mangeant régulièrement du soja comme le font les Asiatiques (55 à 65 g de soja par jour au Japon, et jusqu'à 125 g par jour en Indonésie), on pourrait réduire le risque de cancers du sein et de la prostate si l'on en croit les données épidémiologiques et expérimentales. L'incidence de cancer du sein est quatre fois moins élevée au Japon qu'aux États-Unis; celle de cancer de la prostate cinq fois moins. Or, les Japonais consomment de grandes quantités d'isoflavones (25 à 40 mg/j, contre 5 mg en Occident). Les isoflavones protégeraient aussi du cancer de la vessie.

Le soja bon pour le cœur

Les graisses du soja sont favorables à la santé cardiovasculaire. Elles renferment des oméga-3 ainsi que de la lécithine qui favorise l'élimination du cholestérol par la vésicule biliaire. Outre son action protectrice du système cardiovasculaire, cette dernière favorise la production d'acétylcholine dans le cerveau, un neurotransmetteur impliqué dans la mémoire.

ANALYSE NUTRITIONNELLE DES LÉGUMES SECS
(pour 100 grammes de la partie comestible crue)

	FÈVES	LENTILLES	POIS CASSÉS	POIS CHICHES
Valeur énergétique (kcal)	340	330	350	360

Eau (g)	11	12	11	11
Protides (g)	24	23	22	18
Lipides (g)	1,6	1,8	1,1	5
Glucides (g)	58	56	63	61
Cellulose (g)	4	3,7	0	5,3
MINÉRAUX (mg)				
Phosphore	430	400	300	360
Calcium	140	60	33	150
Fer	8	7	5,4	7,2
Potassium	1200	-	900	-
Magnésium	160	80	130	-
VITAMINE (mg)				
Vitamine B1	1,54	0,5	-	0,4
Vitamine B2	0,29	1,8	-	1,6
Vitamine B3	2,3	1,8	-	1,6

POURQUOI FAIRE TREMPER LES LÉGUMES SECS ?

Si les légumes secs ont de multiples intérêts sur le plan nutritionnel, ils ont l'inconvénient d'occasionner des flatulences. Lors de la digestion, les sucres solubles sont pris en charge par des enzymes du côlon, qui produisent des acides gras volatils (acides acétique, propionique, butyrique), et des gaz (hydrogène, gaz carbonique). Ces gaz sont d'ordinaire absorbés par le côlon, puis réexcrétés par les poumons. Mais avec certains légumes secs (haricots), les quantités de gaz sont telles qu'elles dépassent les capacités d'absorption du côlon. En faisant tremper au préalable ces légumes secs dans l'eau, on dissout les sucres et on limite ainsi la production de gaz. La plus forte extraction est obtenue avec des graines décortiquées et à 50° C : on obtient alors un taux d'extraction de 50 % en deux heures de trempage. Les anciens ajoutaient du thym et de la sarriette à l'eau de cuisson, ce qui semble limiter ces désagréments, même si le mécanisme d'interaction chimique reste obscur.

Les solanacées

Aubergine, poivron, piment, pomme de terre, tomate

Pomme de terre : avec parcimonie

La seule partie de la pomme de terre nutritionnellement intéressante est la peau. Malheureusement, elle est ôtée systématiquement. La pomme de terre est un légume bien à part… et le plus consommé en France. Il serait salutaire d'inverser cette tendance car les pommes de terre favorisent la prise de poids. Elles contiennent une forme d'amidon appelée amylopectine, vite digérée, rapidement convertie en glucose et qui contribue aux réserves de graisses. Un régime alimentaire basé sur la consommation de pommes de terre et de viande conduit à une augmentation annuelle moyenne de l'indice de masse corporelle (IMC) de 0,3. Ce régime à base de pommes de terre augmente aussi le tour de taille (donc la graisse abdominale, la plus dangereuse).

La tomate, la reine du lycopène

En 1995, Edward Giovannucci, un épidémiologiste de l'École de médecine de Harvard (Boston), a publié les résultats d'une étude portant sur 48 000 hommes : les plus gros consommateurs de tomate avaient un risque de cancer de la prostate réduit de 20 à 35 %. Tendance confirmée depuis. Après avoir analysé 21 de ces études, le Canadien Mahyar Etminan (université McGill, Montréal) a conclu en 2006 que pour prévenir le cancer de la prostate, mieux vaut manger des tomates : 20 % de risque en moins avec les tomates cuites, 10 % avec les crues. Les nutriments de la tomate les plus scrutés pour leurs vertus anticancer supposées sont des caroténoïdes, à commencer par le lycopène. Ce pigment est mieux absorbé après cuisson de la tomate, ce qui explique que les bénéfices de ce fruit s'étendent même aux amateurs de pizza et de ketchup ! Selon Ed Giovannucci, les grands mangeurs de tomate ont aussi 40 % de risque de cancers du poumon et de l'estomac en moins. À noter que le lycopène se retrouve également dans un autre légume rouge : le poivron rouge, et qu'il pourrait jouer un rôle sur la santé cardiovasculaire.

LA TOMATE DANS TOUS SES ÉTATS

	FÈVES	LENTILLES	POIS CASSÉS	POIS CHICHES
Eau (g)	94	94	91	94
Énergie (Kcal)	21	19	28	17
Lipides (g)	0,33	0,13	0,13	0,06
Protéines (g)	0,85	0,92	0,95	0,76
Glucides (g)	4,6	4,3	6,8	4,2
Fibres (g)	1,1	1	1	0,4
Potassium (mg)	223	221	238	220
Phosphore (mg)	24	18	20	19
Magnésium (mg)	11	12	12	11
Calcium (mg)	5	30	33	9

	FÈVES	LENTILLES	POIS CASSÉS	POIS CHICHES
Vitamine C (mg)	19	14,2	11,4	18,3
Vitamine A (UI)	623	595	541	556
Vitamine E (mg)	0,38	0,32	0,38	0,91
Niacine ou vitamine PP (mg)	0,628	0,73	0,71	0,67
Lycopène (mg)	3	3	3	3

Comment choisir ses tomates ?

Les variétés hybrides de tomates à longue conservation sont à éviter car ce sont souvent des produits qui manquent de goût. Comment reconnaître ces variétés hybrides? Suivez les conseils du chercheur Henri Laterrot : « le péricarpe – la partie sous la peau – a souvent une couleur jaunasse ; des zones blanches et dures peuvent exister dans la totalité ou partie du péricarpe, notamment lorsque les fruits ne sont pas complètement mûrs lors de leur récolte. J'ai un autre critère, mais qui n'a rien d'officiel : alors que les tomates habituelles ont 6 sépales bien séparés, les hybrides présentent une liaison entre des sépales. »

Quand consommer les tomates ?

L'idéal est de consommer chaque variété en fonction de sa période de production. En combinant différentes variétés on peut avoir des tomates fraîches du mois de mai au mois d'octobre. Entre les deux, mieux vaut éviter de les acheter fraîches. Elles seront non seulement hors de prix mais de toute façon probablement insipides. Pour continuer à bénéficier des bienfaits du lycopène tout l'hiver tournez-vous plutôt vers les plats cuisinés à base de tomate et intégrez sauce tomate et divers coulis à vos recettes.

Comment conserver les tomates ?

À l'ombre et au frais.

- La teneur en vitamine des tomates diminue après la récolte. Après 48 h elles ont déjà perdu la moitié de leur vitamine C. La fraîcheur prime sur l'origine.
- L'air et la lumière sont les ennemis des vitamines. Ranger les tomates dans des emballages étanches, à l'ombre et au frais. Même dans le compartiment réservé du réfrigérateur, la perte en vitamines se poursuit plus lentement, mais inexorablement.
- La vitamine C étant soluble dans l'eau il faut laver les tomates rapidement et au dernier moment sous un filet d'eau ou avec un peu d'eau vinaigrée. De même, cette vitamine étant sensible à l'oxygène, un jus de tomate préparé à l'avance perdra de sa teneur avec le contact à l'air. Vitamine parmi les plus fragiles, la perte après une cuisson va jusqu'à 95 %.

Les zingibéracées

Le curcuma et le gingembre : bons à tout faire

Ces deux épices de la famille des zingibéracées possèdent eux aussi des propriétés digestives, anti-inflammatoires et anticancer. Le curcuma et le gingembre font l'objet d'évaluations poussées dans le traitement de l'arthrose et la prévention des poussées inflammatoires de cette maladie, qui sont les périodes au cours desquelles le cartilage semble se dégrader le plus. D'autres maladies inflammatoires pourraient être la cible du curcuma et du gingembre, à commencer par l'emphysème et les bronchopneumopathies. Le curcuma a démontré des propriétés anticancer intéressantes sur une variété de tumeurs. La curcumine, l'un des principes actifs du curcuma empêche les cellules cancéreuses de proliférer et peut les conduire au suicide. La curcumine stimule, comme les composés du chou et du brocoli, des enzymes qui piègent les substances cancérogènes de l'alimentation pour que l'organisme puisse les éliminer. La curcumine pourrait jouer un rôle dans le traitement des maladies auto-immunes, dans la mesure où elle améliore expérimentalement la sclérose en plaques, l'arthrite rhumatoïde, le psoriasis et les maladies inflammatoires de l'intestin. Le gingembre atténue aussi les nausées liées à la grossesse.

COMPOSITION POUR 5 G D'ÉPICES	GINGEMBRE	CURCUMA
Bêta-carotène (µg)	5,8	-
Équivalent d'activité du rétinol EAR (µg)	0,35	-
Vitamine B9 (µg)	1,95	1,95
Vitamine B3 (mg)	0,26	0,257
Vitamine B2 (mg)	0,009	0,011
Vitamine B1 (mg)	0,00	0,007
Vitamine B6 (mg)	0,042	0,09
Vitamine C (mg)	0,35	1,295
Vitamine K (ìg)	0,04	0,67
Vitamine E (mg)	0,9	0,155

Calcium (mg)	5,8	9,15
Fer (mg)	0,57	2,07
Magnésium (mg)	9,2	9,65
Phosphore (mg)	7,4	13,4
Potassium (mg)	67,1	126,2
Sodium (mg)	1,6	1,9
Zinc (mg)	0,23	0,21
Cuivre (mg)	0,024	0,03
Manganèse (mg)	1,325	0,39
Sélénium (mg)	1,925	0,225

Les algues

Rien ne leur manque

Les algues sont une très bonne source de protéines, apportent globalement autant de vitamines que les légumes (et plus de B1, B3, B9), et fournissent surtout plus de minéraux : sodium, potassium, calcium, magnésium, soufre, phosphore et iode. Enfin, les algues apportent des acides gras à longues chaînes (acide arachidonique – oméga-6, EPA, DHA – oméga-3) si importants en nutrition. Pour ces raisons, elles réduisent probablement le risque cardiovasculaire. Elles sont riches en lignanes, sources de phytoestrogènes. C'est notamment le cas du fucus. Les algues pourraient diminuer le risque de cancers digestifs en piégeant, par l'intermédiaire des alginates, les ions fer et cuivre capables de catalyser la formation de radicaux libres dans les cellules à renouvellement rapide, comme celles du côlon. Côté préparation, les algues fraîches doivent être rincées avant de les cuisiner. On peut déguster les algues al dente, ou cuites longuement. Les algues sèches sont vendues en feuilles, en rubans, en morceaux ou en poudre. On peut les réhydrater en les plongeant dans l'eau ou d'autres liquides (vin, bière, vinaigre). Cependant, tout comme les champignons, les algues présentent l'inconvénient de concentrer certains métaux lourds toxiques au-delà d'une certaine quantité comme le plomb, l'arsenic ou encore le mercure. De ce fait, ne consommez pas les algues cueillies en bord de mer et choisissez plutôt celles du commerce dont l'emballage mentionne les teneurs en ces différents métaux.

LES DIFFÉRENTES VARIÉTÉS D'ALGUES

LES ALGUES VERTES	Laitue de mer, riche en bêta-carotène et en protéines (10 à 26 %)
LES ALGUES BRUNES	Varech, goémon, wakamé, laminaires riches en minéraux et en protéines (8-15 %)
LES ALGUES ROUGES	Nori, riche en protéines (8 à 47 %)
LES ALGUES BLEUES	Spirulines, riches en protéines

4 QUESTIONS À JOËL FLEURENCE,

directeur de l'équipe « Écophysiologie Marine Intégrée » (EA 2663) de l'université de Nantes

Les algues sont-elles de bonnes sources de protéines ?

La teneur en protéines des macroalgues (visibles à l'œil nu) varie beaucoup en fonction des familles d'algues. Les algues brunes présentent des teneurs protéiques faibles qui s'échelonnent entre 8 et 15 % de leur poids sec. Les algues vertes ont quant à elles des teneurs en protéines qui varient entre 10 et 26 % de leur matière sèche. Enfin, la famille des algues rouges est la plus riche en protéines puisque ces dernières représentent 8 à 47 % de leur poids sec. C'est pourquoi la recherche se concentre plus particulièrement sur cette famille d'algues.

Pourquoi alors les algues ne sont-elles pas plus consommées comme sources de protéines végétales ?

Si les protéines des algues sont intéressantes d'un point de vue quantitatif, elles le sont moins sur un plan qualitatif. L'intérêt nutritionnel d'une protéine dépend en effet de deux facteurs : la nature des acides aminés qui la composent et sa digestibilité. En ce qui concerne les acides aminés, les protéines des algues comportent autant d'acides aminés essentiels (qui doivent être apportés par l'alimentation) que les protéines du soja par exemple. En revanche, la nature de ces acides aminés est différente, ce qui fait que les algues ne peuvent être considérées comme des substituts du soja mais comme des sources de protéines complémentaires aux autres protéines végétales. Le seul « hic » des protéines des algues, c'est vraiment leur digestibilité.

Cela signifie-t-il que les protéines des algues ne sont pas bien assimilées ?

Les algues contiennent ce que l'on appelle des facteurs antinutritionnels qui limitent leur digestibilité. Les plus importants sont les fibres alimentaires. Elles se lient aux protéines et empêchent leur dégradation par les enzymes des sucs digestifs.

Quelles sont les algues les plus courantes dans l'alimentation ?

Les algues sont consommées par les hommes comme des légumes occasionnels. La plus connue est l'algue Nori (espèce *Porphyra*) qui est utilisée pour faire les sushis. Le kombu (*Laminaria japonica*) et le wakamé, deux algues brunes, sont également très cultivées et consommées par les Asiatiques. Dans les pays de l'Atlantique Nord (Canada, Irlande, Norvège et France), c'est la *Palmaria palmata* qui est la plus consommée.

Les champignons

Bolets, champignon de Paris, coulemelle, girolle ou chanterelle, la morille, le mousseron, pleurotes, reishi, shiitake, trompette de la mort, truffe

Contre le vieillissement cellulaire

Les champignons comestibles constituent une branche à part entière de la famille des légumes. Ce sont des végétaux sans chlorophylle caractérisés par une forte teneur en glucides, dont le glucane, qu'on peut apparenter aux fibres. Il en existe plus de cinquante espèces qui apportent toutes des minéraux (à hauteur de 10 % de la matière sèche) et surtout du potassium, qui participe à la restauration de l'équilibre acido-basique puisque leur indice Pral est d'environ -1,4. Les champignons sont également très riches en eau, ils apportent du phosphore, du sélénium, un antioxydant qui joue un protecteur dans le vieillissement cellulaire et l'apparition de certains cancers et enfin sont une bonne source de vitamines du groupe B et en particulier de B2 et B3. Les champignons colorés sont aussi une source importante de caroténoïdes, ces pigments qui s'opposent à l'oxydation cellulaire due aux radicaux libres. Ils sont notamment riches en canthaxanthine. Pour leur goût délicat et parfumé, nous vous conseillons d'accommoder régulièrement les pleurotes, les bolets, la coulemelle, la girolle ou chanterelle, la morille, le mousseron et la trompette-de-la-mort… ou encore la truffe si vous en avez les moyens. Certains champignons comme le shiitake (lentin du chêne) ou le reishi pourraient moduler l'immunité. Ils ont des propriétés anti-inflammatoires et antitumeurs.

Côté préparation, ils se préparent simplement, il est inutile de les peler. Seul le pied peut demander à être coupé ou réduit.

Vous pouvez couper les champignons en fines tranches ou les hacher. La cuisson se fait à la poêle, sautés, en évitant d'en mettre trop à la fois. Seuls les champignons de couches, ou champignons de Paris, peuvent être mangés crus, pour les autres, la cuisson est toujours indispensable. Attention, certains champignons peuvent renfermer des doses élevées de cadmium (agaric des bois, psalliote), de mercure (bolet tacheté, psalliote printanière, agaric des jachères ou boule-de-neige, éringi) et de plomb (psalliote, morille vulgaire, langue-de-bœuf, clitocybe nébuleux ou grisette, bolet à pied-jaune).

LES FRUITS INCONTOURNABLES

Les agrumes

On regroupe sous le terme d'agrumes, tous les fruits de la famille des rutacées, c'est-à-dire les oranges, les citrons et les limes (citrons verts), les mandarines et les clémentines (qui sont un mariage subtil entre des mandarines et des oranges amères), les pamplemousses et les pomelos issus du croisement entre un pamplemousse et un citron.

Faites le plein d'antioxydants

Et non les agrumes ne sont pas les fruits qui contiennent le plus de vitamine C! Avec seulement 55 mg de vitamine C pour 100 g dans le citron et l'orange et 35 mg dans le pamplemousse, ils se placent loin derrière la cerise acérola, en tête du hit-parade des aliments les plus riches en cette vitamine (1 745 mg pour 100 g). Les jus de citron et d'orange concentrés présentent néanmoins des teneurs en vitamine C appréciables : 230 mg pour 100 g.

Rappelons que la vitamine C est une vitamine antioxydante, qu'elle favorise l'absorption du fer des végétaux, améliore la cicatrisation, contribue à la bonne santé des dents et des gencives et protège l'organisme contre les infections (lire page 373).

Des fruits qui respectent les piliers métaboliques

L'index glycémique des agrumes est toujours bas, c'est-à-dire inférieur à 55. De plus, leur charge glycémique est extrêmement faible, allant de 2 pour les pomélos à 10 pour les jus d'oranges. Les agrumes possèdent incontestablement une forte densité nutritionnelle avec un maximum pour le citron et son jus qui présentent par ailleurs la densité calorique la plus faible. Les agrumes apportent donc des calories « pleines ».

Agrumes et cancer

Les cancérologues s'intéressent de près aux agrumes. Le National Cancer Institute des États-Unis investit aujourd'hui des millions de dollars pour élucider les mécanismes d'action de substances comme le limonène, un composé des agrumes qui supprime le processus cancéreux dans de nombreux modèles expérimentaux. Le limonène appartient à la famille des terpénoïdes. À cet égard, le pomélo est l'un des fruits exotiques les plus intéressants, car il est riche en limonène, mais aussi, pour le pomélo « rose », en lycopène, un caroténoïde qui pourrait contribuer à prévenir le cancer de la prostate.

Pamplemousse et médicaments : attention cocktail étonnant

Une substance présente dans le pamplemousse diminue le taux d'une enzyme présente dans les parois de l'intestin grêle et qui joue un rôle important dans l'assimilation des médicaments. Résultat : les médicaments peuvent se retrouver en plus grande quantité que prévue dans le sang, avec un risque de surdose et d'effets indésirables. Cet « effet pamplemousse » a été observé sur plus de 30 médicaments largement prescrits comme des antihypertenseurs ou des hypocholestérolémiants (statines).

VALEUR NUTRITIONNELLE DE QUELQUES AGRUMES POUR 100 g DE FRUIT

	CITRON	ORANGE	CLÉMENTINE	PAMPLEMOUSSE
Kcal	32	45	46	42
Vitamine C (mg)	55	55	35	35
Bêta-carotène (mg)	0,015	0,1	0,3	0,015
Niacine (mg)	0,2	0,2	0,3	0,24
Vitamine B9 (mg)	0,021	0,03	0,026	0,01
Vitamine E (mg)	0,5	0,24	0,55	
Potassium (mg)	160	180	145	180
Calcium (mg)	30	41	26	18
Magnésium (mg)	12	13	11	10
Fer (mg)	0,4	0,3	0,35	0,3

PESTICIDES : MAUVAISE NOTE POUR LES CITRONS

Chaque année, la Direction générale de la concurrence, de la consommation et de la répression des fraudes (DGCCRF) analyse les teneurs en pesticides des agrumes vendus en France. Environ 70 % de ces fruits contiennent des résidus phytosanitaires. En 2000, par exemple, sur 101 citrons examinés, 26 seulement ne contenaient pas de résidus de pesticides et 8 % des échantillons contaminés dépassaient la limite maximale de résidus autorisée (LMR). Globalement, 2 à 6 % des agrumes testés ont dépassé la LMR en 2000. Préférez les agrumes qui n'ont pas été traités après récolte, ou issus de la filière biologique.

ENTRETIEN AVEC LE DR THIERRY GIBAULT,

endocrinologue et nutritionniste.

Outre la vitamine C, quelles sont les substances actives des agrumes ?

Une propriété intéressante des agrumes réside dans leur richesse en flavonoïdes, des composés de la famille des polyphénols. Ces antioxydants puissants agissent en synergie avec la vitamine C et les acides organiques. Les flavonoïdes et les composés aromatiques des écorces d'agrumes possèdent en outre une action protectrice vis-à-vis des veines et des capillaires.

Les agrumes préviennent-ils les maladies chroniques ?

Comme tous les fruits et légumes, les agrumes, par leur richesse en antioxydants, permettent de prévenir les cancers. Ils semblent protéger plus particulièrement des cancers de l'estomac (2e cancer le plus fréquent dans le monde) et du larynx. D'autre part, les terpènes des agrumes rendent plus efficaces les enzymes de détoxification contre les agents cancérigènes. La teneur des agrumes en vitamine B9 (acide folique) aide aussi à prévenir les maladies cardiovasculaires.

L'acidité des agrumes augmente-t-elle celle du corps ?

Notre régime alimentaire, en apportant beaucoup de viande et de céréales, acidifie l'organisme. Or, les acides organiques des agrumes (qui leur confèrent leur saveur acidulée) possèdent paradoxalement un effet alcalinisant : en s'unissant à des minéraux comme le potassium, ils forment des bicarbonates qui compensent l'acidité du corps. Cette propriété des agrumes est particulièrement intéressante dans la lutte contre l'ostéoporose. Une forte acidité contraint en effet le corps à puiser du calcium dans les os pour conserver l'équilibre acide-base. Les agrumes permettent de contrebalancer l'effet acidifiant de notre régime alimentaire sans puiser dans nos réserves osseuses.

Les fruits rouges

Les fraises : anticancer

Comme tous les fruits, les fraises apportent des antioxydants qui réduisent les dommages infligés par les radicaux libres à l'ADN. Mais les fraises font plus : elles inhibent fortement la formation de composés cancérogènes appelés nitrosamines qui peuvent se former dans le tube digestif lorsqu'on ingère des nitrites ou nitrates et des protéines (amines). Les nitrosamines, apportées en particulier par les charcuteries, sont accusées de provoquer des cancers digestifs. Les fraises inhibent jusqu'à 70 % la formation de ces agents cancérogènes. Une bonne raison, en été, de faire suivre une assiette de merguez d'un bol de fraises !

FRUITS ROUGES : LE PLEIN D'ANTIOXYDANTS ET SURTOUT DE POLYPHÉNOLS !

Les polyphénols constituent une importante famille d'antioxydants dans les plantes, les fruits et les légumes puisqu'elle comprend plus de 6 000 molécules. On estime que l'alimentation en fournit environ 1 g par jour. Les polyphénols permettent aux végétaux de se défendre contre les ultraviolets. Pour ces raisons, les teneurs en polyphénols sont plus élevées dans les fruits mûrs que dans ceux qui sont cueillis trop tôt. Les polyphénols défendent la plante contre les pathogènes et leur concentration augmente après une infection.

Ceci explique que les fruits issus de l'agriculture biologique, en particulier les fraises et les mûres renferment plus de polyphénols antioxydants que les fruits élevés sans stress comme c'est le cas dans l'agriculture classique. Enfin, le stockage au froid pendant quelques jours ne semble pas affecter la teneur de ces fruits en antioxydants.

Les myrtilles, mûres et framboises : anti-âge

Kiwi et orange sont souvent cités comme les meilleures sources d'antioxydants, mais des recherches conduites à l'université Tufts (Boston, Massachusetts) par l'équipe de Ronald Prior, montrent la supériorité des myrtilles, mûres, framboises et fraises pour renforcer nos défenses contre les radicaux libres, responsables du vieillissement.

La canneberge : anti-infectieuse

Comme la myrtille, la canneberge, encore nommée cranberry ou airelle, fait partie de la famille des éricacées. À ce titre, elle renferme d'importantes quantités de substances antioxydantes et, en particulier, de proanthocyanines capables de prévenir les infections du système urinaire. Ces proanthocyanines n'agissent pas en acidifiant les urines comme les scientifiques le prétendaient à une époque mais en évitant que certaines bactéries pathogènes, comme *Escherichia coli*, n'adhèrent à la paroi de la vessie.

Des fruits qui respectent les piliers métaboliques

Tout comme les agrumes, les fruits rouges possèdent une très faible densité calorique et une densité nutritionnelle très acceptable, en particulier le cassis et la fraise. Leur index glycémique est légèrement supérieur à celui des agrumes. Celui des cerises et des guignes est même modéré mais pour l'ensemble des fruits rouges la charge glycémique est très basse, ce qui est le plus important. Par ailleurs, les fruits rouges sont d'excellentes sources de potassium, en particulier le cassis, la groseille et la guigne qui a d'ailleurs le meilleur rapport sodium/potassium des fruits.

La grenade : antioxydante et anticancer

Le jus de grenade renferme de nombreux composés antioxydants qui agissent en synergie entre eux. Son effet antioxydant serait même supérieur à celui du vin rouge et du thé vert (pourtant des références dans ce domaine). Boire du jus de grenade tous les jours pendant deux semaines, permettrait ainsi d'augmenter significativement l'activité antioxydante du sang et de protéger les graisses du sang de l'oxydation.

Le jus de grenade pourrait également retarder la croissance des cellules cancéreuses de la prostate, du côlon et du sein. Une étude a d'ailleurs démontré que boire un verre (250 ml) de jus de grenade chaque jour pendant plusieurs mois, permettait de diminuer le développement de la tumeur chez des hommes atteints d'un cancer de la prostate.

Si la grenade n'est présente sur nos étals qu'à l'automne, son jus se trouve maintenant plus facilement (Internet, épiceries fines) qu'auparavant (est-ce dû à ses effets santé reconnus?) et à des prix moins prohibitifs (compter tout de même autour de 6 euros le litre).

Le kiwi : antioxydant mais pas seulement

Le kiwi est-il le fruit le plus riche en vitamine C? Non, mais il n'en est pas loin... Le kiwi est plus riche en vitamine C que l'orange ou le raisin, souvent cités en référence pour cette vitamine. Il contient en moyenne entre 70 et 110 mg de vitamine C pour 100 g de fruit. Anticancer? Peut-être. Le professeur Xu Houen (Faculté de médecine, Beijing, Chine) a montré que le jus de kiwi réduit les atteintes chromosomiques chez la souris. Des études chez l'homme sont en cours.

Ces effets sont-ils dus à la richesse exceptionnelle du kiwi en vitamine C? « Non, répond le Pr Houen : il existe en Chine 33 espèces de kiwis ; certaines contiennent peu de vitamine C, mais toutes agissent sur la cancérogénèse. » La vitamine C n'est donc pas le seul facteur protecteur. L'équipe d'Andrew Waterhouse (université de Californie, Davis) a commencé à isoler ces agents anticancer (des composés phénoliques). Le kiwi, consommé quotidiennement, possède un potentiel cardioprotecteur. Manger deux à trois kiwis par jour entraînerait une diminution de l'agrégation des plaquettes sanguines ainsi qu'une diminution des triglycérides sanguins, deux principales causes de maladies cardiovasculaires.

Mais les vertus du kiwi ne s'arrêtent pas à son excellent score antioxydant. Il possède en effet une forte densité nutritionnelle, une charge nettement basique, une très bonne teneur en potassium, ainsi qu'une quantité impressionnant de fibres.

ENTRETIEN AVEC JEAN-MARC POIGT,

producteur de kiwis à Hastingues (Landes) dans la vallée des gaves et de l'Adour

La culture du kiwi nécessite-t-elle des traitements pesticides ?

Le kiwi possède une résistance naturelle : sa peau poilue décourage les parasites de venir s'y mettre. De même, au niveau du bois, il n'y a pas de problème de maladie ou de champignon car c'est une liane. Le seul parasite du kiwi connu est le Metcalfa pruinosa. Mais il est uniquement présent dans le Sud-Est de la France.

Vous n'appliquez pas non plus de traitement après la récolte ?

Le principal risque pour la conservation après la récolte est le champignon Botrytis cinerea. Mais dans la vallée de l'Adour, nous attendons que le taux de sucre du fruit soit suffisamment élevé avant de commencer la récolte puis nous laissons les fruits 24 h à l'air libre et à température tempérée avant de les mettre en chambre froide. Ces précautions suffisent à une bonne conservation sans recours à un quelconque traitement.

À quel moment de l'année les kiwis sont-ils récoltés ?

Ici, nous ne récoltons pas de fruits avant le 1er novembre. Dans mon verger, je ne peux même souvent pas commencer à ramasser les fruits avant le 10 novembre. De manière générale, la récolte a lieu entre le 5 et le 15 novembre.

Comment savez-vous que le kiwi est assez mûr pour être ramassé ?

Nous disposons d'un instrument, le réfractomètre, qui nous permet de savoir quel est le taux de sucre du kiwi. À l'approche de la date de la récolte, on prélève un fruit dans le verger (sachant qu'un verger est plutôt homogène), on lui enlève son jus et on le pèse. Le réfractomètre nous indique alors le taux de sucre, en Brix. Nous récoltons les kiwis dans l'Adour lorsqu'ils atteignent 6,7° Brix.

Comment choisir un bon kiwi ?

Le kiwi de l'Adour, seul kiwi à avoir obtenu un Label Rouge, subit obligatoirement un test organoleptique. Comparé aux autres kiwis français, il arrive en premier à ce test. Sinon en général, un bon kiwi doit être légèrement souple aux doigts. Mais s'il est trop souple, il y a des risques qu'il soit passé. Coupé, le kiwi doit avoir une belle couleur verte, ni trop claire (risque d'acidité) ni trop noire (car il pourrait être passé). S'il n'a pas séjourné trop longtemps en rayon, un kiwi se conserve 10 à 15 jours dans le bac à légumes du frigo après l'achat. Attention cependant à le maintenir à l'écart des pommes et des bananes.

La banane, source de potassium

Dans la plupart des fruits, dont la banane, la maturation s'accompagne d'une conversion de l'amidon en saccharose, glucose et fructose. C'est ce qui explique le goût plus sucré des fruits mûrs par rapport aux fruits verts. Ainsi, une banane verte aura un IG bas de l'ordre de 40 alors qu'une banane bien mûre aura un IG de 65. Attention donc à ne pas consommer de bananes trop mûres. Mais mis à part cet aspect, la banane est un fruit basifiant et possède une excellente teneur en potassium.

ANALYSE NUTRITIONNELLE DE QUELQUES FRUITS EXOTIQUES (POUR 100 g)

	ANANAS	BANANE	KIWI	POMÉLO
Énergie (kcal)	52	90	51	42
Glucides (g)	12	20,5	11	9,5
Protides (g)	0,5	1,5	1	0,6
Lipides (g)	0,2	0,2	0,3	0,15

Fibres (g)	1,2	2	1,1	1,5
Potassium (mg)	250	310	295	180
Magnésium (mg)	11	32	24	10
Calcium (mg)	12	8	38	18
Zinc (mg)	0,25	0,2	-	0,17
Vitamine C (mg)	25	10	100	44
Bêta-carotène (mg)	0,13	0,15	0,4	0,015
Vitamine B1 (mg)	0,08	0,05	0,02	0,05
Vitamine B2 (mg)	0,02	0,1	0,05	0,02
Vitamine B3 (mg)	0,2	0,65	0,41	0,24
Vitamine B5 (mg)	0,16	0,55	-	0,25
Vitamine B6 (mg)	0,07	0,5	-	0,03
Vitamine B9 (mg)	0,01	-	-	0,01
Vitamine E (mg)	1	-	1,7	-

La pomme

« Une pomme par jour éloigne le docteur pour toujours » énonce le dicton… La sagesse populaire est en voie de trouver une confirmation scientifique : la pomme est un fruit aux vertus santé indéniables.

Riche en antioxydants et en fibres

La majorité des antioxydants de la pomme se situent dans la peau et non dans la chair (voir encadré). Inutile donc de peler les pommes que vous voulez consommer crues ou en compote ! Vous perdriez ainsi tous les bienfaits de ces fruits. D'où l'intérêt de choisir des pommes issues de l'agriculture biologique dans lesquelles vous ne trouverez pas de résidus de pesticides. La plupart des études épidémiologiques publiées à ce jour ont conclu que les personnes qui mangent de grandes quantités de quercétine et d'autres flavonoïdes présents dans la pomme ont un risque de maladie coronarienne réduit de 68, voire 73 % par rapport à celles qui en mangent peu. La pomme renferme également de la pectine (78 g/100 g), une fibre soluble capable de réduire le taux de cholestérol et de sucre sanguin.

Anticancer

La consommation régulière de pomme pourrait également aider à prévenir certains cancers. Une équipe de l'université Cornell (New York) a révélé que des extraits de 25 variétés de pommes (issus à la fois de la peau et de la chair du fruit) bloquent à 43 % la reproduction de cellules cancéreuses du côlon et à 57 % celle de cellules cancéreuses du foie. Ces résultats sont attribués aux antioxydants de la pomme notamment aux flavonoïdes dont le plus étudié est la quercétine. Une pomme contient 20 à 40 mg de quercétine par kg. La quercétine serait en particulier à l'origine de la diminution de 20 à 50 % du risque de cancer du poumon chez les gros consommateurs de pommes.

Un aide-minceur

Comme tous les autres fruits, la pomme possède une densité calorique faible (0,54 kcal/g) mais également une faible densité nutritionnelle, voire la plus basse de tous ! Fruit coupe-faim, sa haute teneur en fibres explique son effet satiétant.

TAUX D'ANTIOXYDANTS DANS LES POMMES EN PPM (PARTS PAR MILLION)

VARIÉTÉ	PEAU	CHAIR	TOTAL
Red Delicious	2012	358	2370
Northern Spy	1548	561	2109
Idared	1479	237	1716
Cortland	1322	364	1686
Golden Delicious	1265	260	1525

CRUE OU CUITE ?

	POMME CRUE NON PELÉE	POMME CUITE PELÉE
Énergie (Kcal)	59	56
Glucides (g)	15,25	14,41
Protides (g)	0,19	0,28
Lipides (g)	0,36	0,42
Fibres alimentaires (g)	1,9	2,8
Potassium (mg)	115	93
Calcium (mg)	7	5
Magnésium (mg)	5	3
Fer (mg)	0,18	0,17
Vitamine A (µg)	53	40
Vitamine B6 (µg)	48	46
Vitamine B9 (µg)	2,8	0,6
Vitamine C (mg)	5,7	0,3
Vitamine E (mg)	0,3	0

Une pomme pelée est sans pesticides ?

Dans la mesure où les traitements des pommes sont pour partie réalisés après la récolte, il est couramment admis qu'il vaut mieux peler une pomme avant de la manger pour éviter les pesticides contenus dans la peau. Cependant, d'après un ex-élu Vert du Limousin et producteur de pommes, aujourd'hui « les vergers industriels utilisent des produits redoutables. Ce sont des produits systémiques qui remontent dans l'arbre en même temps que la sève. On les retrouve donc directement dans le fruit et non pas seulement dans la peau. Rien ne sert plus de laver ou de peler une pomme pour se débarrasser des pesticides. » Donc quitte à ingérer des pesticides autant avaler en même temps les antioxydants qui les combattent en mangeant une pomme avec sa peau (lavée rapidement à l'eau).

LE FRUIT PRÉFÉRÉ DES FRANÇAIS

En 2004, la France a produit près de 2 millions de tonnes de pommes dont près de 40 % appartenaient à la variété Golden. Et pour cause : la pomme est le fruit le plus acheté par les Français (20,4 % de part de marché en volume), devant l'orange et la banane. Chaque foyer consomme ainsi plus de 18 kg de pommes par an. Ce sont les seniors qui en raffolent le plus : les plus de 50 ans en mangent plus de 22 kg par an alors que les moins de 35 ans en consomment moins de 10 kg.

La poire

Une seule poire apporte environ 4 g de fibres insolubles bénéfiques pour le transit intestinal et dont le rôle est important dans la prévention des maladies cardiovasculaires. Très riche en eau et en fibres, la poire est donc un allié pour lutter contre la constipation chronique.

Excellente dans les salades de fruits, la poire se marie également très bien avec divers plats salés. Mais attention : prenez toujours soin de laisser la peau, car c'est dans cette dernière que l'on retrouve le maximum d'antioxydants. Par ailleurs, tout porte à croire qu'une consommation régulière de poires permettrait d'augmenter la concentration en antioxydants du sang et d'empêcher l'augmentation des lipides sanguins même si l'alimentation est riche en cholestérol.

L'avantage de la poire est que vous pourrez la retrouver chaque saison : en été vous trouverez la « Guyot » et la « Williams rouge ou dorée», en automne la « Conférence » ou la « Comice » et enfin en hiver la « passe-crassane »

L'abricot

Pour faire le plein de bêta-carotène.

Parfumé, juteux et rafraîchissant, l'abricot est l'un des fruits les plus riches en bêta-carotène, un précurseur de la vitamine A et un antioxydant essentiel contre les troubles de la vision. C'est lorsqu'il est mûr à point que sa teneur en bêta-carotène (ou provitamine A) est la plus importante. Plus, la couleur de l'abricot est intense, plus la teneur en bêta-carotène est élevée. Cette teneur varie en général entre 1,5 et 3 mg aux 100 g (2 abricots apportant ainsi près de 50 % des apports conseillés en bêta-carotène pour l'adulte). L'abricot figure ainsi parmi les fruits

« champions » pour la provitamine A, au même rang que la mangue ou le melon.

Le bêta-carotène est un antioxydant puissant. Il permet à l'organisme de lutter contre les dommages des radicaux libres sur la peau et de freiner l'oxydation du « mauvais cholestérol », impliqué dans les maladies cardiovasculaires. De plus, en se convertissant en vitamine A dans l'organisme selon ses besoins, il permet d'assurer une bonne croissance, un bon état de la peau et des muqueuses, participe à la qualité de la vision crépusculaire et l'immunité. À noter : la grossesse, la prise de pilule contraceptive, l'usage du tabac augmentent le besoin de vitamine A et de provitamine A. Dans tous ces cas, la consommation d'abricot s'avère particulièrement utile.

… et le plein de minéraux aussi !

Avec une teneur globale de plus de 600 mg aux 100 g, l'abricot fait partie des fruits riches en minéraux (il se situe juste après la banane, et avant le raisin ou l'orange, pourtant réputés pour leur apport minéral important). C'est l'un des fruits le mieux pourvu en potassium, avec une teneur moyenne de 315 mg aux 100 g. L'apport en fer, cuivre et magnésium est également appréciable. Cette teneur en minéraux fait de l'abricot (frais ou séché) un des fruits les plus adaptés aux besoins des sportifs. Il contribue ainsi à la recharge minérale avant la compétition (recharge d'autant plus nécessaire que l'effort est intense, prolongé et qu'il fait chaud) ; il s'intègre utilement à la ration de récupération (qui doit être riche en potassium, pour permettre une bonne élimination des toxines de fatigue).

Une bonne source de fibres

Son « moelleux », très spécifique, provient des fibres qu'il contient en abondance (2,1 mg pour 100 g) et constituées pour moitié de pectines – des fibres solubles qui ont des propriétés gélifiantes – et pour moitié d'hémicelluloses – des fibres qui favorisent le transit intestinal et l'excrétion des déchets.

Achat, conservation et idée recette

L'abricot, fragile, est souvent cueilli avant maturité pour supporter le transport. Or, il n'évolue guère après la cueillette. Il faut donc l'acheter aussi mûr que possible. L'abricot supporte bien la congélation : placer les demi-abricots rincés et séchés à plat au congélateur et lorsqu'ils sont durs, mettez-les en sachet.

Côté cuisine, les abricots permettent d'apporter une petite note acidulée aux salades composées à base de poulet, céleri, riz, courgettes ou carottes. Ils peuvent également être cuits à la vapeur et accompagner une viande en prenant soin de les saupoudrer d'épices telles cannelle, gingembre, cumin, coriandre, cardamome. N'hésitez pas non plus à les consommer secs. Leur teneur en potassium est 4,5 fois plus élevée que celle des frais. Et même si la vitamine C est affectée par le processus de déshydratation, le bêta-carotène qui donne cette belle couleur aux abricots, lui, est préservé. Préférez les abricots secs issus de l'agriculture biologique, garantis sans conservateurs. Certes leur couleur se rapproche plus du marron que de l'orange mais au moins vous êtes certains qu'ils ne provoqueront pas de crises d'asthme ou de migraines dues aux sulfites chargés de leur garantir une belle couleur orangée.

Le raisin

Riche en polyphénols

Le raisin (et le vin) est riche en antioxydants. À tel point que consommer chaque jour près d'un demi-litre de jus de raisin pendant 8 semaines permet d'augmenter le taux d'antioxydants présents dans le sang et de réduire les dommages exercés par les radicaux libres sur nos cellules. L'antioxydant le plus étudié et le plus puissant du raisin est le resvératrol. La richesse du raisin en resvératrol en fait d'ailleurs un allié de choix pour lutter contre le vieillissement. Cet antioxydant pourrait en effet, tout comme la restriction calorique,.aider à vivre plus longtemps.

Excellent pour le cœur et les vaisseaux

Boire tous les jours 100 ml de jus de raisin réduit les concentrations dans le sang d'un marqueur de l'inflammation associé aux maladies cardiovasculaires. Après trois semaines de consommation de jus de raisin, ces marqueurs avaient diminué de 56 %. Plusieurs études ont montré que le jus de raisin aide les vaisseaux à se dilater en favorisant la libération de monoxyde d'azote.

Des vertus anticancer

Plusieurs études ont évalué les effets anticancer du raisin. En février 2006, des chercheurs ont montré sur des rats, que le jus avait un effet protecteur contre le développement de tumeur mammaire. La même année, deux autres études ont mis en évidence que les extraits de peau de raisin sont très efficaces pour inhiber la croissance de certaines cellules cancéreuses.

NOIR OU BLANC, DES QUALITÉS SIMILAIRES

	RAISIN NOIR	RAISIN BLANC
Index glycémique	43	43
Énergie (kcal)	70,1	73,1
Protéine (g)	0,6	0,6
Lipides (g)	0,7	0,7
Glucides assimilables (g)	14,3	15,2
Fibres alimentaires (g)	1,2	0,9
Eau (g)	83,3	87,1
Vitamine B9 (ìg)	26,7	15
Vitamine B3 (mg)	0,3	0,3
Vitamine B5 (mg)	0,1	0,1
Vitamine B2 (mg)	0,02	0,02
Vitamine B1 (mg)	0,04	0,04
Vitamine B6 (mg)	0,1	0,1
Vitamine C (mg)	4	4
Vitamine E (mg)	0,7	0,7
Calcium (mg)	6,2	11
Fer (mg)	0,3	0,3
Magnésium (mg)	6,8	10
Phosphore (mg)	16	22
Potassium (mg)	320	250
Sodium (mg)	1	1

Le melon

Son goût sucré est trompeur. Un melon contient autant de sucres que n'importe quel fruit frais (10 à 12 %) mais, très riche en eau, il est finalement peu calorique. Cent grammes de melon apportent moins de 40 calories. Son IG est modéré et sa charge glycémique aussi. Pas de quoi le bouder, d'autant qu'il nous aide à faire le plein de potassium (300 mg pour 100 g), le minéral dont on manque le plus aujourd'hui.

ORANGE OU JAUNE ?

	MELON TYPE CHARENTAIS	MELON JAUNE
Énergie (kcal)	34	28
Eau (g)	90,2	91,8
Glucides (g)	8,2	6,6
Lipides (g)	0,2	0,1
Protides (g)	0,8	1,1
Fibres (g)	0,9	0,9
Calcium (mg)	9	11
Magnésium (mg)	12	11
Fer (mg)	0,2	0,3
Vitamine A (UI)	3382	0
Bêta-carotène (mg)	2	0
Vitamine C (mg)	36,7	21,8
Vitamine E (mg)	0,1	0,1
Vitamine B3 (mg)	0,7	0,2
Vitamine B5 (mg)	0,1	0,1
Vitamine B6 (mg)	0,1	0,2
Vitamine B9 (µg)	21	8

L'ananas

La bromélaïne est la principale substance active de l'ananas frais, l'ananas en conserve ou cuit n'en contenant pas. Il s'agit d'une enzyme qui possède plusieurs propriétés à partir de 160 mg par jour. Elle facilite la digestion, serait anti-inflammatoire, antitumorale, anti-œdémateuse, et améliorerait les systèmes circulatoire et cardiovasculaire.

Selon des données empiriques, 100 g d'ananas frais contiendrait de 45 à 100 mg de cette substance. La consommation de 250 à 500 g d'ananas frais pourrait donc fournir la dose minimale à laquelle des effets ont été observés avec des suppléments. Toutefois, il n'existe pas encore d'étude clinique évaluant les effets de la consommation d'ananas frais chez l'homme.

3 QUESTIONS À ALAIN SOLER,

responsable de l'activité ananas au CIRAD-FLOR (Martinique)

Comment choisit-on un bon ananas ?

À l'arôme, ce n'est pas évident. Les meilleurs ananas sont ceux qui ont été transportés par avion car ils sont récoltés plus mûrs. Un bon ananas se voit à la fraîcheur des feuilles de la couronne : si les pointes sont desséchées, il vaut mieux l'éviter. Le pédoncule est aussi un bon indicateur : il faut qu'il soit propre, non desséché, ni moisi.

Le fruit se conserve-t-il bien après l'achat ?

Si vous achetez un ananas pour décorer votre coupe à fruit, il est certain qu'il risque de ne plus être bon à manger : une fois acheté, l'ananas doit être consommé rapidement. Concernant le réfrigérateur, il faut savoir qu'un ananas entier supporte mal des températures inférieures à 8°C. Mieux vaut donc le préparer avant de le mettre au frais.

Quelle(s) variété(s) d'ananas conseilleriez-vous ?

Il n'y a pas beaucoup de variétés disponibles sur le marché. L'ancienne variété Cayenne Lisse (jaune-vert) tend à être remplacée par un hybride (Golden) qui supporte mieux le transport et le temps de conservation. La variété Queen correspond à un fruit riche en vitamine C mais qui supporte mal le froid : il faut la choisir uniquement si elle a été transportée par avion. Le Florane 41 est un ananas rouge qui est en train d'être mis sur le marché. Sa chair jaune doré indique qu'il est très riche en vitamine C et en caroténoïdes mais sa distribution reste anecdotique.

Les fruits secs

Les fruits secs sont des fruits déshydratés mais dont les nutriments sont restés concentrés dans la chair. Débarrassés de presque toute leur eau, ils constituent un véritable concentré nutritionnel. Leur densité nutritionnelle est donc plus importante que celle des fruits frais mais attention, leur densité calorique est aussi plus élevée. En effet, le séchage entraîne une augmentation de la concentration en glucides et donc en calories. Les fruits secs ont une teneur en minéraux et oligo-éléments 4 à 5 fois supérieure à celle de leurs homologues frais. Ils sont en particulier plus concentrés en calcium et en magnésium, comme c'est le cas pour la banane séchée ou encore la figue sèche.

Le pruneau

Des chercheurs de l'université Tufts (Boston, Massachusetts) sont partis à la recherche du fruit le plus antioxydant, et ils l'ont trouvé : c'est le pruneau. Son score antioxydant pour 100 g, est deux fois plus élevé que celui du second dans la liste, le raisin sec. Si le séchage de la prune détruit une bonne partie de la vitamine C et des anthocyanes, il épargne d'autres antioxydants puissants : l'acide chlorogénique et ses isomères. Des rats adultes qui reçoivent du pruneau et d'autres aliments riches en antioxydants conservent en vieillissant une bonne mémoire et des capacités d'apprentissage par rapport aux rats qui en mangent peu. Ces résultats conduisent à penser que jeunes et moins jeunes peuvent réduire les risques des maladies liées à l'âge – y compris la sénilité – en complémentant leur régime d'aliments riches en antioxydants comme le pruneau.

POUR UN GRAMME	VALEUR ORAC
Prune fraîche	9,49
Pruneau	57,7
Raisin frais	4,46
Raisin sec	28,3

Riche en fibres

Ramené dit-on de Damas par les Croisés, le pruneau est la spécialité incontestée de Villeneuve-sur-Lot et sa grande région. Ses propriétés laxatives sont depuis longtemps sous les feux de la rampe et on sait aujourd'hui que c'est grâce à sa richesse en fibres (solubles et insolubles à part égale). 100 g de pruneau couvrent un peu moins de la moitié des apports conseillés en fibres. Ce fruit renferme aussi des quantités élevées de sorbitol (6 à 10 g pour 100 g), un sucre-alcool qui n'est que partiellement absorbé, entraînant une stimulation des mouvements des intestins.

Un allié du système cardiovasculaire

La forte teneur en fibres du pruneau, mais également des autres fruits secs, procure également un autre avantage santé. En effet, la consommation de pruneaux s'accompagne d'une diminution du « mauvais » cholestérol LDL, un effet vraisemblablement dû à sa teneur en fibres solubles. Comme le pruneau possède d'importantes teneurs en polyphénols antioxydants : les acides chlorogénique, néochlorogénique et caféique, il pourrait aussi protéger le cholestérol circulant de l'oxydation, une étape-clé dans le processus qui conduit à l'infarctus. Ces propriétés font du pruneau un bon candidat pour préserver la santé du système cardiovasculaire.

PLUS D'ANTIOXYDANTS DANS LES FRUITS SECS

À poids identiques, les fruits secs ont un pouvoir antioxydant plus élevé que leurs équivalents frais. Le pouvoir antioxydant d'un aliment est, nous vous le rappelons, sa capacité à neutraliser les radicaux libres et les autres particules réactives liées à l'oxygène qui sont responsables du vieillissement humain. Le séchage du fruit élimine l'eau et concentre ainsi les substances antioxydantes (vitamines, composés phénoliques, caroténoïdes...). La valeur ORAC est donc plus importante dans un pruneau que dans une prune fraîche. Idem pour les raisins entre les frais et les secs. L'alimentation nous apporte en moyenne 1 200 unités ORAC par jour, alors qu'il en faudrait idéalement 3 000 à 5 000. Les fruits secs peuvent facilement vous aider à atteindre cette valeur idéale.

	PRUNE	PRUNEAU
Énergie (kcal)	53	171,9
Glucides (g)	12	40
Fibres (g)	2,3	16
Protéines (g)	0,8	2,5
Lipides (g)	0,2	0,3
Potassium (mg)	243	950

Calcium (mg)	13	50
Magnésium (mg)	8	40
Fer (mg)	0,4	2,9
Provitamine A (⊠g)	180	570 à 1280
Vitamine C (mg)	5	1,5
Vitamine B1 (mg)	0,005	0,1
Vitamine B5 (mg)	0,2	0,46
Vitamine B6 (mg)	0,05	0,13
Vitamine B9 (mg)	10	7,1
Vitamine E (mg)	0,5	2,3

LES CÉRÉALES ET PRODUITS DÉRIVÉS EN DÉTAIL

Vous pense ne pas en manger? Et votre baguette quotidienne?Les biscottes du matin? Les pâtes al dente du soir? Et enfin le gâteau de riz ou la quiche? Les céréales sont partout et on les retrouve sous une multitude de formes. Les céréales cultivées regroupent le seigle, l'orge, l'avoine, le maïs, le riz, le millet avec son cousin, le sorgho, et bien sûr la reine des céréales : le blé !

Le pain

Pour fabriquer du pain, il faut de la farine de blé, de l'eau, un peu de sel et de la levure ou du levain. On attend que la pâte lève et on met au four. Les différentes variétés de pain du commerce sont obtenues à partir de différents types de farines.

- Baguette : farines T45, T55
- Pain de campagne : farine T65
- Pain bis : farines T80, T85
- Pain complet : farine T150
- Pain intégral : farine T200

À quoi correspond cette classification ?

Lorsque le blé est moulu, la farine blanche est séparée du son qui est l'enveloppe du grain qui contient les fibres et une grande partie des vitamines et minéraux. On classe ensuite les farines en fonction de leur teneur en minéraux totaux. Lorsqu'un paquet de farine indique « type 45 ou T45 », cela signifie qu'il y a 0,45 g de minéraux totaux (les cendres) pour 100 g de farine. C'est la farine la plus raffinée, la plus blanche… et la plus pauvre d'un point de vue nutritionnel ! À titre de comparaison, la farine intégrale contient 1,8 g à 2 g/100 g de minéraux, soit 5 fois plus ! Pour cela, on a rajouté à la farine blanche une partie du son.

Baguette ou pain complet ?

Le pain complet gagne du terrain, la baguette fait de la résistance. Pourtant, sur le plan nutritionnel, entre l'un et l'autre, il n'y a pas photo.

- La baguette blanche est fabriquée à partir d'une farine de type T45 ou T55. Nous venons de le voir, cette farine est débarrassée de ses fibres. Elle est en outre pauvre en vitamines et minéraux. L'index glycémique de la baguette est élevé. Cet aliment n'est donc pas à proprement parler un aliment santé. Malheureusement, 70 à 80 % des pains du marché sont de ce type. La consommation régulière et importante de ces pains est associée à un risque accru de diabète de type 2. Les personnes en surpoids et les diabétiques devraient les éviter, en dépit de la campagne lancée par la filière de transformation du blé pour les assurer du contraire ! Et même si vous ne souffrez pas de diabète de type 2, les pains ainsi confectionnés favorisent la prise de poids ! Plusieurs études en attestent, dont une dans laquelle les volontaires qui suivaient un régime « baguette de pain blanc », ont vu leur tour de taille augmenter en moyenne d'un centimètre, soit 3 fois plus que ceux qui mangeaient des céréales complètes.

- Le pain complet a une meilleure qualité nutritionnelle. Il apporte plus de fibres, de vitamines et dans certains cas de minéraux que les pains à base de farine raffinée. Par rapport aux pains blancs, leur consommation régulière est associée à un risque plus faible de constipation, de troubles intestinaux, d'infarctus et de cancers de l'estomac, du côlon, de la vésicule biliaire et des ovaires.

Levure ou levain, c'est pareil ?

Non, loin de là. Le pain levé avec de la levure de boulanger se conserve moins longtemps que le pain au levain (farine fermentée). Autre différence : le pain au levain « digère » l'acide phytique, un composé des céréales qui séquestre les minéraux (zinc et magnésium notamment) et réduit leur absorption. Les minéraux du pain complet au levain sont ainsi largement mieux absorbés par l'organisme. Les pains au levain ont un autre avantage. Ils présentent des IG plus bas que les pains à la levure. La panification au levain génère des acides organiques. Cette acidité du pain, en ralentissant la vidange gastrique expliquerait que le pic de glycémie est moins important après ingestion.

En résumé

Si l'on devait recommander une variété de pain pour ses qualités nutritionnelles, ce serait un pain complet multicéréales au levain. La mie dense, peu aérée, est signe d'un IG plus faible. L'idéal serait d'introduire également dans le pain des graines entières (blé, millet, quinoa ou graines de lin par exemple).

Produits recommandés par *La meilleure façon de manger*

- Pain complet Carrefour Agir Bio, la Boule Carrefour Agir Bio, Pain aux graines de lin Carrefour Agir Nutrition, tous les pains de seigle au levain, les pains La Vie Claire au levain
- Les farines de préférence issues de l'agriculture biologique

---

LE SEIGLE : ANTIOXYDANT ET ANTICANCER

Les alkylrésorcinols sont des composés phénoliques produits par le seigle en réponse à des agressions extérieures (bactéries ou champignons). Ils sont surtout présents dans la couche externe du seigle et sont reconnus pour leur pouvoir antioxydant et leurs propriétés anticancéreuses. Une raison supplémentaire de préférer le pain de seigle complet au levain aux autres pains.

Biscottes, petits pains suédois, pain de mie et brioches

Les biscottes ne sont pas constituées que de farine et de levure comme le pain. Le plus souvent, sont rajoutées 5 à 7 % de graisses végétales et bien sûr, celles-ci sont hydrogénées. Quelques marques biologiques de biscottes existent cependant et garantissent une composition avec des huiles végétales non hydrogénées (Biscottes complètes Bio carrefour). Et si vous optez pour des biscottes classiques type Heudebert, vous vous apercevrez dans la composition qu'on leur a ajouté du sirop de glucose, en somme du sucre ! Donc remplacer son pain par des biscottes ne semble pas être très avantageux d'un point de vue nutritionnel. Et le pain grillé Pelletier ? Même combat que les biscottes. Avec une composition quasi identique, il ne trouve pas de place dans notre meilleure façon de manger, pas plus que les petits pains suédois, le pain de mie ou la brioche... D'ailleurs amusez-vous à regarder la composition du pain de mie Harry's, vous verrez qu'elle n'a plus rien à voir avec un aliment simple : matières grasses végétales partiellement hydrogénées, mono et diglycérides d'acides gras, acidifiants, dextrose, émulsifiant, conservateurs... en dépit du slogan accrocheur apposé sur l'emballage : « Tous les bienfaits d'un pain complet, associés au plaisir d'une tranche d'American Sandwich ! » ?

Les pâtes

Le blé sert non seulement à la fabrication du pain mais également à celle des pâtes : de la tagliatelle aux vermicelles en passant par les coquillettes et les lasagnes... Toutefois, le type de blé avec lequel on fabrique les pâtes n'est pas exactement le même que celui avec lequel on fait le pain : ce blé dur est plus riche en gluten. Sans égaler nos voisins italiens, nous sommes en France de bons consommateurs de pâtes de toutes sortes.

En entrées, en salades froides ou en plat principal, les pâtes, traditionnellement considérées comme des « sucres lents » sont-elles en fait à la hauteur de nos espérances? Car malgré leur IG bas (45) en raison de la présence de gluten, elles possèdent une charge glycémique élevée puisque 100 g de pâtes apportent plus de 75 g de glucides.

De plus, elles demeurent des aliments acidifiants, avec une faible densité nutritionnelle et un score antioxydant médiocre. Mieux vaut donc toujours associer des légumes à un plat de pâtes! Côté conservation, les pâtes sèches se conservent comme les céréales, c'est-à-dire à température ambiante, à l'abri de l'humidité et dans l'obscurité. Une fois que l'emballage est ouvert, il vaut mieux bien refermer le sachet ou mieux, transvaser les pâtes dans une boîte hermétique en prenant soin de noter dessus le temps de cuisson. Pour les pâtes fraîches, les dates limites de consommation sont beaucoup plus courtes et tout produit entamé doit être consommé dans les deux jours suivants maximum.

EN CAS D'ALLERGIE AU GLUTEN

Le gluten est une protéine soupçonnée de favoriser des réactions auto-immunes parfois discrètes, pouvant aller jusqu'à des maladies auto-immunes. Le gluten se trouve dans les céréales suivantes: blé, avoine, seigle et orge. Pour les personnes sensibles, il existe dans le commerce des céréales et des produits dérivés sans gluten.

En pratique

Si vous désirez manger des pâtes, rappelez-vous que:

- L'IG des pâtes cuites « al dente » est toujours plus bas que celui des pâtes bien cuites car plus la cuisson est longue et plus la gélatinisation de l'amidon est importante.

- Les pâtes complètes ou semi-complètes sont toujours plus intéressantes nutritionnellement. Leur densité nutritionnelle est légèrement plus élevée puisqu'elles apportent des vitamines du groupe B, des minéraux et des fibres. De plus, leur index et leur charge glycémiques sont légèrement plus faibles que les pâtes blanches. Si vous optez pour les pâtes complètes ou semi-complètes, préférez-les bio, puisque c'est dans l'enveloppe du blé que se retrouvent tous les résidus de pesticides de l'agriculture conventionnelle.

- L'ajout de légumes dans un plat de pâtes permet de diminuer la charge glycémique de la portion avalée. Alors n'hésitez pas à ajouter des tomates, des courgettes, des aubergines ou des brocolis à vos spaghettis.

Produits recommandés par *La meilleure façon de manger*

- Pâtes semi-complètes Carrefour Bio

- Pâtes complètes ou semi-complètes de la marque Celnat, Priméal et Bonneterre en magasins bio

Le riz

Pour les consommateurs, il y a le riz blanc, le riz brun, le « thaï » ou le basmati, le riz sauvage, etc. Mais pour les cultivateurs et les chercheurs, derrière ces dénominations se cachent en réalité de multiples variétés comme la variété Ruille, française, ou la variété Puntal, espagnole. D'après Didier Louvel du Centre Français du Riz (Arles), « dans les paquets de riz que vous achetez vous ne trouverez jamais une seule variété de riz. C'est toujours un mélange d'au moins deux variétés de riz, différentes botaniquement mais semblables dans leur aspect. Dans le cas du basmati, ce riz parfumé est mélangé à un autre, non parfumé. Une seule exception, en Italie : les variétés utilisées pour le risotto (Arborio) peuvent se trouver pures. »Comme le blé, le riz peut subir un raffinage. On appelle « riz paddy », le riz à l'état brut tel que le récolte l'agriculteur. Le « riz cargo » ou riz complet est un riz paddy dont on a enlevé les enveloppes du grain par des opérations mécaniques de triage et nettoyage. Le « riz blanc » quant à lui est un riz décortiqué dont la totalité de l'enveloppe extérieure (péricarpe, son et germe) a été éliminée par une action mécanique abrasive.

Riz blanc ou riz complet ?

Riz complet sans hésitation. Pour les riz blancs, cela dépend de la variété et s'ils ont été étuvés ou pas.

L'amylopectine est l'une des deux molécules constitutives de l'amidon. Plus un riz est riche en amylopectine, plus il est gluant, plus son index glycémique est élevé. L'autre molécule constitutive de l'amidon est l'amylose. Plus un riz en contient, plus il est ferme après cuisson et plus son index glycémique est favorable. C'est le cas du riz basmati qui est riche en amylose.

Toutefois, la teneur en amylose n'est pas le seul facteur agissant sur la glycémie. La transformation et le procédé de cuisson jouent beaucoup. Plus le riz est transformé, plus la glycémie s'élève. Le riz gluant des restaurants chinois, thaïs et japonais, un riz pauvre en amylose et raffiné, est sans conteste le riz qui élève le plus le sucre sanguin. Comparé au riz complet, le riz blanc contient deux fois moins de niacine (vitamine B3), trois fois moins de magnésium, deux fois moins de manganèse.... Il est donc nettement moins nutritif. Dans les pays où le riz blanc est l'aliment de base (Népal, certains pays africains), des carences en thiamine (vitamine B1) menacent toujours puisque le raffinage et le polissage du riz la font disparaître presque totalement. La maladie associée à une carence en thiamine est le béribéri. Uncle Ben's a développé une technologie dite « converted » (étuvé) qui permet de faire passer une partie des vitamines et les minéraux contenus dans le son de riz à l'intérieur du riz. Donc, le riz blanc « converted » ou « étuvé » retient 80 % des vitamines et minéraux contenus dans le grain de riz entier contre 5 % dans le riz blanc non étuvé.

UN PLUS POUR LE RIZ COMPLET

Partant du principe que le risque de cancer du côlon et du sein est plus bas dans les pays gros consommateurs de riz, des chercheurs britanniques ont montré que le son de riz contient plusieurs composés phénoliques qui inhibent la croissance de ces tumeurs. D'où l'intérêt de consommer du riz complet ou brun, de préférence au riz blanc...

	RIZ BLANC	RIZ COMPLET
Énergie (kcal)	345	360
Protéines (g)	6,6	7,5
Glucides (g)	78,3	73,9
Lipides (g)	0,6	2,8
Fer (mg)	0,58	1,67
Magnésium (mg)	35	143
Calcium (mg)	9	21
Vitamine B1 (mg)	0,07	0,39
Vitamine B3 (mg)	1,55	4,8
Vitamine B5 (mg)	1	1,49
Vitamine B6 (mg)	0,2	0,51
Vitamine B9 (µg)	20	40
Vitamine C (mg)	0	0
Vitamine E (mg)	0,1	0

En résumé

Les meilleurs riz pour la santé sont les riz complets (en raison de la présence de fibres insolubles), les riz blancs riches en amylose (bangladeshi ou basmati). Les riz « cuisson rapide »sont généralement déconseillés en raison d'un index glycémique élevé.

L'avoine : riche en fibres solubles

L'avoine est une céréale riche en fibres solubles. La fibre soluble la plus représentée est le bêta-glucane. Comme nous l'avons déjà vu, les fibres solubles réduisent les taux de cholestérol et de triglycérides ce qui contribuerait à diminuer les risques de maladies cardiovasculaires. De plus, le bêta-glucane ralentirait l'absorption des glucides au niveau de l'intestin, diminuant ainsi la glycémie et le besoin d'insuline, ce qui en ferait une céréale de choix pour les diabétiques de type 2.

L'orge

L'orge allie les effets hypocholestérolémiants de l'avoine grâce à sa teneur en bêta-glucanes et les effets antioxydants des tocotriénols, des composés de la même famille que la vitamine E mais plus puissants.

Plusieurs études effectuées sur les tocotriénols de l'orge soulignent de manière significative leurs capacités à inhiber la prolifération des cellules cancéreuses du sein.

Le quinoa: des protéines de bonne qualité

Le quinoa est arrivé en France il y a quelques années. Cette petite graine blanche et ronde vient d'Amérique Latine. Le quinoa n'est pas une céréale bien qu'utilisé en cuisine comme telle. Le quinoa contient 15 % de protéines de bonne valeur biologique, c'est-à-dire comportant tous les acides aminés essentiels (que l'organisme ne sait pas fabriquer) dans de bonnes proportions, comparativement aux protéines du millet, du sorgho, du maïs, du riz et même du blé. On retrouve en effet de la lysine, un acide aminé essentiel qu'on ne retrouve ni dans le blé, ni dans le maïs. Très riche en méthionine, cystine, arginine, histidine et isoleucine, le quinoa sera un excellent complément protéique à un plat de lentilles corail par exemple. Dépourvu de gluten, il est générale-ment très bien toléré, même pour les intestins les plus fragiles. Le quinoa est également une très bonne source d'oligo-éléments tels le manganèse, le fer et le cuivre.

Les céréales du petit déjeuner

Si l'on en croit les messages publicitaires, les céréales du petit déjeuner sont un allié précieux pour aider nos enfants à grandir en pleine forme. Tonus, vitalité et sur-tout santé, les promesses des fabricants sont bien alléchantes pour les mamans. De « Formule énergie » à « Capital santé », aucun consommateur ne devrait ignorer que les céréales du petit déjeuner sont excellentes pour la santé. Mais à ce carrefour entre le marketing et la nutrition, où se situe la vérité alimentaire ? La vérité, c'est que toutes les céréales du marché ne sont pas recommandables. Toutefois, certains produits arrivent à tirer leur épingle du jeu. En grande surface, les flocons d'avoine Quaker Oats et le müesli Kellogg's Country Just Right se distinguent. En revanche aucune des céréales spécifiquement conçues pour les enfants n'est acceptable !

Des index glycémiques trop élevés !

Les fabricants de céréales mesurent l'IG de la plupart de leurs produits mais ces valeurs restent confidentielles. Toutefois, grâce aux travaux de Jennie Brand-Miller, la spécialiste mondiale de l'index glycémique, il est possible d'avoir une estimation des IG. Il ressort que la plupart des céréales du petit déjeuner affichent des index glycémiques allant de 77 à 87, ce qui est plus que des confiseries !

L'ÉPOPÉE D'UN GRAIN DE BLÉ

Le groupe Kellogg's fait figure de pionnier dans le domaine des céréales. Tout a commencé grâce à un grain de blé oublié dans le four et retrouvé quelques heures plus tard sous forme de pétale, comme nous le raconte le site Internet de la marque. En 1906, Will Keith Kellogg, a la brillante idée de commercialiser sa trouvaille comme céréale prête à manger pour le petit déjeuner. Dès 1941, Kellogg's amorce la vague « aliments-santé » en rajoutant des vitamines dans ses céréales. Mais c'est plus de 40 ans après, en 1984, que la marque américaine joue son plus beau coup. Kellogg's décide de faire figurer sur l'emballage des céréales All-Bran l'allégation suivante : « L'institut national du cancer recommande de consommer des aliments riches en fibres tels que les céréales. » Six mois plus tard, les ventes ont augmenté de 47 % ! L'idée se répand comme une traînée de poudre et les céréales du petit déjeuner deviennent le meilleur allié de la maman soucieuse de l'équilibre alimentaire de ses enfants.

MARQUE DE CÉRÉALES PETIT DÉJEUNER	IG
Corn flakes « nature »	82
Frosties, Kellogg's	>70
Quaker Oats	65
Muesli Kellogg's Country Just Right	60

Beaucoup de sucre

Un bol de céréales est composé en moyenne de 80 % de glucides, dont plus de 30 % de sucre. Un bol de 30 g de céréales baignant dans 125 ml de lait apporte environ 16 g de sucre soit l'équivalent de 3 morceaux de sucre !

MARQUE DE CÉRÉALES PETIT DÉJEUNER	TENEUR EN SUCRE PAR BOL (G)
Smacks	19
Corn flakes « nature »	8
Rice Krispies	8
Quaker Oats	1,1

L'apport en vitamines

Les céréales du petit déjeuner sont très souvent supplémentées avec des vitamines du groupe B, parfois de la vitamine C, du calcium et du fer. Ce cocktail de vitamines est un argument marketing mais est-ce vraiment une bonne chose? Il y a un avantage non négligeable, c'est qu'effectivement, les céréales enrichies participent à la couverture des apports en vitamines. D'après une étude américaine, les céréales du petit déjeuner contribuent à 19 % de l'apport quotidien en vitamine B9 et à 15 % de l'apport quotidien en vitamine B6. Mais il y a aussi un inconvénient: certaines associations de vitamines et minéraux sont peut-être mauvaises pour la santé. Ainsi le cocktail fer et vitamine C est soupçonné de favoriser les radicaux libres, facteurs de vieillissement. La toxicité de cette association n'est certes pas prouvée, mais dans le doute mieux vaut choisir une céréale qui ne marie pas fer et vitamine C.

Peu de fibres

Les fibres sont un élément essentiel du petit déjeuner: elles augmentent la sensation de satiété et aident à tenir jusqu'au repas de midi. La plupart des céréales du petit déjeuner sont raffinées par conséquent débarrassées de leurs fibres. Quelques marques portent la mention « céréales complètes » ce qui est trompeur car ce logo garantit « seulement » la présence d'au moins 20 % de céréales complètes dans le produit (en pratique 21 à 27 %).

Produits recommandés par *La meilleure façon de manger*

- Les flocons d'avoine Quaker Oats
- Le müesli Kellogg's Country Just Right
- Flocons d'avoine et mueslis Bonneterre, La Vie claire, Markal, Priméal, Celnat en magasins bio

Biscuits, pâtisseries, gâteaux, viennoiseries...

Du Moyen Âge à nos jours, les biscuits n'ont cessé de ravir les papilles. Aliments énergétiques et peu encombrants, ils étaient embarqués sur les bateaux. Aujourd'hui, ils sont toujours emportés mais cette fois, dans les cartables !

Une densité nutritionnelle très basse

La plupart des biscuits et gâteaux sont fabriqués à partir de farine blanche, dont la teneur en fibres est 4 à 5 fois moindre que celle de la farine complète. Quasi dépourvue de fibres, la matière première l'est aussi de l'essentiel des vitamines et minéraux d'origine. En revanche, la fabrication met en jeu des quantités importantes de sucre blanc (30 à 70 g/100 g), qui augmentent les besoins de l'organisme en vitamine B1 et magnésium.

Des IG souvent élevés

De nombreux biscuits et gâteaux ont des IG élevés à l'image des sodas, barres chocolatées et viennoiseries. En règle générale, seuls les biscuits secs (type petit-beurre) ont des IG modéré – dans ce type de recette, l'amidon n'est pas gélatinisé. Si ces biscuits ne sont pas nappés de confiture au sirop de glucose, ils peuvent être consommés au goûter.

Ils contiennent des huiles hydrogénées

Il existe bien sûr des exceptions, mais un grand nombre de gâteaux du commerce font appel à des huiles partiellement hydrogénées, c'est-à-dire des corps gras liquides bombardés d'hydrogène pour leur donner les qualités du beurre : texture, saveur, durée de vie. À l'état naturel, les huiles végétales contiennent des acides gras insaturés dont les molécules présentent une incurvation. L'hydrogénation les redresse. Ces molécules rectilignes sont appelées acides gras trans (lire page 99). Selon l'Afssa, les biscuits et gâteaux industriels contribueraient à près d'un tiers des apports en acides gras trans chez l'enfant, et 20 % chez l'adulte. De nombreuses études suggèrent que l'ingestion chronique de tels corps gras a des effets néfastes sur les lipides du sang (triglycérides) et augmente le risque de maladies cardiovasculaires.

En résumé

Pour votre santé, préférer des biscuits secs peu sucrés et riches en fibres.

LES MATIÈRES GRASSES SANTÉ

Il y a d'un côté les matières grasses solides, souvent saturées : beurre, crème fraîche, saindoux... Elles doivent être consommées avec parcimonie. De l'autre, il y a les huiles qui contiennent majoritairement des acides gras monoinsaturés ou polyinsaturés. On extrait de l'huile aussi bien des graines oléagineuses (tournesol, colza...) que des fruits (noix, olives, pépins de raisin) sans parler d'huiles plus rares ou oubliées comme les huiles de sésame, de chanvre, de navet, voire de rosier muscat !

L'huile de colza : une huile monoinsaturée équilibrée

L'huile de colza contient majoritairement de l'acide oléique (62 %), guère moins que l'huile d'olive. C'est la plus pauvre (avec l'huile de noisette) en acides gras saturés. Son ratio oméga-6/oméga-3 est de l'ordre de 2/1, ce qui en fait une huile parfaitement équilibrée. Comme nous consommons trop de produits riches en oméga-6, l'huile de colza permet de rééquilibrer l'alimentation en apportant des acides gras oméga-3 (lire page 62). À noter que les oméga-3 de l'huile de colza sont facilement utilisables par le corps, leur biodisponibilité est de 70 %. Bien que la loi française oblige à mentionner qu'il s'agit d'une huile d'assaisonnement, il est tout à fait possible de l'utiliser en cuisson du moment que les règles d'usage sont respectées c'est-à-dire ne pas faire fumer l'huile. Seul défaut, la cuisson d'une huile riche en oméga-3 exhalerait une légère odeur de sardine lorsque l'huile arrive à son point de fumée (seulement constaté par 5 % de la population).

Le dernier avantage de l'huile de colza et non des moindres, c'est son coût modique. Une bouteille d'huile de colza se trouve en grande surface au prix de 2 € le litre environ. L'huile a en prime un délicieux goût de noisette.

CAMPAGNE EN FAVEUR DE L'HUILE DE COLZA

Les autorités finlandaises, un des pays les plus touchés par les maladies cardiovasculaires, ont réalisé une grande campagne de prévention pour relancer la consommation d'huile de colza. Résultat : en 25 ans, la mortalité coronarienne a baissé de plus de 80 %.

L'huile d'olive

L'huile d'olive est l'une des bases de la cuisine méditerranéenne. Comme l'huile de colza, il s'agit d'une huile monoinsaturée (elle renferme près de 80 % d'acide oléique). Elle contient quelques oméga-6 et quasiment pas d'oméga-3. L'huile d'olive supporte très bien la cuisson.

Elle diminue les facteurs de risque cardiovasculaire

En effet, la consommation régulière d'huile d'olive permettrait la régulation de la tension artérielle, la diminution des taux de cholestérol total et LDL-cholestérol, la baisse de la glycémie et du taux de triglycérides.

Elle est riche en polyphénols

C'est une particularité de l'huile d'olive. Cette richesse en polyphénols, des substances hautement antioxydantes, de l'huile d'olive préviendrait certains types de cancers, et en particulier celui du côlon et du sein. Ces polyphénols ont une bonne biodisponibilité et permettrait de contrer efficacement le stress oxydatif. Il s'agit en particulier de l'hydroxytyrosol et l'oleuropéine.

L'huile de noix

Même si l'huile de noix renferme des oméga-3 (10 %), elle possède un inconvénient puisqu'elle est riche en oméga-6 (52 %). Son ratio oméga-6/oméga-3 est par conséquent un peu élevé (5/1), plus élevé que celui de l'huile de colza (2/1). Cette huile séduit généralement pour ses atouts gustatifs. Vous pouvez l'utiliser occasionnellement pour agrémenter vos salades.

L'huile de soja, modérément

Elle contient des quantités appréciables d'oméga-3, cependant bien que ses 10 % d'oméga-3 semblent tentants, leur biodisponibilité n'est que de 23 % : il faut alors consommer 3 fois plus d'huile de soja pour avoir la même quantité d'oméga-3 qu'avec l'huile de colza. Elle a également l'inconvénient d'être trop riche en oméga-6.

L'huile de tournesol et l'huile de pépins de raisin

Ces deux huiles sont des huiles polyinsaturées. Elles possèdent un très mauvais ratio oméga-6/oméga-3 avec 120/1 pour l'huile de tournesol et 140/1 pour l'huile de pépins de raisin. Ces huiles, excessivement riches en acide linoléique, alourdissent la balance du côté oméga-6, plateau qui est déjà suffisamment chargé. Elles ne sont pas adaptées aux besoins nutritionnels humains et ne doivent donc pas être consommées de manière exclusive, ni régulière.

Cuisson ou assaisonnement ?

La réglementation française impose qu'une huile de cuisson possède moins de 2 % d'acide alpha-linolénique (oméga-3). Elle fut mise en vigueur il y a 30 ans, pour contrer l'importation d'huile de soja américaine en prétextant des problèmes d'oxydation de l'huile de lin désormais interdite. Malheureusement, l'huile de colza, avec ces 9 % d'oméga-3 tomba sous le coup de la loi et les fabricants doivent indiquer qu'il s'agit uniquement d'une huile pour assaisonnement. Comme les Français préfèrent une huile qui serve à la fois pour l'assaisonnement et la cuisson, la plupart des huiles mixtes possèdent moins de 2 % d'oméga-3. Cette loi, seulement appliquée par la France et le Portugal, est remise en cause par de nombreux pays. En fait, toute huile végétale est en général utilisable pour la cuisson. Pour chaque huile, il existe une température critique appelée « point de fumée » au-dessus de laquelle il ne faut pas chauffer l'huile car ses composants se dégradent et forment des composés toxiques. Aussi il est conseillé d'utiliser des températures de cuisson ou de friture basses (inférieures à 195 °C) et d'éviter de faire fumer l'huile. Point de fumée de certaines huiles :

- Huile d'olive et d'arachide : 210 - 220 °C

- Huile de lin, de colza, de pépins de raisins, de tournesol : 140 - 180 °C

L'huile de son de riz

Chez les personnes dont le cholestérol est modérément élevé, l'huile de son de riz fait baisser le « mauvais » cholestérol LDL de 7 à 8 % sans affecter le « bon » cholestérol, un effet attribué aux composés insaponifiables. L'huile de son de riz est très utilisée en Asie, elle progresse dans les pays anglo-saxons, elle est peu connue en France. Son intérêt est aussi d'apporter des tocotriénols, l'autre famille de vitamine E, peu représentée dans l'alimentation courante.

Les margarines

Enrichie, allégée, en cuisson ou à tartiner… les Français portent la margarine dans leur cœur, surtout depuis qu'elle promet de le garder en bonne santé ! Les nouvelles matières grasses à tartiner multiplient les promesses et les fabricants surfent sur la vague santé avec le cholestérol en ligne de mire. Comment s'y retrouver ? Petit retour en arrière. Nous sommes en 1994, deux chercheurs français viennent de montrer qu'en modifiant simplement nos apports en corps gras, on pouvait faire baisser les risques de maladies cardiovasculaires de plus de 70 % ! Comment ? Grâce à une margarine au colza. Les docteurs Michel de Lorgeril et Serge Renaud, alors chercheurs à l'unité INSERM 63 de Lyon, testent l'effet d'un régime enrichi en oméga-3 issus du colza chez 300 patients ayant subi un infarctus. Ils comparent leur taux de récidive à celui de 300 autres patients qui suivent le régime prescrit par leur cardiologue. Bilan : dans le groupe « margarine oméga-3 » la mortalité diminue de 70 % !Quatorze ans plus tard, l'idée a fait son chemin : les rayons frais de nos supermarchés regorgent de barquettes de margarine avec des allégations santé du style « Participent au bon fonctionnement cardiovasculaire », « Diminue votre taux de cholestérol », « Contribue à l'équilibre de toute la famille »... En fait, sous le nom de « margarine-santé » se cachent deux catégories bien différentes de produits : les formules d'acides gras et les margarines enrichies en phytostérols.

Les formules d'acides gras

Ce sont les descendantes directes de la margarine testée par les docteurs Serge Renaud et Michel de Lorgeril au cours de l'étude de Lyon. Ces produits ont pour objectif de diminuer les risques de maladies cardiovasculaires en rééquilibrant nos apports alimentaires en acides gras et notamment en oméga-3, ces acides gras qui font défaut dans notre alimentation.

Les margarines enrichies en phytostérols et phytostanols

Leur objectif est de faire baisser le cholestérol. C'est d'ailleurs sur cette vague que surfent les margarines Pro-Activ de Fruit d'Or et Cholegram de Saint-Hubert. Études à l'appui, les fabricants attribuent à ces margarines la capacité de faire baisser le taux de cholestérol LDL, le « mauvais » cholestérol, de 7 % en moyenne, sans affecter le taux de bon cholestérol, le HDL.

Toutefois, il n'existe aucun effet démontré de ces margarines sur le risque de maladie cardiaque. En réalité, on ne sait pas si en mangeant ces margarines, on a moins de risque d'avoir un infarctus. Le doute plane donc sur les produits enrichis en phytostérols, mais ce qui est sûr c'est qu'au royaume des margarines, la santé à un prix : Pro-Activ est deux fois plus chère qu'une margarine traditionnelle ! En plus, le rapport oméga-6 / oméga-3 est désastreux !

COMMENT LES PHYTOSTÉROLS FONT BAISSER LE CHOLESTÉROL

Les phytostérols, ou stérols végétaux, sont des substances fabriquées par les plantes. Ils ont une structure chimique semblable au cholestérol. Leur rôle chez les plantes est d'ailleurs proche de celui du cholestérol chez l'homme : ils entrent dans la composition des membranes cellulaires. Les trois principaux représentants de la famille des phytostérols sont le campestérol, le stigmastérol et le bêta-sitostérol. On trouve aussi ces composés sous forme saturée en hydrogène : on les appelle alors des phytostanols. Comment les phytostérols agissent sur le cholestérol ? Dans l'intestin, ils entrent en compétition avec le cholestérol et diminuent son passage dans le sang. Le cholestérol est alors éliminé dans les selles. Conséquence : le taux de cholestérol sanguin diminue.

En pratique

Dans l'ensemble, les étiquettes des margarines-santé sont plutôt bien détaillées et la plupart donnent la composition en différents acides gras.

- Certains fabricants précisent le ratio oméga-6/oméga-3 mais parfois il faut sortir sa calculette. *La meilleure façon de manger* préconise un ratio inférieur à 4 (idéalement 2 à 3). Dans l'ensemble, le ratio oméga-6 /oméga-3 observé est plutôt bon ; il tourne autour de 4 et descend même en deçà pour les produits Saint-Hubert.

- La composition en acides gras laisse apparaître une teneur très élevée en acides gras polyinsaturés ce qui n'est pas judicieux pour un corps gras solide. Ces acides gras étant plus sensibles à l'oxydation du fait de leur structure, cela signifie qu'au fur et à mesure des jours qui passent, on absorbe de plus en plus de graisses oxydées qui sont néfastes pour la santé.

- Question goût, les produits de la gamme Saint-Hubert se démarquent et les amateurs de beurre y trouveront leur compte, leur goût n'étant pas si éloigné de celui-ci. Les autres ont parfois un goût de margarine trop prononcé.

Produits recommandés par *La meilleure façon de manger*

Primevère cuisson et Saint-Hubert oméga-3 semblent les mieux équilibrés en acides gras. À noter que la version cuisson de Primevère peut également s'utiliser sur les tartines.

	PRIX MOYEN 250 G (€)	AGS (G/100 G)	AGMI (G/100 G)	AGPI (G/100 G)	OMÉGA-6/ OMÉGA-3
St Hubert oméga-3 doux Tartine Cuisson (Uniq)	1,6	17,1	27,9	14	4
St Hubert 41 Tartine Cuisson (Uniq)	1,5	18	14,3	5,7	2,6
St Hubert oméga-3 à l'huile d'olive (Uniq)	1,6	16,5	32	10,5	2,7
Primevère double effet cuisson (Cema)	1,6	15,2	32	15,8	3,9
Primevère double effet tartine (Cema)	1,7	14,4	14,5	30,1	3,8
Fruit d'or oméga-3 Tartine Cuisson (Unilever)	1,5	11	22	16	4,5
Fruit d'or cuisson et tartine (Unilever)	1,2	14,5	21	24	12,3
Fruit d'or équilibre Tartine Cuisson	1,2	19,5	21	19	13,6
Fruit d'or Pro activ Tartine (Unilever)	3	8	9	17,5	23
Tournolive Tartine Cuisson (Uniq)	1,1	23,5	14	22,5	224

LES NOIX ET GRAINES OLÉAGINEUSES À REDÉCOUVRIR

Les amandes

L'amande renferme principalement des acides gras monoinsaturés et un peu d'oméga-6. Elle est très riche en fibres, surtout insolubles (80 % des fibres totales) qui possèdent un effet rassasiant et facilitent le transit intestinal.

Une teneur en phytostérols remarquable

30 g d'amandes (soit environ 20 amandes) renferment 34 mg de phytostérols. Ces composés possèdent une structure très similaire à celle du cholestérol. Cette ressemblance leur permet d'entrer en compétition avec le cholestérol ingéré et, par conséquence, de diminuer son absorption intestinale. Ainsi, ces composés contenus dans l'amande (mais également dans les pignons) sont intéressants dans la prévention des maladies cardiovasculaires. Des précurseurs de phytostérols comme les squalènes se retrouvent également dans les amandes. D'après plusieurs études, ces composés auraient des effets antioxydants et anticancer.

Plus riche en calcium que les produits laitiers

Les amandes non blanchies apportent 248 mg de calcium au 100 g, soit plus qu'un yaourt nature! Qui a dit que les produits laitiers étaient la meilleure source de calcium?

Les noix de Grenoble

Pratiquement équilibrées en oméga-6 et oméga-3 (ratio de 5 pour 1), riches en fibres et en antioxydants, les noix de Grenoble méritent d'être consommées à raison de 3 à 6 par jour.

Une excellente source d'antioxydants

La noix est en tête du peloton des végétaux les plus riches en antioxydants. Sa fine pellicule brune contient une dizaine de composés phénoliques capables d'inhiber l'oxydation du cholestérol LDL. L'un d'eux, l'acide ellagique, est aussi anticancéreux. Son absorption – et donc son effet antioxydant – varie cependant d'un individu à l'autre. Les noix sont aussi une très bonne source de vitamine E, un antioxydant qui protège les graisses de l'oxydation et contribue à freiner le vieillissement cellulaire. Attention cependant : les niveaux de vitamine E déclinent de 30 % après 3 mois de réfrigération.

Elles préviennent les maladies cardiovasculaires

Manger 4 à 5 portions de noix par semaine (6 à 8 noix par portion) permet de diviser par deux le risque de souffrir de maladie coronarienne. Un effet surtout attribué à la richesse des noix en acides gras oméga-3 connus entre autres pour leurs effets fluidifiants sur le sang. Mais en réalité les noix sont une mine de nutriments aussi actifs les uns que les autres sur la santé cardiovasculaire. Si la fluidité du sang représente une assurance anti-infarctus, des vaisseaux capables de se dilater en représentent une autre. Or, selon une étude récente, les personnes présentant des taux de cholestérol élevés qui mangent

8 à 13 noix par jour voient leur niveau de cholestérol baisser et surtout la capacité vasodilatatrice de leurs vaisseaux augmenter de 64 % par rapport à celles qui suivent un régime méditerranéen sans noix. Les noix sont en effet riches en L-arginine (18 % des protéines), un acide aminé qui donne naissance au monoxyde d'azote, une molécule vasodilatatrice.

N'ayez pas peur pour votre tour de taille

Même si les noix contiennent près de 70 % de graisses, elles ne favorisent pas la prise de poids à en croire plusieurs études menées sur le sujet. L'une d'elle a démontré que la consommation quotidienne de 18 à 56 g de noix (3 à 6 noix environ) par jour en plus d'une alimentation normale fait prendre moins de poids que ce que l'on aurait pu attendre d'une augmentation de la ration calorique. Deux autres études attestent qu'en ajoutant 5 à 8 noix à son alimentation quotidienne (soit 285 à 400 kcal), on ne prend pas de poids.

La noix du Brésil

Les acides gras, les acides phénoliques et le sélénium qu'elle contient en font un aliment de choix dans la prévention du cancer de la prostate.

Les noix de cajou et de pécan soignent le cerveau

De par leur teneur élevée en bore, les noix de cajou et de pécan, peuvent améliorer le fonctionnement du cerveau. James

Penland, un chercheur du ministère de l'Agriculture des États-Unis a soumis pendant 4 mois 15 volontaires âgés de plus de 45 ans à un régime alimentaire alternativement pauvre en bore ou riche en noix exotiques. Lorsque les participants consommaient peu de bore, l'activité électrique – et donc mentale – de leur cerveau se trouvait ralentie. Chez les personnes ayant suivi le régime riche en noix et fruits (soit 3 mg de bore par jour), tous les tests cérébraux – mémoire, concentration – se trouvaient améliorés. Le bore semble favoriser la réception des signaux véhiculés par les neurotransmetteurs du cerveau. 100 g de noix de cajou ou de pécan apportent 2 mg de bore.

ANALYSE NUTRITIONNELLE DE LA NOIX DE PÉCAN (POUR 100 g)

Énergie (kcal)	570
Glucides (g)	4,4
Protides (g)	9,3
Lipides (g)	72
Fibres (g)	9,5
Potassium (mg)	604
Magnésium (mg)	142
Calcium (mg)	73
Vitamine C (mg)	2
Vitamine B1 (mg)	0,86
Vitamine B2 (mg)	0,13
Vitamine B3 (mg)	2
Vitamine E (mg)	3,1

Les cacahuètes

Un verre de vin ou une poignée de cacahuètes? La cacahuète contient une substance présente également dans le raisin et donc dans le vin rouge qui serait à la base du French paradoxe : le resvératrol ! Ce puissant antioxydant pourrait, tout comme la restriction calorique, aider à vivre plus longtemps.

ATTENTION AUX ALLERGIES ET AUX CALCULS RÉNAUX !

Pour les personnes allergiques, l'arachide (cacahuète) est un allergène mortel. Attention donc à l'huile d'arachide, au beurre de cacahuète, à l'arôme cacahuète et aux purées (« beurre ») d'oléagineux. Prudence également si vous allez manger dans un restaurant africain, les plats sont souvent à base de cacahuètes. Les oléagineux peuvent être également des sources importantes d'oxalates. Ces composés de la famille de l'acide oxalique, un acide organique des végétaux, peuvent provoquer des calculs rénaux chez les personnes à risque.

Les graines de lin

Grâce à leur teneur en lignanes, des phytoestrogènes, les graines de lin pourraient jouer un rôle dans la prévention du cancer du sein. Mais c'est surtout pour leur richesse en oméga-3 que les graines de lin sont les plus connues. Ainsi 100 g de ces graines renferment pas moins de 18,4 g d'oméga-3 contre seulement 4,3 g d'oméga-6 (soit un ratio oméga-6/oméga-3 de 0,24) ! Le record des oléagineux…

LE POISSON

En France, on trouve sur nos étals pas moins de 200 espèces de poissons d'eau de mer (600 espèces sont pêchées à travers le monde), des aliments que les Français apprécient puisqu'en 2005, chaque Français a consommé 29 kg de poisson, deux fois plus qu'au Canada et en Belgique (environ 10 kg). Les Suisses en mangeraient 7,5 kg par personne et par an. Ces dernières années, les études associant le poisson et la santé se sont multipliées, avec en point de mire les fameux oméga-3. Les bénéfices santé de ces acides gras du poisson ayant été largement évoqués dans la deuxième partie de ce livre, nous vous invitons à vous y référer (voir page 174).

Le poisson a d'autres atouts

En plus des oméga-3, les poissons sont une bonne source de protéines, des protéines assez bien assimilées par le corps puisque leur indice de digestibilité est en moyenne de 85 %. Il est supérieur pour la sardine (95 %) et l'églefin (100 %). Les poissons apportent du sélénium, du zinc, du magnésium et du calcium, surtout dans les arêtes. Pour cette raison, ne les ôtez pas du poisson lorsque celles-ci sont mangeables comme celles des sardines par exemple. Enfin, les poissons d'eau de mer sont une bonne source d'iode.

Côté vitamines, les poissons renferment de la vitamine D, de la vitamine A, principalement dans leur foie (100 g de foie de morue contiennent 60 000 UI de vitamine A ou rétinol), de la vitamine E (0,3 à 7 mg pour 100 g de chair) et des vitamines B1 et B3.

Un plus pour la sardine

Outre sa richesse en oméga-3 (EPA et DHA), la sardine est l'un des aliments les plus riches en coenzyme Q10. La coenzyme Q10 intervient dans les « poumons » des cellules, les mitochondries. Elle est indispensable à leur approvisionnement en énergie et donc à leur vie. C'est aussi un puissant antioxydant qui neutralise les radicaux libres oxydants formés dans les cellules. Mais avec l'âge, la concentration naturelle de coenzyme Q10 chute considérablement. Vers 80 ans, notre organisme ne produit plus que 60 % de ce qu'il produit quand il est jeune. La coenzyme Q10 protège également le cœur. Ceci a été observé dans différentes études.

Poisson sauvage ou poisson d'élevage

D'après l'Organisation des Nations Unies pour l'alimentation et l'agriculture, 43 % des espèces consommées proviendraient de l'aquaculture. Bar, daurade turbot, saumon…

Avantage : autrefois produit de luxe, le saumon de l'Atlantique peut aujourd'hui être consommé par tous. L'élevage en fournit chaque année un million de tonnes. Neuf saumons sur dix dans les assiettes françaises sont des saumons d'élevage. Pour ce qui est des poissons d'eau douce, ce sont les carpes qui sont les poissons d'élevage les plus nombreux sur les marchés. Elles représentent plus de 70 % de l'aquaculture en eau douce. L'élevage soulève la question de l'alimentation des poissons et la modification de leur qualité nutritionnelle.

Les saumons d'élevage sont nourris de farines de poisson et d'huiles. Il peut s'agir d'huiles de poisson (le plus souvent) et parfois d'huiles végétales riches en oméga-3 comme l'huile de colza. L'huile de colza est surtout utilisée au cours des six premiers mois après la mise en mer. Les portions varient dans leur taille et leur composition selon l'âge du poisson. Lorsque le poisson est jeune, il reçoit des granulés ou des rations de petite taille, plus riches en protéines et moins grasses que les rations données aux saumons plus âgés transférés dans les eaux marines. Ces derniers reçoivent plus de graisses pour satisfaire leurs besoins énergétiques plus importants. La teneur des graisses dans l'alimentation des saumons adultes varie de 30 % à 40 %. Il faut en moyenne 3 kg de poisson pour nourrir 1 kg de saumon (une situation qui soit dit en passant, menace les réserves halieutiques). Au terme de ce long processus, si l'on regarde le profil en acides gras des poissons, il ressort des analyses que le saumon d'élevage est quasiment aussi riche en oméga-3 que le saumon sauvage, voire même un peu plus.

Quant à savoir si le poisson d'élevage reçoit des farines d'animaux terrestres? Nous pouvons vous rassurer en vous disant que cela est interdit en France depuis 1996, soit quatre ans avant que l'interdiction entre en vigueur dans l'Union européenne.

LE POISSON ÉTAIT LA CARTE MAÎTRESSE D'HOMO SAPIENS

Nos ancêtres du paléolithique supérieur (28 000 à 20 000 ans avant J-C) consommaient des quantités significatives de poisson, mollusques et volatiles aquatiques. Cette information constitue une surprise. Jusqu'ici il était admis que la majorité des protéines animales de nos ancêtres directs provenaient de la viande. Pour parvenir à cette conclusion, Erik Trinkaus (université du Missouri, St-Louis) et son équipe ont comparé les caractéristiques du collagène d'ossements d'Homo Sapiens (nos ancê-tres) et de Néanderthaliens, une branche humaine aujourd'hui éteinte. Ces deux lignées ont cohabité plusieurs dizaines de milliers d'années. Contrairement aux Néanderthaliens, dont les protéines étaient essentiellement apportées par la viande, Homo Sapiens se procurait 10 à 50 % de ses protéines en mangeant des animaux aquatiques. Cette diversification alimentaire a peut-être joué un rôle important dans l'évolution, et dans l'ascendant pris par Homo Sapiens sur son voisin Néanderthal. En effet, par rapport à la viande, la chair des poissons et des animaux aquatiques contient des quantités plus importantes d'acides gras oméga-3, et notamment du DHA (acide docosahexaénoïque), particulièrement impliqué dans le développement des cellules nerveuses (cerveau, rétine, etc.).

LES COQUILLAGES ET LES CRUSTACÉS

Coquillages et crustacés : vous laisserez-vous tenter ? Sur un plateau de fruits de mer abandonnés, crevettes, huîtres, moules et autres mollusques vous proposent leurs bienfaits nutritionnels.

Les coquillages sont une source intéressante de protéines

Dès le Moyen Âge, les mollusques ont été proposés comme thérapie dans de nombreuses affections, comme le traitement du goitre (une reconnaissance de leur teneur en iode). Surtout, ils étaient prescrits aux convalescents. Rien de plus logique, quand on sait qu'ils sont particulièrement riches en acides aminés essentiels, que le corps ne sait pas synthétiser (histidine, isoleucine, leucine, lysine, méthionine, phénylalanine, thréonine, tryptophane, valine) et dont il a besoin pour fabriquer les protéines des cheveux, de la peau, des muscles, des os, du sang et d'autres tissus et organes. Par leur profil en acides aminés, les coquillages se rapprochent du lait et de l'œuf ; ils les dépassent même pour ce qui est de la teneur en lysine. Comme les céréales sont elles-mêmes pauvres en lysine, se trouve ainsi justifiée au plan nutritionnel la pratique qui consiste à accompagner ses huîtres de pain beurré !

Les huîtres et les moules aident nos cellules à se protéger des radicaux libres

Ces coquillages contiennent des quantités importantes de l'acide aminé soufré cystéine, et d'un produit de sa dégradation, la taurine (5 % de la matière sèche dans les moules). Ces deux substances sont des antioxydants majeurs, qui participent à la protection contre les toxiques et les radicaux libres. La cystéine entre dans la composition du principal détoxifiant cellulaire, le glutathion, protecteur de nombreux tissus comme le cristallin de l'œil. La taurine favorise l'élimination des substances toxiques par la bile. Par ailleurs, une douzaine d'huîtres couvrent la totalité des besoins quotidiens en zinc, le minéral qui préserve les acides aminés cystéine et taurine (et les protéines qui les contiennent) des attaques oxydatives des radicaux libres issus des rayonnements ou de la pollution. Pour l'anecdote, ces trois composants des huîtres sont aussi impliqués dans les processus de croissance des cheveux et des ongles. On pourrait donc prescrire très sérieusement des huîtres dans les dystrophies des phanères, à condition de consommer aussi de la vitamine B6, nécessaire à la synthèse des protéines du cheveu. Comme les choses sont bien faites, le pain complet est précisément riche en vitamine B6 !

Les crustacés sont bénéfiques pour la mémoire

Ils contiennent des quantités appréciables de choline et de bétaïne, (jusqu'à 2 000 mg/100 g), et de méthionine trois substances qui sont nécessaires à la synthèse des neurotransmetteurs du cerveau impliqués dans la mémorisation. Par ailleurs, 80 % des graisses apportées par les crustacés sont sous la forme de phospholipides (phosphatidylcholine, phosphatidyl-sérine) et de sphingolipides. Ces graisses entrent dans la constitution des tissus nerveux. Or, les enquêtes alimentaires montrent que les régimes actuels apportent de moins en moins de choline et de phosphatidylcholine. Dans les expérimentations animales, des déficits dans ces substances s'accompagnent de troubles de la mémoire, d'un vieillissement précoce des structures nerveuses et parfois d'une destruction accélérée des neurones. Les produits de la mer, tourteaux par exemple, devraient être proposés régulièrement aux personnes âgées, pour contribuer activement au maintien des capacités cognitives, qui décline avec l'âge.

VALEURS NUTRITIONNELLES DES COQUILLAGES ET CRUSTACÉS (POUR 100 g DE MATIÈRE COMESTIBLE)

	CREVETTES CUITES	HUÎTRES	MOULES CUITES
Énergie (kcal)	96	73	118
Protéines (g)	19	9,9	20,2
Glucides (g)	1,5	4,7	3,1
Lipides (g)	5	1,6	2,8
Cholestérol (mg)	-	50	50
Sodium (mg)	140	250	290
Potassium (mg)	258	204	166
Magnésium (mg)	-	37	37
Phosphore	300	176	250
Calcium (mg)	200	86	96
Fer (mg)	2	5,8	7,3

L'ŒUF

L'œuf est un composant courant de l'alimentation depuis le Moyen Âge. Cette appellation désigne principalement les œufs de poule. S'ils proviennent d'un autre animal, le nom de l'animal en question doit obligatoirement être accolé : œufs de caille par exemple.

L'œuf est composé de trois parties : la coquille, composée essentiellement de carbonate de calcium, le « jaune », composé pour moitié d'eau, d'un tiers de graisse, de 15 % de protéines, du cholestérol et des micronutriments, le « blanc », renferme 90 % d'eau et 10 % d'albumine. Parmi les micronutriments, on trouve les vitamines A, D, E, K, des vitamines du groupe B (B2, B5, B8, B9, B12), du fer, du phosphore et deux pigments caroténoïdes, la lutéine et la zéaxanthine.

De l'albumine dans le blanc

Dans le blanc, la composition en protéines (albumine) est constante. Elle est indépendante de l'alimentation de la poule. D'ailleurs, l'albumine de l'œuf a longtemps été considérée comme la protéine de référence : tous les acides aminés essentiels sont présents dans les bonnes proportions et sa digestibilité est élevée (les protéines de l'œuf cuit sont digérées à 91 %, valeur comparable à celle de la viande).

Des bons acides gras dans le jaune

Les graisses qui se trouvent dans le jaune sont constituées d'acides gras monoinsaturés (50 %), d'acides gras saturés (35 %), polyinsaturés (15 % environ) et de lécithine (phosphatidylcholine et une lécithine identique à celle du soja). La lécithine de l'œuf a une action protectrice des systèmes cardiovasculaire et nerveux central. Contrairement à la composition en protéines, la composition en graisses de l'œuf varie en fonction de l'alimentation de la poule (lire entretien).

Et aussi du cholestérol

Le jaune d'œuf contient du cholestérol en quantité relativement importante puisque un œuf couvre à lui seul nos besoins quotidiens, entre 50 et 250 mg (eh oui nous avons besoin de cholestérol, il est le précurseur de nombreuses hormones et il est indispensable à l'absorption des graisses alimentaires car il permet la formation de la bile). Ceci étant, manger 2 œufs par jour ne pose pas de problème dans la plupart des cas puisque l'organisme normalement s'adapte et régule alors la fabrication du cholestérol par le foie.

En pratique

Préférez des œufs fermiers, pondus par des poules élevées en plein air ou nourries aux graines de lin (label « bleu-blanc-cœur »). Pour ce qui est de l'étiquetage, la date figurant sur l'emballage correspond à la date de consommation recommandée. Elle ne doit pas dépasser le 28e jour suivant la date de ponte.

En Europe, un code est obligatoirement imprimé sur la coquille des œufs.

- Le premier chiffre désigne le mode d'élevage : 0 pour les œufs issus de l'agriculture biologique, 1 pour les œufs issus de poules élevées en plein air, 2 pour les œufs issus de poules élevées au sol (les poules sont enfermées dans un bâtiment), 3 pour les œufs issus de poules élevées en cage (au minimum 0,55 m^2)
- Les 2 lettres suivantes correspondent au code du pays, FR pour la France par exemple.

4 QUESTIONS À DOMINIQUE HERMIER,

chargé de recherches INRA à l'Institut National Agronomique Paris-Grignon et spécialiste du métabolisme lipidique chez les oiseaux

Quel est le profil lipidique d'un œuf classique ?

Ce qu'il faut tout d'abord savoir, c'est que seul le jaune contient des lipides : 5 à 6 g en tout dont 2/3 sont représentés par des acides gras insaturés et 1/3 par des acides gras saturés. L'œuf est donc un aliment bien équilibré sur le plan des acides gras.

Peut-on changer le profil lipidique de l'œuf ?

La composition en acides gras de l'œuf peut être modifiée par l'alimentation de la poule. Cette dernière transfère en effet dans l'œuf les acides gras de son alimentation. Depuis une quinzaine d'années, on étudie l'enrichissement en oméga-3 de l'alimentation de la poule. Pour cela, on ajoute des graines de lin riches en acide alpha-linoléni-que (ALA) à sa nourriture.

En quoi l'« œuf oméga-3 » offre-t-il un plus par rapport à l'œuf classique ?

Un tel œuf permet de couvrir théoriquement 10 et 100 % des apports conseillés en acide alpha linolénique (ALA) et en acide docosahexaénoïque (DHA) respectivement. L'œuf peut ainsi être un aliment d'appoint intéressant pour les personnes qui ne mangent jamais de poisson. En effet, les mammifères - hommes compris - transforment mal l'ALA en DHA et les poissons gras sont les seuls autres aliments usuels où l'on peut trouver directement du DHA, l'acide gras oméga-3 qui a le plus d'effets protecteurs sur le cœur.

Peut-on conseiller cet œuf enrichi aux personnes qui ont trop de cholestérol ?

Une consommation excessive d'œuf normal chez des personnes sensibles contribue à augmenter le cholestérol sanguin alors que la consommation d'œuf oméga-3 n'entraîne pas cette augmentation. Toutefois, on ne peut pas promouvoir fortement la consommation des œufs à cause de l'hypercholestérolémie familiale, une anomalie génétique qui touche une personne sur 50 en France. L'œuf enrichi en oméga-3 contient en effet toujours du cholestérol même s'il renferme en même temps la molécule qui contrebalance un peu ses effets négatifs.

LE CHOCOLAT

Le cacao et le chocolat sont fabriqués à partir de la noix de cacao (Théobroma cacao). Le cacao a été introduit en Europe par Christophe Colomb en 1502, mais il était consommé de longue date par les peuples d'Amérique du Sud en particulier pour traiter l'inflammation et les douleurs de poitrine. Depuis 60 ans, le chocolat est plutôt vu comme un aliment-plaisir que comme un médicament. Pourtant il a des vertus santé bien réelles.

Il contient des polyphénols

Il y a dans le chocolat des quantités importantes de polyphénols sous la forme de catéchine et épicatéchine. On trouve ces deux substances dans d'autres aliments comme les fruits, le thé et le vin, mais celles du chocolat ont une particularité : leur nature chimique fait qu'elles sont dégradées et éliminées plus lentement une fois ingérées, ce qui les rend plus efficaces. On peut conclure des différents travaux existants que les antioxydants du chocolat améliorent les défenses de l'organisme contre les radicaux libres et contribuent probablement à prévenir ou retarder la formation des plaques d'athérome dans les vaisseaux.

Un effet anti-inflammatoire et fluidifiant

Il y a au moins une autre raison pour laquelle le chocolat est intéressant pour le cœur. Les polyphénols du chocolat diminueraient le niveau dans l'organisme d'une substance qui favorise l'inflammation et la coagulation du sang, appelée leucotriène. Les polyphénols agissent en freinant l'activité d'une enzyme qui transforme l'acide arachidonique (oméga-6) en leucotriène. De fait, dans les études d'intervention, les volontaires qui reçoivent du chocolat ont un sang plus fluide. Il est clair que les personnes qui sont à l'abri des caillots sanguins et de l'inflammation chronique ont moins de risque d'être victimes d'un infarctus.

Le chocolat noir est celui qui renferme le plus de polyphénols, suivi par le chocolat au lait, puis loin derrière le chocolat blanc qui n'en contient aucun. Seul le chocolat noir semble capable de fluidifier le sang, mais égale-ment améliorer la sensibilité à l'insuline et faire baisser la tension artérielle.

Combien reste-t-il de polyphénols dans le chocolat que nous mangeons ?

Les procédés de fabrication, de fermentation, de séchage, de torréfaction et d'alca-linisation, détruisent des quantités considérables de polyphénols. En conséquence, la plupart des produits à base de chocolat qu'on trouve sur le marché en sont très pauvres. En fait, on ne trouve de cacaos très riches en polyphénols que dans les laboratoires de recherche en nutrition, où ils servent aux études cliniques !Même lorsque les procédés de fabrication sont ajustés au mieux pour préserver les polyphénols, leur teneur varie beaucoup selon les espèces cultivées et le pourcentage de cacao utilisé dans la formulation.

PEUT-ON ÊTRE « ACCRO » AU CHOCOLAT ?

Certains y voient un effet des substances psychoactives qu'il renferme, mais l'explication est certainement plus triviale. La dépendance au chocolat n'est pas une invention des femmes pour assouvir, l'esprit léger, leur passion dévorante. Les chercheurs sont bien ennuyés. Ils aimeraient identifier les substances qui ravissent leurs épouses, or, le cacao renferme des centaines de molécules susceptibles d'agir sur le comportement. Le chocolat contient des substances toniques – caféine, théobromine, théophylline – qui mettent en forme. Il recèle aussi une molécule, la phényléthylamine, véritable antidépresseur végétal qui donne un meilleur moral (toutefois, la phényléthylamine, proche des amphétamines, est probablement détruite pendant la digestion). Son magnésium lutte contre le stress et prévient la spasmophilie. De plus, c'est un « aliment plaisir » qui fait sécréter des endorphines (morphine produite par notre propre corps) qui donnent une sensation d'euphorie et de bien-être. Malheureusement quand on donne du cacao (riche en composés actifs, mais sans saveur) aux accros du chocolat, cela ne parvient pas à apaiser leur besoin compulsif. Cette soi-disant dépendance au chocolat s'expliquerait certainement par l'attirance universelle pour les aliments sucrés-gras. De ce point de vue, le chocolat offre un profil idéal…

En pratique

Si vous consommez régulièrement du chocolat, essayez de mettre l'accent sur la qualité, une fois de plus. Choisissez-le de préférence noir et au minimum à 70 % de cacao. Car rappelez-vous, le reste n'est en général que du sucre et du beurre de cacao !

LES BOISSONS

Nous l'avons vu, il faudrait boire environ 2 l d'eau par jour pour que le corps puisse fonctionner correctement. De l'eau plate, de l'eau gazeuse mais aussi des boissons chaudes. Petit tour d'horizon.

L'eau du robinet

Un paramètre important à surveiller est la teneur en nitrates. L'eau du robinet ne doit pas contenir plus de 50 mg de nitrates par litre (en Bretagne, il arrive que ce taux soit dépassé). Mais à partir de 25 mg/L, les nouveau-nés peuvent manquer d'oxygène parce que les nitrites issus des nitrates transforment l'hémoglobine des globules rouges et la rendent incapable de fixer l'oxygène (ils oxydent le fer ferreux (Fe2+) de l'hémoglobine en fer ferrique (Fe3+). Chez l'adulte, les nitrates de l'eau peuvent – y compris aux doses autorisées – conduire dans certaines conditions à la formation d'un composé cancérogène, la N-nitroso-proline, impliqué dans des cancers digestifs.

La réglementation sur l'aluminium de l'eau néglige la santé

Des sels d'aluminium sont utilisés dans le traitement de l'eau pour éliminer les particules organiques en suspension. En se liant à elles, ils les font s'agglomérer en flocons et se sédimenter. La réglementation fixe à 200 µg/L la teneur maximale d'aluminium dans l'eau de boisson, mais cette valeur n'est pas dictée par des soucis sanitaires, seulement des considérations de coloration! Les pluies acides contribuent encore à la surcharge en aluminium. L'aluminium étant toxique pour le système nerveux, plusieurs études ont examiné le lien entre la concentration de l'eau en aluminium et le risque de démence. Prises collectivement, elles suggèrent (sans le prouver) que ce risque est multiplié par 2 dans les zones où l'eau renferme plus de 100 µg d'aluminium au litre (le fluor augmenterait ce risque, à l'inverse la silice serait protectrice).

UNE POLLUTION QUI CHANGE DE VISAGE

La qualité des eaux distribuées en France s'est globalement améliorée ces dernières années si l'on considère les deux points noirs traditionnels que sont les nitrates et les pesticides. En 2002, 95 % des eaux étaient conformes à la limite de 50 mg de nitrates par litre, la situation la plus médiocre concernant Pas-de-Calais, Calvados, Eure-et-Loir, Cher. Côté pesticides, 99 % des mesures réalisées entre 2001 et 2003 n'ont pas trouvé de résidus ou l'ont fait à des teneurs inférieures à la limite réglementaire; reste que 9 % de la population française a été alimentée en 2003 par une eau du robinet dont la qualité a été au moins une fois non conforme. Les enjeux? Pister les polluants sans visage, ceux pour lesquels n'existe aucune disposition réglementaire. Une étude américaine publiée par l'Environment Working Group a détecté 260 contaminants dans l'eau du robinet. La moitié d'entre eux n'étaient pas réglementés.

Elle contient des milliers de substances hormonales

Plastifiants, pesticides, ignifugeants, métaux lourds, détergents, médi-caments contraceptifs, présents dans l'eau se comporteraient comme des perturbateurs endocriniens, susceptibles de favoriser cancers hormonaux, troubles de l'immunité et de la reproduction. Pour en savoir plus sur l'exposition de la population et les risques réels, ont été mis sur pied les programmes européens EDEN et CREDO, ce dernier associant 60 labo-ratoires de recherche. « Nous avons identifié une tendance extrêmement préoccupante, qui montre une augmentation substantielle des troubles génitaux chez les garçons et les hommes jeunes, » indique le Dr Niels Skakkebaek, le coordinateur d'EDEN. Les exemples tirés de la faune font frémir : en Grande-Bretagne, 13 % des gardons mâles ont des testicules contenant des ovocytes, autrement dit des cellules destinées à former des œufs.

Comment l'eau est-elle surveillée ?

À Paris, c'est le Centre de recherche et de contrôle des eaux de Paris (CRECEP) qui est chargé du contrôle de l'eau de tout le bassin parisien. Et depuis peu, les métaux sont directement recherchés au robinet du consommateur, afin de mieux connaître l'impact des réseaux intérieurs sur la qualité de l'eau. S'il n'est pas possible de contrôler tous les consommateurs individuellement, des sondages sont réalisés à l'échelle du quartier, de la commune. Il est question de réaliser un nombre représentatif de prélèvements et d'analyses dans des habitats différents pour en tirer des informations statistiquement valables sur la qualité de l'eau du robinet. Mais le CRECEP réalise également des analyses à la demande (particulier ou entreprise). Sachez enfin que le Maire est tenu d'afficher en mairie l'ensemble des documents transmis par le Préfet sur la qualité de l'eau distribuée en vue de la consommation humaine. Chaque bulletin d'analyse affiché doit indiquer une limite ou une référence de qualité pour chacun des paramètres analysés afin d'en faciliter la compréhension.

Les eaux en bouteille

Avec 142 l par habitant et par an, les Français sont les deuxièmes plus gros consommateurs d'eau en bouteille d'Europe. Une consommation qui a été multipliée par deux en vingt ans.

Comment consommer l'eau en bouteille ?

L'eau embouteillée, comme tous les aliments, doit être consommée avant la date limite de péremption. Sur certaines bouteilles, cette date s'appelle date limite d'utilisation optimale et indique la durée pendant laquelle l'eau conserve toutes ses qualités gustatives, à condition que les conditions de stockage soient respectées. Elle est en moyenne d'un ou deux ans.

Une fois ouverte, une bouteille se consomme dans les deux jours, si vous utilisez un verre et si vous refermez la bouteille entre chaque usage. Si vous buvez directement au goulot, veillez à consommer l'eau dans la journée. Une bouteille d'eau doit être conservée dans un endroit propre, sec et frais, à l'abri de la lumière et du gel. De trop hautes ou de trop basses températures peuvent dénaturer l'eau. Des produits odorants (solvants de peinture, bois pourri...) placés à proximité peuvent lui donner une odeur.

Les jus de fruits

Tous les jus de fruits sont élaborés à partir de fruits. Toutefois ce qui les différencie c'est la variété de fruits, la quantité et le type de jus qu'ils contiennent et les traitements qu'ils subissent.

Les fruits doivent être cueillis à maturité pour que leur teneur en nutriments soit la plus élevée. L'extraction est ensuite le deuxième critère qui influe sur la qualité du jus. Ensuite l'étape de la pasteurisation est essentielle, sinon votre jus de pomme par exemple se transformerait bien rapidement en cidre ! Il faut donc que les jus soient montés en température pour qu'ils se conservent plus longtemps et éviter ainsi qu'ils fermentent. Toutefois c'est cette étape qui diminue en partie la qualité du produit par rapport à un jus de fruits frais pressé maison. En résumé, les jus en bouteille sont très pratiques mais restent des aliments transformés.

Les diverses appellations des jus du commerce

Les « 100 % Purs Jus de fruits » sont obtenus par simple pression des fruits, sans adjonction de sucre ni d'additifs. Ce sont les jus que vous pourriez faire chez vous. Les jus « A base de jus concentré » sont aussi 100 % pur jus. Ils sont élaborés à partir de jus de fruits déshydratés, c'est-à-dire débarrassé d'une partie de leur eau. Les produits sont reconstitués en réincorporant au jus de fruits concentrés la même quantité d'eau que celle extraite lors de la concentration. Cette concentration a pour but de faciliter le stockage et le transport. Toutefois, ce procédé dénature les qualités du fruit, parce qu'il exige la plupart du temps de chauffer la matière première. Et enfin, les « Nectars de fruits » sont constitués de jus, de pulpe et de purée de fruits (25 à 50 % minimum selon les fruits), auxquels on ajoute de l'eau et du sucre (20 % maximum).

LA VITAMINE C DU JUS D'ORANGE AUGMENTE AVEC LE TEMPS

La teneur en vitamine C de divers jus d'orange (commerciaux et pressés « maison »), en conditionnement ouvert à 25 °C, exposés à la lumière du jour a été suivie sur 5 jours. Un jus d'orange pressé chez soi contient à l'origine environ 525 mg de vitamine C par litre. 24 heures plus tard, la teneur passe à 510 mg/l. Puis elle chute le deuxième jour pour s'établir à 460 mg/l. Surprise, le troisième jour : la quantité de vitamine C remonte à 550 mg/l ! Elle progresse même jusqu'au cinquième jour où elle est alors supérieure de 7 % à la teneur d'origine. Cette évolution paradoxale est liée à des processus de maturation : la pulpe intacte du jus contient des systèmes cellulaires fonctionnels qui continuent de produire de la vitamine C.

Les différentes allégations

La mention « A teneur garantie en vitamines et/ou minéraux » que l'on retrouve sur l'emballage signifie que le jus de fruits ou le nectar a fait l'objet d'un ajout de vitamines et/ou minéraux (qui peuvent être perdus lors de la fabrication ou l'entreposage) à des quantités au moins égales à celles présentes dans l'aliment avant la fabrication ou l'entreposage. La mention **« A teneur garantie en vitamine C »** est un engagement de l'industriel qui garantit que la teneur en vitamine C dans le jus est identique à celle du fruit. L'allégation nutritionnelle **« Naturellement riche en… »** signifie que le jus contient naturellement plus de 15 % des AJR (Apports Journaliers Recommandés) du nutriment (vitamine ou minéral) concerné. Les purs jus sont toujours **« sans sucre ajouté »** conformément à la législation. Mais les jus à base de concentrés peuvent faire l'objet ou non d'ajout de sucre. Et enfin, l'allégation **« A faible teneur en calories »** concerne seulement les nectars. Pour les nectars de fruits sans addition de sucres ou à faible valeur énergétique, les sucres peuvent être remplacés totalement ou partiellement par des édulcorants. Détail pratique, sachez que tous ces jus, une fois entamés, ne peuvent être gardés au réfrigérateur que quelques jours.

Le thé

Introduit en Chine en 2737 avant J.-C., le thé est après l'eau la boisson la plus consommée au monde : 3 millions de tonnes de thé sont ainsi infusées chaque année et on va même jusqu'à dire qu'il se boit 15 000 tasses de thé par seconde ! Le thé est aussi l'aliment qui a fait l'objet du plus grand nombre d'études scientifiques : plus de 10 000 (les bénéfices santé du thé sont décrits page 207). Une seule et même espèce de plante est à la base de tous les thés. Elle est originaire de Chine et porte le nom de *Camellia sinensis*. Le terrain, l'altitude, l'environnement (pluie, température…) mais également les différents modes de préparation, expliquent les différences d'appellations des thés. Le thé noir, appelé également thé anglais, est un thé dont les feuilles ont été séchées, roulées, fermentées et séchées à nouveau, à la différence du thé vert où le processus de fermentation a été stoppé pour conserver toutes les substances de celui-ci.

Les différents types de thé

Le thé noir

Il s'agit du thé le plus courant et le plus consommé par les Anglais et les Français. Il résulte d'une cascade de procédés après la cueillette : séchage à l'air chaud, roulage des feuilles pour débuter la fermentation, et de nouveau séchage puis criblage, c'est-à-dire triage. La fermentation est un processus, tout à fait naturel, très important puisque de cette étape dépendront les qualités organoleptiques du thé : arôme, odeur, couleur… Une fois infusé, le thé noir est comme son nom l'indique d'une couleur plutôt foncée avec de légers reflets rouges. Il peut être fumé par des bois odorants, assortis de fruits séchés, de fleurs comme le jasmin, d'épices ou encore d'huiles essentielles comme le thé à la bergamote : Earl grey.

Le thé oolong

Ce type de thé se situe entre le thé noir fermenté et le thé vert non transformé. On dit alors que c'est un thé semi ou partiellement fermenté. Il est moins astringent que le thé vert et son goût se rapproche plus du thé noir, ce qui en fait un excellent compromis pour commencer si l'on n'est pas habitué au goût particulier du thé vert.

LA THÉINE : EXCITANTE OU STIMULANTE ?

On a toujours l'habitude de dire que le thé énerve moins que le café. Le café est « excitant » mais le thé est « stimulant ». Théine ? Caféine ? Quelle différence entre ces deux substances ? Il s'agit en fait de la même molécule mais les différences d'action que l'on peut observer résident dans l'environnement même de la molécule. La théine et la caféine sont toutes deux des alcaloïdes mais la théine est encerclée de tanins qui forment un complexe avec celle-ci. Ainsi entourée, elle diffusera moins vite au sein de l'organisme, c'est-à-dire que son absorption se fera moins rapidement et son action s'effectuera donc plus doucement et plus progressivement, en agissant d'une façon moins brutale sur le système nerveux. La théine est une des premières substances qui diffuse pendant une infusion. Les autres composants antioxydants comme les polyphénols ne passent dans l'eau que plus tard. Ainsi, plus le thé est infusé et moins il sera excitant.

Le thé vert

Les feuilles récoltées sont uniquement traitées à la vapeur et séchées. Il n'y a pas de processus de fermentation comme pour le thé noir. C'est un thé riche en tanins et une fois infusé il est d'une couleur claire plutôt jaune. Le fameux thé à la menthe est préparé avec un thé vert. Son goût est légèrement âpre et amer.

Le thé blanc

Il s'agit d'un thé rare d'une excellente qualité, peu riche en tanins. Seuls les bourgeons blancs et les pointes des très jeunes feuilles servent à la fabrication de celui-ci. Il provient essentiellement de Chine et d'Inde mais sa faible production lui vaut un prix élevé.

PRINCIPAUX COMPOSANTS DES THÉS VERT ET NOIR (% EN POIDS DE MATIÈRE SÈCHE)

COMPOSANTS	THÉ VERT	THÉ NOIR
Catéchines	30-42	3-10
Théaflavines	-	2-6
Polyphénols simples	2	3
Flavonols	2	1
Autres polyphénols	6	23
Théanine	3	3
Acides aminés	3	3
Peptides/protéines	6	6
Acides organiques	2	2
Sucres	7	7
Autres glucides	4	4
Caféine	3-6	3-6
Potassium	5	5
Autres minéraux	5-8	5-8

Le café

Chaque Français n'en consomme que 5 kg par an, loin derrière les champions du monde scandinaves (plus de 13 kg par personne et par an), mais devant les Japonais qui ne jurent que par le thé. Comme Janus, le café est capable du meilleur comme du pire, et ce n'est pas forcément une question de dose (lire page 208).

3 QUESTIONS À CHRISTOPHE MONTAGNON

qui dirige le programme « café » au CIRAD (Centre de coopération internationale en recherche agronomique pour le développement, Montpellier)

Les Français sont-ils Arabica ou Robusta?

C'est 50-50 au dernier pointage! Mais ce chiffre a fortement évolué car il n'y a pas si longtemps les deux tiers du café bu étaient du robusta. Aujourd'hui, dans le monde, on boit 35 % de robusta et 65 % d'arabica. Les Français ont longtemps consommé du café produit dans leurs colonies et c'était plutôt du robusta. Désormais ils rentrent dans la norme.

Comment fabrique-t-on du décaféiné?

Grâce à la pression, on réussit à retirer, après la récolte, la caféine du café. Mais la recherche étudie d'autres méthodes. L'une des voies explorées est la transformation génétique. On essaie de fabriquer un café OGM sans caféine. C'est une voie de recherche délicate car les OGM n'ont pas forcément beaucoup de succès... La seconde voie de recherche est plus naturelle. Des Brésiliens ont en effet découvert un caféier mutant naturellement sans caféine. On n'a pas encore de données sur son goût mais cette découverte est très intéressante. C'est un Coffea arabica non cultivé. Il y aura plusieurs années de sélection avant qu'il puisse être produit en grande quantité.

Et le café biologique?

95 % du café est bio car il est cultivé sans produit chimique et sans engrais. Les petites productions n'ont en effet pas les moyens d'investir dans les intrants (pesticides, engrais, fongicides...). En fait, la filière bio se différencie surtout dans les

phases de stockage. Elle s'engage à ne pas utiliser de produits chimiques dans toute la chaîne de production.

La chicorée à café

La chicorée à café est une variété de chicorée sauvage. Sa racine, connue depuis plus de 2 500 ans, est cultivée pour la production d'un succédané du café. La chicorée est une plante digestive et dépurative. Couramment, vous trouverez la chicorée associée au café. Par exemple Ricoré® de Nestlé est un mélange de chicorée soluble (60 %) et de café soluble (40 %). Toujours de la même marque : Bonjour® est plutôt à proscrire puisque cette boisson du matin s'éloigne fortement de la boisson chaude classique avec 44 % de lait, du lactose, seulement 14 % de chicorée soluble et à peine 10 % de café soluble (9,7 %). Avec ceci vous avez droit en plus à un ajout de protéines de lait et un stabilisant (E339) ! Pour la chicorée, Leroux reste le meilleur choix puisque c'est une boisson 100 % végétale sans additif et sans excitant.

Le vin

Nous l'avons vu (lire page 209), les bénéfices d'une consommation modérée de vin (en particulier le vin rouge) sont nombreux. Autre avantage dont nous n'avons pas parlé : le vin pourrait prévenir la maladie d'Alzheimer. Une étude menée dans la région de Bordeaux a montré que les personnes qui boivent entre 250 et 500 ml de vin par jour ont des risques de démence sénile inférieurs de 81 % et un risque de maladie d'Alzheimer diminué de 72 % par rapport aux non buveurs. Des résultats confirmés dans une étude hollandaise récente.

Mais si l'alcool protège bien des démences, à quel âge exerce-t-il cet effet protecteur? Mystère.

LES BOISSONS ALCOOLISÉES, UN HÉRITAGE DE L'ÉVOLUTION

Pourquoi les personnes qui boivent régulièrement un peu d'alcool (environ un verre quotidien chez la femme, deux chez l'homme) jouissent-elles d'une meilleure santé que celles qui ne boivent jamais? La réponse est à chercher du côté de l'évolution. L'alimentation de tous les primates frugivores (y compris les hominoïdes) depuis 40 millions d'années est caractérisée par la consommation de fruits mûrs, qui renferment un peu d'éthanol (environ 1 %). La compétition pour ces fruits est intense chez les primates car un fruit mûr est sensiblement plus riche en micronutriments et les individus qui en mangent régulièrement résistent mieux que les autres aux infections et aux maladies. La sélection naturelle a probablement favorisé les primates qui décelaient l'odeur de l'alcool et l'appréciaient... en petite quantité. Il faut noter en effet que les primates évitent les fruits trop mûrs, pas assez sucrés et trop alcoolisés. Première conclusion: si l'alcool à dose régulière et modérée était néfaste à la santé, nos ancêtres amateurs de fruits mûrs n'auraient pas eu d'avantage sélectif sur leurs congénères. Deuxièmement, nous sommes probablement génétiquement faits pour consommer cet alcool au repas, et non en dehors.

La bière

La bière élève moins l'alcoolémie que le vin. Une même quantité d'alcool n'est pas assimilée par l'organisme de la même façon selon qu'elle provient de la bière, du vin ou des spiritueux. Le passage de l'alcool de la bière dans le sang est en effet moins rapide et le pic d'alcoolémie (concentration sanguine maximale d'alcool) moins élevé et plus tardif que pour les autres boissons alcoolisées. De plus, l'alcoolémie décroît plus vite. Ce phénomène serait dû au fait que l'alcool est plus dilué dans la bière que dans les autres breuvages alcoolisés.

Non, elle ne fait pas grossir

Comme toutes les boissons alcoolisées, la bière stimule l'appétit et apporte un surplus énergétique. Cependant, aucune étude expérimentale ou épidémiologique n'a mis en évidence un lien entre la consommation modérée et régulière de bière et la prise de poids. Les buveurs de bière réduiraient ainsi spontanément leurs apports alimentaires journaliers pour compenser les calories apportées par la bière. D'autre part, l'ingestion d'alcool augmente les dépenses énergétiques du corps. Néanmoins, si la bière ne semble pas influencer l'indice de masse corporelle, une consommation modérée à importante peut conduire, sur le long terme, à épaissir significativement le tour de taille : d'où la fameuse « bouée » ventrale des inconditionnels de la bière !

BIÈRE BRUNE CONTRE BIÈRE BLONDE

	BIÈRE BRUNE	BIÈRE BLONDE
Énergie (kcal/l)	450	379
Alcool (g/l)	42	35,3
Sucres (g/l)	35	30
Magnésium (mg/l)	90	70
Calcium (mg/l)	60	60

Potassium (mg/l)	570	310
Fer (mg/l)	0,3	0,5
Vitamine B1 (mg/l)	0	0,1
Vitamine B2 (mg/l)	0,3	1
Vitamine B3 (mg/l)	6	7
Vitamine B5 (mg/l)	1	1
Vitamine B6 (mg/l)	0,3	1
Vitamine B9 (µg/l)	100	100

UNE FABRICATION EN QUATRE TEMPS

Consommée partout dans le monde, la bière est fabriquée depuis l'Antiquité à partir des céréales propres à chaque continent. En Europe, elle est élaborée à partir d'orge, d'eau, de houblon et de levures, selon un procédé qui est resté immuable au fil des siècles. La première étape, le maltage, consiste à transformer les graines d'orge crues en malt. Pour cela les graines sont mises à gonfler et germer dans de l'eau. Puis elles sont touraillées, c'est-à-dire séchées : le malt prend alors un bel aspect ambré. La seconde phase, le brassage, commence lorsque le malt, transformé en farine, est mélangé à de l'eau pour former le moût, une sorte de liquide sucré. Ce moût est porté à ébullition puis on lui ajoute du houblon qui confère à la bière son arôme et son amertume caractéristiques. Ensuite, on ajoute au mélange la levure qui va transformer le sucre en alcool : c'est la fermentation. Enfin, la bière est placée dans des cuves de garde pour s'affiner lentement et devenir bien mousseuse.

Les « laits » végétaux

Pour celles et ceux qui ne veulent plus consommer ou ne peuvent plus consommer de lait de vache, il existe des boissons végétales qui peuvent facilement le remplacer dans le bol de müesli le matin.

« Lait » de soja ou tonyu

Les boissons au soja, enrichies ou non en calcium par le biais de l'algue litho-thamne, sont toujours exemptes de lactose. Elles constituent une excellente alternative au lait de vache en remplacement dans tous les desserts (sauces, flans, pâtisseries…). Elles sont fabriquées à partir de graines de soja et d'eau.

COMPOSANTS DES LAITS POUR 100 ML

	LAIT DE SOJA SANS CALCIUM	LAIT DE VACHE
Énergie (kcal/l)	37 kcal	45 kcal
Eau	92 ml	90 ml
Protéines	3,7 g	3,2 g
Lipides	2,2 (insaturés)	1,5 g
Glucides	0,4 g	4,8 g
Lactose	0	4,5 à 5 g
Calcium	0	120 mg

QUESTION À HERVÉ BERBILLE,

spécialiste du soja

Peut-on donner du lait de soja aux enfants ?

L'Agence française pour la sécurité sanitaire des aliments (Afssa) estime que les nourrissons ne devraient pas être exposés au soja avant l'âge de trois ans. C'est un coup d'épée dans l'eau puisque le « lait » de soja (tonyu) n'a jamais été préconisé (au même titre que le lait de vache, for-tement déconseillé par les pédiatres). L'Afssa a tout de même reconnu qu'*il n'a pas été observé jusqu'à présent de troubles particuliers chez les enfants et nourrissons nourris avec des préparations à base de soja*. Cela a au moins le mérite de la clarté, mais dans un premier temps seulement puisque l'Afssa s'empresse d'ajouter : *toutefois on ne dispose pas d'étude à long terme portant sur la fertilité*. Je tiens tout de même à préciser que les premières préparations pour nourrissons à base de soja furent commercialisées très précisément en 1950. Deux études publiées dans le prestigieux JAMA ont conclu à une absence d'effet sur la fertilité. Mieux encore, une étude a montré que les isoflavones de soja améliorent la fertilité des femmes ! D'autres études plus récentes, publiées dans des revues de références (*Journal of Nutrition* notamment), attestent de l'intérêt et de l'innocuité des préparations pour nourrissons à base de soja. Malgré tous ses efforts, l'Afssa ne parvient pas à mettre en évidence le moindre danger lié à l'usage de ce type de préparations (encore une fois, à ne pas confondre avec le « lait » de soja ou tonyu qui n'est pas dangereux mais simplement inadapté). Néanmoins, l'Afssa en déconseille l'usage jusqu'à 6 mois à cause de possibles allergies. Si l'on retient cet argument et sachant que l'allergie au lait de vache est quatre fois plus fréquente que celle au soja, on peut se demander quelles préparations pour nourrissons donner aux bébés qui ne bénéficient pas de l'allaitement maternel ?

« Lait » de riz

Sachant que les deux principaux laits artificiels sont le lait de vache et celui de soja mais que certains enfants sont allergiques à l'un et à l'autre, la meilleure alternative serait le riz ! Cette « boisson de riz » est en effet mieux tolérée, d'où l'idée de proposer un lait de riz hydrolysé, enrichi en lysine et thréonine (deux acides aminés naturellement peu présents dans le riz). Cette formule originale a été comparée au lait artificiel classique (à base de lait de vache) dans une étude en double aveugle conduite chez des nouveau-nés. Résultat : aucune différence dans les marqueurs sanguins (sauf dans les ratios d'acides aminés), croissance normale et bonne tolérance.

MODES DE CONSERVATION ET DE CUISSON DES ALIMENTS

Les modes de conservation

De tout temps, l'Homme a essayé de prolonger la durée de vie de ses aliments. Le séchage, le fumage, la salaison, le saumurage ont laissé place à de nouvelles techniques : utilisation du froid, appertisation, pasteurisation ou irradiation.

Réfrigération, mode d'emploi

C'est le mode de conservation qu'on utilise chez soi dans un réfrigérateur, et auquel font appel l'industrie agroalimentaire et la distribution. Les températures sont comprises entre – 1 °C et + 8 °C.

La meilleure façon de réfrigérer

- Débarrasser les aliments de leur emballage
- Placer les viandes, poissons, fromages dans des récipients fermés
- Fruits et légumes vont dans la partie basse du réfrigérateur
- Viandes, charcuteries, poissons dans la partie la plus froide (2 °C) (voir la notice de votre appareil)
- Beurre, fromages, semi-conserves se placent dans la partie haute et dans la porte du réfrigérateur

Ce qu'il faut placer dans votre réfrigérateur

- tous les aliments frais (légumes, fruits, viandes, poissons, œufs) ;
- les semi-conserves (anchois, olives, cornichons) ;
- les produits pasteurisés et stérilisés, après ouverture :- se conservent 2 à 3 jours : lait, plats cuisinés…,- se conservent un mois environ : semi-conserves, sauces prêtes à l'emploi ;
- les restes : à conserver dans la partie haute du réfrigérateur dans des récipients fermés.

Ce qu'il ne faut pas placer

- Bananes, avocats, pommes de terre, oignons

Congélation, mode d'emploi

La congélation n'est plus aujourd'hui qu'une pratique ménagère. La congélation consiste à refroidir progressivement les aliments (en quelques heures) dans une plage allant de – 15 °C à – 20 °C. C'est ce qu'on fait à la maison en plaçant viandes, poisson, pain, plats cuisinés au congélateur. Le refroidissement étant lent, l'eau que renferment les aliments forme des cristaux de glace qui peuvent déchirer les cellules.

Un aliment congelé peut rester comestible pendant trois mois à deux ans selon la nature du produit.

La congélation à la maison peut s'accompagner de réactions indésirables, comme le brunissement des fruits et légumes ou le rancissement des graisses. Lors du dégel, apparaît souvent une exsudation qui peut faire fuir vitamines et sels minéraux.

Contrairement à ce que l'on pourrait croire, les teneurs en vitamines des légumes congelés peuvent varier durant le stockage dans un congélateur. La vitamine C reste généralement stable à des températures inférieures à – 20 °C. En revanche, des légumes placés à des températures supérieures, de l'ordre de – 10 °C, peuvent perdre des quantités importantes de vitamine C. D'où l'importance d'avoir un congélateur bien réglé !

LÉGUME	TEMPÉRATURE	PERTES
Brocoli	- 10 °C durant 8 mois	100 % de la vitamine C
Haricots verts, chou-fleur, épinards, petits pois	- 12 °C durant 12 mois	5 à 25 % de la vitamine C

La meilleure façon de congeler

- Faire blanchir les légumes et certains fruits avant de les congeler pour éviter les réactions de brunissement (dues à des enzymes).
- Emballer les aliments pour éviter le dessèchement et l'oxydation. Étiqueter et dater.
- Les aliments congelés se conservent moins longtemps que les surgelés achetés de l'industrie agroalimentaire.
- La viande de bœuf se conserve bien, le porc pas plus de six mois.
- Les jus de fruits et les boissons ne sont pas altérés.

Ce qu'il ne faut pas faire

Recongeler des aliments décongelés car, entre-temps, les bactéries résistantes au froid risquent de se multiplier, rendant ensuite l'aliment impropre à la consommation.

Surgélation, mode d'emploi

Les produits surgelés sont stabilisés dans cet état par un abaissement rapide de la température (– 30 à – 40 °C), pour obtenir une température à cœur inférieure ou égale à – 20 °C. La surgélation est donc une forme de congélation très rapide : on abaisse rapidement la température des aliments aussi bien en surface qu'en profondeur afin d'éviter la formation de cristaux de glace de grande taille qui pourraient léser les cellules de l'aliment. Les aliments surgelés peuvent se conserver à une température inférieure à – 18 °C (ou moins) pendant plusieurs mois, voire plusieurs années. À ces températures, les réactions chimiques sont ralenties et les micro-organismes ne se multiplient plus. Cependant, comme ils n'ont pas totalement disparu, ils peuvent se réactiver à l'occasion d'une rupture de la chaîne du froid.

La meilleure façon d'utiliser les surgelés

- **Achat**

Préférer les points de vente équipés d'armoires ou bacs fermés. Vérifier lors de l'achat la date limite d'utilisation
Ne pas acheter un emballage déformé
Transporter les aliments surgelés dans un emballage isotherme

Conservation

Un aliment surgelé peut être conservé

- 24 heures dans le réfrigérateur;
- 3 jours dans le compartiment à glace d'un réfrigérateur;
- plusieurs mois dans un congélateur.

Viande maigre: 10 à 12 mois

Viande grasse: 6 à 8 mois

Poisson maigre: 4 à 6 mois

Poisson gras: 3 à 4 mois

Légumes et fruits: 8 à 12 mois

Plats préparés: 3 mois

Pain: 1 mois

Pâtisseries, gâteaux: moins de 6 mois

Consommation

Les aliments à décongeler peuvent être placés dans le réfrigérateur ou immergés dans l'eau à température ambiante.

Les viandes, poissons, plats préparés ne doivent pas être cuits immédiatement, afin d'éviter de les porter à des températures élevées. On peut les décongeler préalablement au four à micro-ondes.

Ne jamais remettre au congélateur un aliment qui a été décongelé, sauf s'il a subi une nouvelle cuisson.

Mieux vaut éviter de laisser dégeler les légumes plus de quatre heures avant de les cuire. Plus la durée entre décongélation et cuisson est longue, plus il y a de pertes en caroténoïdes.

LÉGUMES FRAIS OU SURGELÉS ?

Même s'il est toujours préférable de consommer des végétaux frais parce qu'ils sont plus riches en vitamines, les fruits et légumes surgelés ne doivent pas être négligés, car ils sont riches en potassium, ce qui est intéressant pour l'équilibre acide-base. La méthode de surgélation préserve un peu plus les vitamines que les conserves, mais les végétaux subissent un traitement thermique qui inactive notamment l'enzyme-clé des légumes crucifères, celle qui leur donne leurs propriétés anticancer, comme nous le verrons un peu plus loin. Les légumes surgelés qui ont été blanchis (ébouillantés) sont moins intéressants que les légumes crus. Cette opération réduit de 60 % à 80 % leur teneur en antioxydants.

Pasteurisation, procédé UHT

La pasteurisation consiste à appliquer à un aliment une température de 72 °C pendant 15 à 20 secondes, puis à refroidir immédiatement. Dès lors, il est pauvre en germes et consommable tel quel. La pasteurisation concerne le lait pasteurisé du commerce et le lait qui entre dans la fabrication des yaourts, fromages. Le lait pasteurisé doit être conservé au réfrigérateur.

Un autre type de traitement thermique, la pasteurisation « haute » utilise des températures de 85 °C à 134 °C, ce qui débarrasse l'aliment de la totalité de ses germes. Le lait à pasteurisation haute se conserve (au réfrigérateur) plus longtemps que le lait pasteurisé, mais moins longtemps que le lait UHT.

Le procédé UHT est l'abréviation de « ultra haute température ». Dans ce procédé, le lait ou le jus de fruit, le potage sont chauffés durant quelques secondes à une température comprise entre 135 °C et 155 °C, puis refroidis rapidement. Les aliments ainsi traités ne contiennent aucun germe et peuvent être conservés 8 à 12 semaines à température ambiante dans un emballage fermé.

LES VITAMINES ET LA PASTEURISATION

La pasteurisation, la pasteurisation haute et le procédé UHT affectent la teneur en vitamines dans des proportions variables. Les vitamines A et D sont assez bien préservées, les vitamines du groupe B un peu moins, la vitamine C est la plus sensible à la chaleur.

Les conserves

Nicolas Appert, un cuisinier-confiseur français, est l'inventeur de la conserve alimentaire. On lui rend parfois hommage en parlant d'appertisation et non plus de conserves.

Par définition, les conserves sont des aliments périssables dont la conservation est assurée par la combinaison de deux techniques : le conditionnement dans un récipient étanche et le traitement par la chaleur pour détruire les enzymes, les micro-organismes et leurs toxines. La température de chauffage doit être au moins supérieure ou égale à 100 °C. Côté conditionnement, les conserves industrielles sont faites dans des boîtes en fer-blanc constituées d'une feuille d'acier doux, recouverte sur ses deux faces d'une très fine couche d'étain. Un vernis peut également recouvrir l'ensemble quand les aliments en contact avec l'étain sont susceptibles de le corroder.

Le principal avantage des conserves est, comme leur nom l'indique, la conservation des aliments pendant une longue durée. Même lorsque l'on dépasse d'un an la DLUO (date limite d'utilisation optimale), on ne risque absolument rien puisque les aliments sont à l'abri dans leur conditionnement étanche. Toutefois, une fois ouverte, la conserve doit se consommer dans les 24 à 48 heures, et doit être conservée au réfrigérateur de préférence dans un autre récipient.

Le principal inconvénient des conserves est le chauffage qui détruit une partie des vitamines thermosensibles, c'est-à-dire sensibles à la chaleur, comme la vitamine C et la vitamine B1. La perte est de 50 % en moyenne pour la vitamine C et de 25 à 45 % pour la B1. Toutefois, des cuissons prolongées à la maison peuvent aussi engendrer de telles pertes vitaminiques.

PERTES EN VITAMINE C DES LÉGUMES EN BOÎTE OU EN BOCAUX

LÉGUMES	PERTES EN VITAMINE C
Tomates	26 %
Épinards	70 %
Carottes	70 %

Petits pois	50 à 70 %
Haricots verts	45 %

Quand vous achetez des aliments en conserve, veillez à ce qu'ils ne nagent pas dans une eau sucrée ou salée… En effet, tout le bénéfice de la consommation de fruits et de légumes peut être sévèrement entaché par la présence de sel ou de sucre ! Les conserves sont donc à limiter pour cette raison.

Les modes de cuisson

Dans la plupart des cas, la cuisson est problématique : elle détruit des nutriments et des enzymes, modifie la structure et crée des sous-produits qui peuvent être toxiques, comme les amines hétérocycliques aromatiques (viandes grillées) et les produits de glycation avancés (AGE). Mais elle a aussi des avantages : elle stérilise la nourriture, augmente la biodisponibilité de certains nutriments, comme le lycopène de la toma-te, et améliore la digestibilité de certains aliments.

Ce qui se passe lorsqu'on cuit les aliments… du côté des nutriments

Les légumes cuits sont appauvris en nutriments solubles dans l'eau comme la vitamine C, et sensibles à la chaleur comme la vitamine C et les caroténoïdes (voir tableau). Des choux de Bruxelles cuits au micro-ondes perdent 20 à 60 % de leurs xantophylles (lutéine, zéaxanthine) et 14 à 15 % de leur bêta-carotène. Mais les choses ne sont pas aussi simples, comme en témoigne le sort réservé au lycopène, le pigment antioxydant qui donne à la tomate sa couleur rouge. Le lycopène de la sauce tomate est mieux absorbé que celui de la tomate crue parce que la cuisson le rend plus accessible. Une étude a comparé le bêta-carotène dans le plasma après avoir mangé des épinards et carottes crus et les mêmes légumes cuits au micro-ondes. Chez ceux qui avaient mangé les légumes cuits, le taux de bêta-carotène dans le sang a quasiment doublé, alors qu'il n'a augmenté que de 30 % après que les légumes ont été consommés crus. Mais un détail a son importance : pour avoir autant de bêta-carotène d'un groupe à l'autre (9,3 mg), il faut manger 55 g de carottes et 40 g d'épinards crus, et 113 g de carottes et autant d'épinards cuits. Donc, la cuisson augmente la biodisponibilité ; mais si l'on considère des quantités identiques de légumes, les concentrations de bêta-carotène dans le plasma seront similaires, avec même un avantage au cru pour certains cousins du bêta-carotène comme l'alpha-carotène.

PERTES EN VITAMINE C EN FONCTION DES MODES DE CUISSON

LÉGUMES	MODE DE CUISSON	PERTES EN VITAMINE C
Brocoli	Sauté à la poêle	23 %
	Vapeur	26 %
	Micro-ondes	43 %
	Eau	55 %
Haricots verts	Sauté à la poêle	42 %
	Vapeur	24 %
	Micro-ondes	41 %
	Eau	40 %

Du côté des enzymes

Les enzymes présentes dans les végétaux ont une importance considérable dans la prévention des cancers. Les cellules des légumes crucifères comme le chou, le brocoli contiennent dans le cytoplasme des substances appelées glucosinolates. Les glucosinolates sont stables jusqu'au moment où ils sont mis en présence d'une enzyme des cellules voisines appelée myrosinase. Les deux se rencontrent lorsque les tissus sont déchirés, par exemple lorsqu'un insecte s'attaque à la plante, ou encore lorsque vous croquez dans un morceau de chou ou que vous coupez des brocolis. Ils forment alors d'autres composés qu'on appelle isothiocyanates, qui ont la particularité d'activer dans notre corps des enzymes chargées de neutraliser les substances cancérigènes. Ces enzymes sont appelées enzymes de phase 2.

Lorsque l'on chauffe des crucifères, la myrosinase est inactivée : la transformation en isothiocyanates est perturbée (elle a quand même lieu en partie dans l'intestin, grâce à la flore bactérienne), et l'élimination des substances toxiques se fait beaucoup moins. Par exemple, la myrosinase est inactivée lorsqu'un brocoli est cuit à la vapeur pendant 15 minutes. Les légumes surgelés qui ont été blanchis (ébouillantés) sont de ce point de vue moins intéressants que les légumes crus. Le micro-ondes aussi dénature la myrosinase. Pour résumer, lorsque vous mangez des crucifères cuites, vous recevez beaucoup moins d'isothiocyanates que lorsqu'elles sont crues. Non seulement il y en a moins, mais ces isothiocyanates qui proviennent des légumes cuits apparaissent dans l'organisme plusieurs heures après le repas, c'est-à-dire un peu tard si l'on considère que leur intérêt est justement de neutraliser des substances dangereuses qui seraient apportées par les aliments, comme les pesticides.

L'ail, de son côté, contient une enzyme appelée alliinase qui convertit l'alliine en allicine. L'allicine est un puissant anticancer. Elle est activée lorsqu'on écrase ou coupe une gousse d'ail. Il suffit de 60 secondes de micro-ondes pour l'inactiver complètement. Dans une expérience très parlante, on a donné à des rats de l'ail, cru ou cuit, avant de leur inoculer un agent cancérogène. Lorsque l'ail était cuit, le code génétique des rats a été endommagé, alors que lorsqu'il était cru, les lésions de l'ADN ont diminué de 64 %.

CUIRE LE CHOU

Micro-ondes : il détruit 97 % des flavonoïdes et 74 % de l'acide sinapique (un précurseur du sulforaphane, un isothiocyanate). L'activité de la myrosinase est inhibée en 2 minutes de micro-ondes. Cuisson eau bouillante : elle détruit 66 % des flavonoïdes et 90 % de l'activité de la myrosinase.

Cocotte-minute : c'est presque la moitié d'une autre substance antioxydante qui est perdue dans l'eau de cuisson. Cuisson vapeur : – moins de 7 minutes – c'est elle qui conserve le mieux les substances antioxydantes et l'activité de la myrosinase. Le mieux étant de le consommer cru.

Du côté des facteurs antinutritionnels

Les caroténoïdes sont mieux absorbés lorsque les légumes sont cuits, on l'a vu, mais la chaleur a d'autres avantages. Les légumineuses et certains tubercules renferment des facteurs antinutritionnels, comme des inhibiteurs de protéases. Ces composés provoquent des troubles digestifs si l'aliment est mangé cru. Chez l'animal, ils peuvent même conduire au cancer du pancréas. La chaleur inactive ces inhibiteurs de protéases et elle améliore du même coup la digestibilité des légumes secs. Ce n'est pas le seul moyen, puisque le trempage, la fermentation, la germination ont les mêmes effets. La germination réduit aussi le niveau d'acide phytique, un composé ambivalent, qui, d'un côté, séquestre les minéraux et diminue leur absorption par l'organisme, d'un autre côté pourrait diminuer les cancers digestifs. La germination est de ce point de vue plus efficace que la cuisson ; elle améliore aussi la qualité protéique.

La cuisson au barbecue

Ce mode de cuisson pose problème, car on sait aujourd'hui que des aliments grillés au barbecue donnent lieu à des composés cancérogènes comme les amines hétérocycliques (AH) et les hydrocarbures aromatiques polycycliques (HAP). Or, ces composés comptent parmi les substances les plus mutagènes identifiées jusqu'à présent.

Plusieurs études ont établi que les personnes qui mangent le plus de viande cuite au barbecue présentent un risque accru de cancer de la prostate ou de la bouche. Mais, c'est le pancréas qui semble le plus sensible aux composés mutagènes des aliments grillés. En 2002, des chercheurs de l'université du Minnesota (États-Unis) ont montré qu'une consommation importante de viande rouge grillée est un facteur de risque important de cancer du pancréas.

La meilleure façon de faire une grillade

- Le grill électrique vertical est une bonne alternative au barbecue classique, car les graisses ne tombent pas dans les braises (en tombant sur les braises, les graisses produisent des flammes qui carbonisent la viande et forment des composés cancérigènes).
- Sur un barbecue classique, à l'horizontale, placer la viande à 10 cm des braises, toujours pour éviter que les flammes ne touchent la viande.
- Préférer des viandes maigres ; moins de graisses tomberont sur les braises.
- Cuire des tranches de viande peu épaisses, la cuisson sera plus rapide.
- Bien nettoyer la grille entre deux grillades (les résidus noirs sont des hydrocarbures).
- Utiliser épices et aromates ; ils réduisent la formation d'HAP.

CUISSON HAUTE TEMPÉRATURE ET AGE

Les aliments grillés développent un brunissement caractéristique qui correspond à une réaction chimique bien connue des cuisiniers : la réaction de Maillard.

Cette réaction s'accompagne d'une accumulation de composés indésirables appelés produits de glycation avancés ou AGE (Advanced Glycation End products). Les AGE sont une mauvaise nouvelle pour l'organisme, car ils accélèrent le vieillissement en se liant aux protéines et en créant des « ponts » entre elles. Quand ils s'attaquent aux molécules de collagène, celui-ci perd de son élasticité. Le vieillissement cutané s'accélère. Les artères deviennent plus rigides, ce qui favorise l'apparition de maladies cardiovasculaires. Le cristallin peut s'opacifier et la vue diminuer: c'est la cataracte qui menace. Tous les modes de cuisson à haute température - friture, grillade, rôtissoire - créent des conditions propices à la formation d'AGE. C'est l'une des raisons qui doive nous conduire à limiter ces modes de cuisson.

Les fritures

Comme le barbecue, ce mode de cuisson à haute température génère des contaminants carcinogènes. Le recours à la friture doit donc être limité, le point important étant de bien choisir son huile. Les huiles d'olive et de noisette sont les plus stables. En deuxième choix, vous pouvez opter pour l'huile d'arachide ou pour Isio 4 (Lesieur). Une huile qui fume, mousse ou brunit doit impérativement être changée. Entre chaque friture, l'huile doit être conservée au réfrigérateur. Les corps gras solides pour friture de type Végétaline sont déconseillés, car ils renferment des acides gras saturés et des acides trans. Les acides gras saturés augmentent le taux de cholestérol et semblent élever le risque de maladie cardiovasculaire. Les acides trans accroissent encore plus le risque de maladie cardiovasculaire.

CUISSON AU FOUR CONVENTIONNEL ET AU MICRO-ONDES : CE QUI CHANGE

La cuisson au four conventionnel est une cuisson à haute température. L'air conduisant mal la chaleur, le temps de cuisson est généralement long. Le four à micro-ondes a l'avantage d'offrir une cuisson rapide. Il utilise des ondes d'une fréquence de 2,5 Gigahertz environ. Ces ondes sont absorbées par l'eau, les graisses, les sucres, et converties en mouvement atomique, c'est-à-dire en chaleur. Mais elles ne sont pas absorbées par les plastiques, le verre, la céramique. Dans un four conventionnel, la chaleur migre de l'extérieur vers l'intérieur de l'aliment, alors que dans un micro-ondes, la chaleur est présente à peu près partout au même moment. Les zones froides correspondent aux endroits où les ondes n'ont pas pénétré ; les zones brûlantes, aux régions d'interférence. Pour éviter cela, les fours sont équipés d'un plateau tournant. Dans un four conventionnel, des croûtes appétissantes se forment parce que l'air intérieur est brûlant et débarrassé de toute humidité. Dans un micro-ondes, c'est impossible parce que l'air reste à température ambiante.

La cuisson au micro-ondes

La cuisson au micro-ondes ne détruit pas plus de vitamines que la cuisson à l'eau – sauf peut-être pour la vitamine C. Les pertes sont surtout importantes lorsque les légumes sont placés dans de l'eau. Les autres composés nutritionnels sont assez bien préservés comme le montrent des essais menés sur les flavonoïdes de l'oignon et les polyphénols de l'huile d'olive vierge. Comme la plupart des modes de cuisson, le micro-ondes génère des produits de glycation avancés (AGE) qui peuvent aggraver certaines maladies (lire encadré ci-contre).

De plus, la distribution irrégulière de la température dans le produit chauffé ne permet pas toujours d'inactiver certaines bactéries. Ainsi, les salmonelles survivent dans des œufs pochés au micro-ondes. Lorsqu'ils ne sont pas chauffés assez longtemps, des morceaux de poulet contiennent encore des bactéries du type Escherichia coli. Il est conseillé d'éviter de chauffer des aliments dans des récipients en plastique, car certains composants des plastiques peuvent migrer dans l'aliment chauffé.

La cuisson recommandée par *La meilleure façon de manger*

- Privilégier les cuissons douces comme la vapeur, l'étouffée et le mijotage.
- Même à température modérée (étouffée, mijotage), veiller à ce que le temps de cuisson ne soit pas trop long pour préserver au maximum les vitamines.
- Limiter les cuissons à haute température car elles altèrent les propriétés nutritionnelles des aliments et génèrent des composés néfastes pour la santé.
- Grillades (gaz, électricité) : pas plus de 2 à 3 fois par semaine.
- Barbecue et friture : occasionnellement.

ANNEXES

GUIDE PRATIQUE DES VITAMINES ET MINÉRAUX

Vitamines

Vitamine A (rétinol, caroténoïdes)

Homme : 900 équivalents activité rétinol/j (EAR/j) – Femme : 700 EAR/j

À quoi elle sert ?

La vitamine A est importante pour la qualité de la vision et l'immunité. Donnée sous la forme de supplément, elle aide à prévenir les risques lié à la prématurité.

Où la trouver ?

La vitamine A peut être obtenue directement sous la forme de rétinol, en mangeant des aliments d'origine animale (beurre, œuf, lait, fromages, abats) ou, sous forme de pro-vitamine A que l'on puise dans les végétaux et que l'on transforme selon ses besoins en vitamine A. La principale forme de pro-vitamine A est le bêta-carotène (carottes, légumes à feuilles vert sombre, légumes crucifères, petits pois…). Nous pensons qu'il faut se procurer sa vitamine A pour moitié à partir des aliments d'origine animale et, pour moitié, à partir des végétaux.

Les suppléments

Le régime alimentaire proposé dans ce livre couvre les besoins en vitamine A, tant d'origine animale que végétale. Il n'est donc pas nécessaire de prendre des suppléments de vitamine A, en tout cas à dose élevée (plus de 1 000 EAR/j).

Précautions

Au cours du premier trimestre de la grossesse, les femmes devraient éviter de consommer du foie de morue plus d'une fois par semaine.

Vitamine B1 (thiamine)

Homme : 2,4 mg/j – Femme : 2,2 mg/j

À quoi elle sert ?

La thiamine joue un rôle majeur dans la production d'énergie et la transmission de l'influx nerveux. Sous forme de supplément, elle aide à soutenir l'humeur et la mémoire, lutte contre l'intoxication au plomb, améliore le pronostic du sida, améliore l'insuffisance cardiaque, prévient les complications du diabète.

Où la trouver ?

Les principales sources sont : viandes, volailles, poissons, légumes secs, flocons d'avoine, riz brun, pain complet, levure de bière.

Suppléments

Un régime riche en céréales raffinées et en sucres (qui est déconseillé dans ce livre) peut entraîner un déficit en vitamine B1. Des suppléments sont donc conseillés aux personnes qui mangent ces aliments, mais aussi aux personnes qui consomment de grandes quantités de thé, café, aux personnes âgées, aux insuffisants cardiaques, aux diabétiques, aux malades du sida.

Précautions

Il n'existe aucun effet secondaire néfaste connu pour la vitamine B1 administrée par voie orale. Cependant, des études expérimentales chez l'animal ont trouvé qu'à dose élevée, la thiamine peut favoriser la croissance des tumeurs. Nous déconseillons de prendre des doses élevées de thiamine en cas de cancer, hors surveillance médicale.

Vitamine B2 (riboflavine)

Homme : 1,6 mg/j – Femme : 1,5 mg/j

À quoi elle sert ?

La vitamine B2 est une vitamine essentielle à la production d'énergie. Elle joue aussi un rôle indirect d'antioxydant. Sous forme de supplément, elle peut aider à prévenir ou soulager la migraine, prévenir l'anémie, prévenir la cataracte.

Où la trouver ?

Les principales sources sont les abats, la levure, les œufs, les laitages, le poisson.

Suppléments

Un supplément de vitamine B2 peut être conseillé aux femmes enceintes et allaitantes, aux personnes suivant un régime amaigrissant, aux végétariens stricts, aux personnes âgées, aux diabétiques, aux personnes souffrant d'insuffisance rénale, aux fumeurs, aux sportifs.

Précautions

La vitamine B2 est sans danger. Cependant, certaines études suggèrent qu'une carence en vitamine B2 peut freiner la multiplication des cellules cancéreuses. Pour cette raison, nous conseillons aux personnes souffrant de cancer de ne prendre des doses élevées de riboflavine que sous surveillance médicale.

Vitamine B3 (niacine, ex-vitamine PP)

Homme : 16 mg/j – Femme : 14 mg/j

À quoi elle sert ?

La vitamine B3 nous aide à nous procurer de l'énergie. Elle permet de fabriquer des hormones et des messagers chimiques du cerveau. Donnée comme supplément sous sa forme d'acide nicotinique, elle fait baisser le cholestérol, les triglycérides, et peut diminuer la mortalité coronarienne.

Où la trouver ?

Dans les levures, le foie, les viandes et les poissons, les œufs.

Suppléments

Un supplément de vitamine B3 peut être pris par les femmes enceintes et qui allaitent, les personnes souffrant de cholestérol et triglycérides trop élevés, les diabétiques, les personnes souffrant de maladies intestinales, les personnes âgées.

Précautions

Nous déconseillons la prise de suppléments de vitamine B3 à des doses élevées :

- acide nicotinique : hors surveillance médicale ne pas dépasser 500 mg/j, en particulier sous forme retard (risque d'élévation des enzymes du foie) ;
- nicotinamide : ne pas dépasser 1 000 mg/j hors surveillance médicale.

Vitamine B5 (acide pantothénique)

Homme : 6 mg/j – Femme : 5 mg/j

À quoi elle sert ?

La vitamine B5 intervient dans la production d'énergie, la réponse au stress, la synthèse de l'hémoglobine, la transmission de l'influx nerveux. Sous forme de supplément, elle diminue cholestérol et triglycérides lorsqu'ils sont élevés.

Où la trouver ?

Parmi les aliments les plus riches, figurent levures, abats, champignons, viandes, poissons, œufs, lentilles, laitages, gelée royale.

Suppléments

Les femmes enceintes et qui allaitent, les personnes soumises à un stress chronique, les diabétiques, les personnes à risque cardiovasculaire peuvent prendre un supplément de vitamine B5.

Précautions

Cette vitamine est sans danger, même à dose élevée.

Vitamine B6 (pyridoxine)

Homme : 2 mg/j – Femme : 1,7 mg/j

À quoi elle sert ?

La vitamine B6 intervient dans la production d'énergie, la synthèse des protéines, des messagers chimiques du cerveau, de l'hémoglobine. Elle aide l'organisme à lutter contre les produits toxiques, les virus et les bactéries grâce à la synthèse de taurine, elle fixe le magnésium et joue un rôle dans la réponse au stress, soutient l'immunité et recycle l'homocystéine, une substance toxique lorsqu'elle s'accumule dans les artères et le cerveau. Sous forme de supplément, elle prévient les nausées de la grossesse et les troubles menstruels. Elle pourrait soulager le syndrome du canal carpien et jouer un rôle dans le traitement de l'autisme.

Où la trouver ?

Parmi les aliments les plus riches en B6 : foie, levures, germe de blé, lentilles, choux-fleurs, bananes, viandes et poissons.

Suppléments

Les femmes enceintes et qui allaitent, les personnes soumises à un stress chronique pourraient faire appel à des suppléments de pyridoxine.

Précautions

Nous conseillons de ne pas consommer régulièrement plus de :

- 60 mg/j si l'on est en bonne santé ;
- 10 mg/j si l'on souffre de maladie cardiovasculaire ou cérébrovasculaire.

Vitamine B8 (biotine)

Homme : 50 µg/j – Femme : 50 µg/j

À quoi elle sert ?

La vitamine B8 sert à la production d'énergie, à la synthèse des graisses et du glucose. Sous forme de supplément elle préviendrait les malformations du fœtus et améliorerait la qualité des ongles.

Où la trouver ?

On trouve la biotine notamment dans le foie, le jaune d'œuf, le soja, les lentilles, les haricots, le maïs, les noix.

Suppléments

Les femmes enceintes et qui allaitent, les personnes qui boivent beaucoup d'alcool peuvent bénéficier d'un supplément de biotine.

Précautions

Il n'y a pas de risque de surconsommer la biotine.

Vitamine B9 (folates)

Homme : 400 µg/j – Femme : 400 µg/j

À quoi elle sert ?

La vitamine B9 aide à subvenir aux besoins en protéines, à synthétiser des messagers chimiques du cerveau et des acides nucléiques pour l'ADN et l'ARN. Elle permet le recyclage d'une substance toxique, l'homocystéine, qui peut s'accumuler dans le cerveau et les artères. Elle participe à la prévention des cancers. Sous forme de supplément, elle prévient les malformations du fœtus, combat la dépression, pourrait réduire les risques de maladies cardio-vasculaires, de cancers, de troubles cognitifs liés à l'âge et d'Alzheimer.

Où la trouver ?

Les folates sont surtout présents dans les feuilles des végétaux. On en trouve dans les légumes verts, les graines comme le maïs et le pois chiche, le foie…

Suppléments

Des suppléments d'acide folique (la forme synthétique de la vitamine B9) sont conseillés aux femmes en âge d'avoir un enfant, aux personnes dépressives, aux personnes âgées, aux fumeurs, aux personnes souffrant de troubles digestifs chroniques.

Précautions

Nous déconseillons de prendre des suppléments d'acide folique à des doses supérieures à :

- 1 mg/j pour les personnes en bonne santé ;
- 0,5 mg/j pour les personnes ayant subi un infarctus et les patients soignés pour un cancer.

Vitamine B12 (cobalamines)

Homme : 2,4 µg/j – Femme : 2,4 µg/j

À quoi elle sert ?

La vitamine B12 est nécessaire aux globules rouges et aux cellules nerveuses. Elle intervient dans la synthèse de l'ADN qui supporte le code génétique des cellules. Sous la forme de supplément, elle guérit l'anémie pernicieuse et, donnée en injection, pourrait corriger certains états de fatigue chronique. Selon quelques études, elle pourrait prévenir les malformations fœtales, réduire les risques de trouble cognitif lié à l'âge, de dépression et de démence. Enfin, la correction des déficits en vitamine B12 par les suppléments pourrait réduire le risque de certains cancers.

Où la trouver ?

La vitamine B12 se trouve surtout dans les aliments d'origine animale : abats, bœuf, agneau, coquillages, poissons gras, œufs, fromage.

Suppléments

Des suppléments de vitamine B12 peuvent être conseillés aux femmes enceintes et allaitantes, aux végétariens, aux personnes souffrant de malabsorption (maladie céliaque, pancréatite), aux personnes prenant des médicaments de l'estomac et de l'œsophage (antihistaminiques, inhibiteurs de la pompe à protons), aux porteurs du HIV, aux personnes de plus de 50 ans. Après 70 ans, des doses très élevées (plus de 600 µg/j par voie orale) semblent nécessaires pour corriger les déficits.

Précautions

La vitamine B12 apparaît sûre, même à dose élevée.

Vitamine C (acide ascorbique)

Homme : 500 mg/j – Femme : 500 mg/j

À quoi elle sert ?

C'est un antioxydant qui nous protège des dégâts de l'oxygène, directement et indirectement en régénérant un autre antioxydant, la vitamine E. Elle renforce la peau, les tissus et les os en stimulant la synthèse de collagène. Elle soutient l'activité du cerveau en l'aidant à fabriquer plusieurs messagers chimiques dont la noradrénaline. Elle favorise l'absorption du fer mais aide à se débarrasser des métaux toxiques comme le plomb. Elle intervient dans la synthèse de la carnitine, qui aide à brûler les graisses pour fournir de l'énergie. Elle joue un rôle dans le métabolisme du cholestérol et la synthèse des acides biliaires. Sous la forme de supplément, elle semble réduire les risques de maladies cardio et cérébrovasculaire, de certains cancers et de cataracte. L'administration de vitamine C en perfusion comme traitement du cancer fait l'objet d'études. En prévention du rhume, la vitamine C ne semble vraiment efficace que chez les sportifs. En revanche, une fois la maladie installée, elle peut réduire les symptômes, notamment chez les enfants.

Où la trouver ?

Dans les fruits et légumes, notamment : kiwis, agrumes, crucifères, poivrons, fraises, cassis.

Suppléments

Des suppléments de vitamine C peuvent être conseillés aux femmes enceintes et allaitantes, aux fumeurs, aux pratiquants d'un sport intensif, aux personnes âgées, aux personnes souffrant de maladies respiratoires et vasculaires, aux diabétiques, aux personnes stressées et surmenées.

Précautions

Les suppléments de vitamine C à des doses supérieures à 2 g/j pourraient selon certaines études favoriser les calculs rénaux chez certaines personnes prédisposées.

Vitamine D (ergocalciférol, cholécalciférol)

Homme : 1 000 UI/j – Femme : 1 000 UI/j

À quoi elle sert ?

Elle intervient dans la régulation du métabolisme du calcium, aide les os à rester solides et rigides. Elle module l'immunité : ainsi, plusieurs études suggèrent qu'elle pourrait prévenir des maladies auto-immunes. Elle régule la pression artérielle. Elle possède un pouvoir anticancer et anti-inflammatoire. Sous la forme de suppléments, elle prévient ou traite le rachitisme, l'ostéoporose, l'ostéomalacie. Elle diminue la pression artérielle. Elle réduit le risque de certains cancers. Elle pourrait prévenir des maladies auto-immunes comme la sclérose en plaques et le diabète de type 1 (diabète de l'enfant).

Où la trouver ?

Dans les poissons gras comme le saumon le maquereau, le hareng, les sardines en boîte, dans le foie de morue.

En s'exposant aux beaux jours au soleil suffisamment longtemps pour obtenir une légère coloration rosée de la peau (pas un coup de soleil).

Suppléments

Des suppléments de vitamine D peuvent être conseillés aux enfants et aux adultes en saison froide (d'octobre à mars, dans l'hémisphère nord). Aux beaux jours, il faut s'exposer au soleil fréquemment mais brièvement, en maillot, visage protégé. Des suppléments devraient être pris pendant la grossesse et l'allaitement (sous supervision du médecin). Les nouveau-nés devraient recevoir de tels suppléments et la supplémentation se poursuivre à la saison froide, lorsque l'enfant est plus âgé.

Précautions

La dangerosité des suppléments de vitamine D a été exagérée. Seules des doses supérieures à 10 000 UI/j ne devraient pas être consommées sur de longues périodes.

Vitamine E (tocophérols, tocotriénols)

Homme : 15 mg/j – Femme : 15 mg/j

À quoi elle sert ?

Le terme de vitamine E s'applique à deux familles de composés, les tocophérols (alpha, bêta, gamma, delta) et les tocotriénols (alpha, bêta, gamma, delta). Il existe donc huit formes de vitamine E.

La vitamine E est un antioxydant. Elle protège de l'oxydation les corps gras de l'organisme (membranes cellulaires, cholestérol…). Elle possède aussi des propriétés anti-inflammatoires. Sous la forme de supplément, elle augmente l'immunité. Elle pourrait jouer un rôle dans la prévention des maladies cardiovasculaires et des accidents vasculaires cérébraux, même si les résultats sont contradictoires. Elle pourrait aussi réduire le risque de cancer de la prostate, et celui de cataracte.

Où la trouver ?

Les tocophérols sont présents dans les huiles vierges d'olive et de colza (conseillées dans ce livre), les amandes, noisettes, cacahuètes, épinards, l'avocat.

Les tocotriénols surtout dans l'huile de palme.

Suppléments

Des suppléments sont conseillés aux personnes âgées, aux fumeurs, aux personnes souffrant d'inflammations chroniques, de maladies auto-immunes, aux sportifs qui pratiquent une activité intensive.

Précautions

Nous déconseillons la prise régulière de doses supérieures à 1 000 mg/j.

Vitamine K (phylloquinone, ménaquinone)

Homme : 1 µg/kg de poids corporel/j – Femme : 1 µg/kg de poids corporel/j

À quoi elle sert ?

La vitamine K intervient dans la coagulation, la minéralisation osseuse, la croissance cellulaire. Elle possède des propriétés anti-inflammatoires et jouerait un rôle dans la santé cardiovasculaire.

Donnée sous la forme de suppléments, elle prévient les fractures osseuses.

Où la trouver ?

Il y a deux grandes familles de vitamine K naturelle : la phylloquinone ou phytonadione (K1) et les ménaquinones (K2). La première se trouve dans les légumes verts à feuilles, la choucroute et les crucifères, le persil, les épinards, la laitue ; la seconde, qui représente 10 % de l'apport, est synthétisée par des bactéries du tube digestif. On en trouve aussi dans les abats, les viandes et les produits fermentés, comme le fromage et le natto. La vitamine K3 ou ménadione est une forme synthétique.

Suppléments

Des suppléments de vitamine K peuvent être conseillés aux personnes à risque hémorragique, aux personnes souffrant de malabsorption intestinale, aux personnes âgées, aux personnes souffrant d'ostéoporose.

Précautions

Les vitamines K1 et K2 ne sont pas toxiques.

La vitamine K3 interfère avec l'arsenal antioxydant de défense des cellules ; son administration peut entraîner une oxydation des membranes cellulaires.

Les minéraux

Potassium

Homme : au moins 5 g/j – Femme : au moins 5 g/j

À quoi il sert ?

Le potassium participe à l'équilibre acide-base. Il intervient dans la transmission des impulsions nerveuses, la contraction musculaire, la synthèse des protéines et le métabolisme des glucides.

Donné comme supplément, il neutralise l'acidose chronique, maintient la densité osseuse, prévient et traite l'hypertension artérielle, les accidents vasculaires cérébraux et les calculs rénaux.

Où le trouver?

Dans les légumes secs, les tubercules, les tomates, les légumes à feuilles, l'artichaut, la banane, le poisson.

Suppléments

Des suppléments de potassium peuvent être donnés aux femmes ménopausées, aux personnes atteintes d'ostéoporose, aux sportifs, aux personnes suivant un régime pauvre en fruits et légumes, aux personnes souffrant d'hypertension.

Les suppléments devraient être donnés sous la forme de bicarbonate de potassium et non de chlorure de potassium.

Précautions

Il est déconseillé de prendre plus de 3 000 mg de potassium en supplémentation par jour sur de longues périodes. Les personnes souffrant de maladie rénale doivent consulter un médecin.

Calcium

Homme : 700 mg/j – Femme : 700 mg/j

À quoi il sert?

Le calcium joue un rôle structurant dans le squelette et les dents. Il inter-vient dans la contraction musculaire. Il participe à la coagulation du sang, à la contraction et la relaxation des vaisseaux sanguins, à la transmission des impulsions nerveuses, à la sécrétion des hormones comme l'insuline.

Sous la forme de suppléments, il peut (associé à des suppléments de vitamine D) prévenir l'ostéoporose ou ralentir sa progression. Des suppléments de calcium semblent aussi utiles dans le traitement du syndrome prémenstruel et pour réduire le risque de cancer colorectal.

Où le trouver ?

Dans les eaux minérales, les oléagineux secs, les légumes secs, les légumes verts, les fruits. Les laitages apportent de grandes quantités de calcium mais doivent être consommés avec modération.

ON PEUT SE PROCURER SUFFISAMMENT DE CALCIUM SANS ABUSER DE LAITAGES

ALIMENTS	TENEUR EN CALCIUM EN MG POUR 100 G (OU 100 ML)
Sardines en conserve avec arêtes	380
Figue sèche	250
Amande	250
Persil	138
Chou frisé	135
Cresson	120
Noisette	114
Lait de vache entier	113
Noix de Grenoble	104
Épinards	100
Noix de macadamia	85
Eau : Hépar	55

Selon une étude récente, les besoins en calcium sont couverts sans difficultés par une alimentation du type de celle recommandée dans ce livre, même lorsqu'elle n'apporte pas de laitages. Pour les auteurs de cette étude, « les besoins en calcium sont plus bas que ce que l'on croyait (...). Cela confirme que les personnes qui consomment peu de sel et de protéines (mais en quantité suffisante) ont des besoins en calcium réduits, puisqu'ils peuvent se contenter de 500 mg de calcium par jour. »[1]

Suppléments

Des suppléments de calcium peuvent être donnés (avec de la vitamine D) aux personnes à risque d'ostéoporose. Cependant, il semble plus utile dans ce cas de veiller aux apports en potassium et au respect de l'équilibre acide-base.

Précautions

Nous déconseillons de consommer plus de 2 500 mg de calcium par jour (alimentation plus supplémentation).

Magnésium

Homme : 6 mg/kg de poids corporel/j – Femme : 6 mg/kg de poids corporel/j

À quoi il sert ?

Le magnésium intervient dans la production d'énergie, la synthèse des protéines et des acides nucléiques (ADN et ARN), ainsi que du glutathion, le principal détoxifiant cellulaire. Le magnésium joue un rôle structurel dans les os, les membranes cellulaires et les chromosomes. Le magnésium participe au transport actif du potassium et du calcium à travers les membranes cellulaires, d'où son importance dans la conduction nerveuse, la contraction musculaire et le pouls. Donné comme supplément, il permet de traiter la spasmophilie, l'hyperréactivité au stress.

Où le trouver ?

Dans les eaux minérales, les légumineuses, les noix, les oléagineux secs, les céréales complètes, les légumes à feuilles vert foncé, le germe de blé, les fruits de mer.

Suppléments

Des suppléments de magnésium (sous la forme de glycérophosphate ou de pidolate, pas de chlorure) avec de la vitamine B6 peuvent être donnés dans les manifestations anxieuses, le surmenage, le stress aigu ou chronique, la prévention de l'ostéoporose, les maladies cardiovasculaires.

Précautions

Nous déconseillons de consommer plus de 600 mg de magnésium par jour en plus de l'alimentation.

Sodium (chlorure de)

Homme : 3,8 g/j sans dépasser 6 g – Femme : 3,8 g/j sans dépasser 6 g

À quoi il sert ?

L'absorption du sodium dans l'intestin grêle joue un rôle important dans l'absorption du chlorure, des acides aminés, du glucose et de l'eau. Le sodium joue aussi un rôle dans la réabsorption de ces nutriments par les reins. Le sodium participe à la régulation du volume sanguin et de la pression artérielle. Le chlorure (sous la forme d'acide chlorhydrique) est un élément important du suc gastrique : il facilite la digestion et l'absorption des nutriments.

Où le trouver ?

Le chlorure de sodium n'est rien moins que notre sel de table. L'essentiel du sel que nous ingurgitons provient du sel ajouté par l'industrie agro-alimentaire aux aliments transformés.

Précautions

Nous recommandons de ne pas consommer plus de 6 g de chlorure de sodium par jour.

Fer

Homme : 8 mg/j – Femme : 16 mg/j (femmes réglées)

À quoi il sert ?

Le fer intervient dans la constitution de l'hémoglobine, un pigment respiratoire des globules rouges, qui permet les échanges gazeux avec le milieu extérieur. Il constitue également la myoglobine, qui est la forme de réserve d'oxygène dans le muscle. Il sert donc au transport et au stockage de l'oxygène. Il sert au transport d'électrons et au métabolisme énergétique, ainsi qu'à la désintoxication et au métabolisme des médicaments, des pesticides et des polluants. Il intervient dans des fonctions antioxydantes, par sa présence dans une enzyme appelée catalase, mais aussi pro-oxydantes, l'élimination des bactéries par exemple.

Il sert à la synthèse de l'ADN.Sous la forme de suppléments, il guérit l'anémie ferriprive, améliore la concentration dans les cas de déficit en fer, pourrait traiter l'hyperactivité et prévenir l'intoxication au plomb.

Où le trouver?

Les aliments les plus riches sont les abats, le boudin noir, les légumes secs et la viande rouge. Les viandes rouges et les poissons sont d'excellentes sources de fer, et ce nutriment y est présent sous une forme facilement assimilable par l'organisme (biodisponible à 25 %). À l'inverse, les fruits et légumes présentent une faible teneur en fer, sous une forme plus difficile à absorber (biodisponible à 10 %).

Suppléments

Des suppléments de fer sont prescrits en cas de carence avérée aux femmes en âge de procréer, aux femmes enceintes, aux enfants en période de croissance, aux sportifs, éventuellement aux végétaliens (les végétariens ne semblent pas manquer particulièrement de fer). En règle générale, ni les hommes ni les femmes ménopausées n'ont besoin de suppléments de fer, et devraient éviter les excès alimentaires de fer, ainsi que les aliments enrichis en fer.

Précautions

Des excès de fer (y compris alimentaires) sont soupçonnés de favoriser certains cancers digestifs, le diabète, la maladie de Parkinson et des maladies cardio ou cérébrovasculaires, mais les données sont contradictoires.

Nous conseillons de ne pas consommer plus de 20 mg de fer par jour sous la forme de suppléments, sauf sous surveillance médicale.

LE FER PENDANT LA GROSSESSE

Un supplément de fer peut favoriser le bon déroulement de la grossesse si la femme manque de fer ou si elle souffre d'anémie ferriprive. En revanche, nous déconseillons la supplémentation systématique, à l'aveugle, telle qu'elle est parfois recommandée par les autorités sanitaires, parce que le risque est alors trop élevé de surcharger en fer des femmes qui n'en ont pas besoin. Pour prévenir ou traiter les carences en fer de la grossesse, de nombreux médecins prescrivent systématiquement du fer à raison de 60 à 120 mg par jour, alors que des suppléments de 20 à 30 mg de fer par jour sont suffisants dans la plupart des cas. Des doses plus élevées ne devraient être proposées que si la carence est très marquée, et si des quantités de 20 à 30 mg/j s'avèrent inefficaces. Le fer ne devrait pas être associé à la vitamine C, car cette combinaison pourrait augmenter le stress oxydant.

Zinc

Homme : 11 mg/j – Femme : 8 mg/j

À quoi il sert ?

Le zinc aide à métaboliser et synthétiser les protéines, à synthétiser les acides nucléiques ADN et ARN, à réguler l'expression des gènes, à la production d'énergie, à désintoxiquer l'organisme (alcool, excès de vitamine A), à minéraliser le squelette, au bon fonctionnement du système immunitaire, à la lutte contre les radicaux libres, la gestion du sucre sanguin, la croissance et la cicatrisation, la reproduction et l'activité sexuelle, la fonction gustative. Sous la forme de suppléments, on le donne dans la maladie de Wilson, les diarrhées de l'enfant, les ulcères de l'estomac, l'acné, l'hyperactivité avec déficit d'attention, l'infection par le virus de l'herpès. Le zinc pourrait aider à résoudre certains troubles de la fertilité masculine, à freiner la dégénérescence maculaire liée à l'âge, à restaurer l'immunité dans les cas de déficits en zinc. Ses effets sur le rhume sont débattus.

Où le trouver?

Dans les huîtres, la viande, les œufs, les produits laitiers et les céréales.

Suppléments

Un supplément de zinc peut être conseillé aux personnes de plus de 60 ans, aux femmes enceintes, aux personnes porteuses du HIV, aux femmes ménopausées ayant un risque d'ostéoporose.

Précautions

Des suppléments de zinc à dose élevée (plus de 40 mg par jour) peuvent entraîner un déficit en cuivre, affecter le système immunitaire. Un débat est ouvert sur le rôle des suppléments de zinc dans la maladie d'Alzheimer et dans le cancer de la prostate, certaines études trouvant un effet bénéfique, d'autres, que le zinc augmente le risque de ces maladies.

Nous conseillons de ne pas consommer plus de 15 mg de zinc par jour en sus de l'alimentation.

Sélénium

Homme : 1 µg/kg de poids corporel – Femme : 1 µg/kg de poids corporel

À quoi il sert ?

Le sélénium intervient dans la défense contre les radicaux libres par sa présence dans plusieurs enzymes dont la glutathion peroxydase. Il participe à la régénération de la vitamine C et d'autres antioxydants. Il intervient dans la régulation des hormones thyroïdiennes, la spermatogénèse, la lutte contre les inflammations, le maintien de l'immunité. Des suppléments de sélénium semblent stimuler l'immunité, y compris chez les personnes qui ne manquent pas de ce minéral. Ils pourraient aider à lutter contre certaines infections virales, prévenir certains cancers (dont celui de la prostate) et améliorer l'état de santé des personnes infectées par le HIV.

Où le trouver ?

Dans les abats, les crustacés et les fruits de mer, la viande, les oléagineux secs, en particulier noix du Brésil.

Suppléments

Des suppléments peuvent être conseillés aux personnes immunodéprimées, aux personnes de plus de 60 ans.

Précautions

Nous déconseillons de consommer plus de 400 µg de sélénium par jour.

	PRAL (MEQ/100 G)
HERBES ET ÉPICES	
Ail	-2,6
Basilic	-10
Cannelle	-23,8
Cardamome	-22,6
Clou de girofle	-31,6

TABLES

INDICES PRAL

Coriandre	-9,7
Cumin	-32
Curcuma	-46,7
Estragon	-64,5
Laurier	-17,2
Menthe	-12,6
Noix de muscade	-3,8
Paprika	-36,3
Persil	-11,1
Poivre noir	-25,4
Sel	-0,5
Thym	-35,5
Vanille	-3,3
ŒUFS ET PRODUITS LAITIERS	
Beurre	0,4
Camembert	13
Comté	24
Crème fraîche	0,5
Feta	11,5
	PRAL (MEQ/100 G)
Fromage de chèvre frais	15,8
Fromage de chèvre sec	27,9
Gouda	20,3
Gruyère	21,2
Lait	0,1

Lait de soja	0,5
Mozzarella	14,7
Parmesan	27,8
œufs	7,5
Raclette	18,4
Roquefort	13,8
Yaourt nature	0,2
Yaourt nature brassé	-0,3
Yaourt aux fruits	0,4
VIANDES ET POISSONS	
Agneau	13,5
Bœuf	13
Bœuf haché	11,3
Dinde	14,4
Hareng	12,4
Jambon	12,2
Lapin	15,1
Maquereau	10,8
	PRAL (MEQ/100 G)
Porc	11,6
Poulet	14,6
Sardine	12,6
Saucisse	8,9
Saumon	7,6
Thon	12,7

Veau	16,7
CÉRÉALES	
Avoine	13,3
Boulgour	0,6
Farine de blé	4,4
Farine de blé complète	7
Quinoa	-0,2
Pâtes	2,8
Pâtes aux œufs	3,6
Riz blanc cuit	1,5
Riz brun cuit	1
Semoule de blé dur	5,9
Spaghetti	3,1
LÉGUMES	
Algue brune	-4,8
Aubergine	-2
Betterave	-3,1
Câpres	-0,7
Carotte	-4,1
Champignon	-3,5
Champignon de Paris	-2,2
	PRAL (MEQ/100 G)
Choucroute	-3,1
Concombre	-2,4
Courge	-8,7
Courgette	-4,3
Cresson	-10,7
Échalote	-4,6
Endive	-3,5
Épinards crus	-11,9
Épinards cuits	-10,3
Fenouil	-7,3
Laitue	-4,3
Mâche	-7,5
Navet	-3,2
Oignon	-2,1
Poireau	-1,6
Poivron	-2,9
Pomme de terre	-5,2
Tomate	-3,7
LÉGUMINEUSES	
Haricots blancs	-2,7
Haricots rouges	-1,4
Lentille	2,1
Pois	-2,6
Pois cassés	-1
Pois chiches	2,6
Soja (pousses)	-0,6
Soja (tofu)	3,2
FRUITS	
Abricot	-4,3
	PRAL (MEQ/100 G)
Abricot sec	-21,7
Ananas	-2,3
Avocat	-8,2
Banane	-6,9
Cerise	-3
Châtaigne	-9

Citron (jus)	-2,4
Datte	-11,9
Figue	-4,9
Figue sèche	-14
Fraise	-2,5
Framboise	-2,4
Goyave	-6,8
Kiwi	-5,6
Litchi	-2,4
Mandarine	-3,1
Mangue	-3
Melon	-5
Nectarine	-3
Olive	-0,9
Orange	-3
Pamplemousse	-2,3
Pêche	-3,1
Poire	-1,7
Pomme	-1,5
Pruneau	-18,9
Raisin blanc	-4,5
Raisin rouge	-6,1
Raisin sec	-14,3

	PRAL (MEQ/100 G)
NOIX ET GRAINES	
Amande	4,1
Cacahuète	5,7
Noisette	-3,1
Noix de Grenoble	5,6
Pignon	8,7
Tahin (purée de sésame)	-0,2
ASSAISONNEMENT	
Huile d'olive	-0,03
Huile végétale (hors olive)	0,0
Margarine	-0,1
Moutarde	3,5
Tabasco	-1,7
Vinaigre	-2,4
SUCRE ET PRODUITS SUCRÉS	
Chocolat noir	-2,2
Crème glacée	0,5
Miel	-0,9
Sucre	0
BOISSONS	
Jus d'orange	-3,7
Rhum	0,1
Café	-1
Thé	-0,8

TENEURS EN OMÉGA-6 ET OMÉGA-3 (EN GRAMMES POUR 100 GRAMMES

	OMÉGA-6 (TOTAL)	OMÉGA-3			Ω-6/Ω-3
		ALA	EPA	DHA	
POISSONS					
Anchois	0,2	-	0,5	0,9	0,14
Anguille	0,5	0,06	1,0	0,4	0,34
Bar	0,1	Tr	0,1	0,3	0,25
Brochet	0,1				
Cabillaud (Atlantique)	Tr	Tr	0,1	0,2	0,03
Carpe	0,8	0,3	0,2	0,1	1,33
Carrelet	0,2	Tr	0,1	0,1	1,00
Églefin	-	Tr	0,1	0,1	-
Éperlan	0,4	0,3	0,2	0,1	0,66
Flétan	0,2	0,1	0,1	0,3	0,40
Hareng	0,3	0,07	1,5	2,6	0,07
Lieu	-	-	0,1	0,4	0,02
Lotte	0,1	-	0,1	0,1	0,50
Loup	0,2	Tr	0,3	0,3	0,33
Maquereau	0,5	0,2	1,6	3,1	0,10
Merlan	-	Tr	0,1	0,1	-
Merlu argenté	0,3	0,1	0,2	0,3	0,5
Mérou	0,1	Tr	Tr	0,3	0,33
Morue charbonnière	0,5	0,1	0,7	0,7	0,33
Perche	0,4	Tr	0,1	0,2	1,33
Roussette	0,7	0,1	0,7	1,2	0,35
Sardine (conserve à l'huile d'olive)	0,7	0,05	0,5	0,7	0,56

	OMÉGA-6 (TOTAL)	OMÉGA-3			Ω-6/Ω-3
		ALA	EPA	DHA	
Saumon sauvage	1,2	0,01	0,04	1,1	1,04
Saumon fumé	0,5	0,1	0,7	1,5	0,22
Sole	0,1	Tr	Tr	0,1	1,00
Thon albacore frais	0,2	-	0,1	0,3	0,50
Thon germon frais	0,3	0,2	0,3	1,0	0,20
Thon albacore conserve	0,2	0,01	0,1	0,5	0,32
Truite arc-en-ciel	0,6	0,1	0,1	0,4	0,86
Truite fumée	0,8	0,2	0,7	1,6	0,32
COQUILLAGES ET CRUSTACÉS					
Bigorneau	0,4	0,2	0,5	Tr	0,57
Calamar	0,1	Tr	0,1	0,2	0,33
Coquille St Jacques	0,1	Tr	0,1	0,1	0,5
Crabe	-Tr	0,2	0,2	-	
Crevette rose	0,1	Tr	0,3	0,2	0,2
Écrevisse	0,2	Tr	0,1	Tr	2
Encornet	0,1	Tr	0,2	0,4	0,17
Homard	-	-	0,1	0,1	-
Huître	0,1	0,1	0,3	0,2	0,17
Langouste	0,3	Tr	0,2	0,1	1
Moule de Méditer-ranée	0,1	-	0,1	0,1	0,5
Palourde	0,2	Tr	0,2	0,2	0,5
Poulpe	0,1	-	0,1	0,1	0,5
Seiche	0,1	Tr	Tr	Tr	-

	OMÉGA-6 (TOTAL)	OMÉGA-3			Ω-6/Ω-3
		ALA	EPA	DHA	
Huile de foie de morue	6,6	0,7	9,0	9,5	0,34
Huile de flétan	4,1	0,6	7,1	4,3	0,34
Huile de saumon	9,0	1,0	8,8	11,1	0,43
VIANDES ET VOLAILLES					
Bœuf, entrecôte grillée	0,4	0,1	-	-	4
Bœuf, steak haché (15 % MG)	0,3	0,1	-	-	3
Porc, filet rôti	0,5	0,03	-	-	16,67
Porc, côtelette grillée	1,2	0,1	-	-	12
Porc, jambon blanc	0,6	0,07	-	-	8,57
Porc, jambon enrichi - en oméga-3	0,9	Oméga-3 totaux = 0,33			3,6
Veau rôti	0,2	0,02	-	-	10
Agneau, côtelette grillée	0,3	0,2	-	-	1,5
Poulet rôti, viande et peau	1,8	0,2	-	-	9
ŒUFS ET PRODUITS LAITIERS					
Œuf entier, cru	1,6	0,05	-	-	32
Lait de vache	0,05	0,01	0	0	5,00
Camembert	0,4	0,3	0	0	1,33

	OMÉGA-6 (TOTAL)	OMÉGA-3			Ω-6/Ω-3
		ALA	EPA	DHA	
Comté	1,1	0,4	0	0	2,75
Roquefort	0,6	0,7	-	-	0,85
CORPS GRAS					
Beurre	1,4	0,5	-	-	2,8
Saindoux	10,2	1,0	-	-	10,2
Graisse d'oie	9,8	0,3	-	-	32,67
Huile d'arachide	27,6	0,1	0	0	276
Huile de colza	20,4	9,3	0	0	2,19
Huile de germe de blé	54,8	6,9	0	0	7,94
Huile de lin	12,7	53,3	0	0	0,24
Huile de maïs	61,3	1,1	0	0	55,73
Huile de noix	56,8	11,3	0	0	5,02
Huile de palme	10	0,2	0	0	50
Huile de pépins de raisin	69,9	0,1	0	0	699
Huile de soja	51,1	6,8	0	0	7,5
Huile de tournesol	62,8	0,2	0	0	310,4
Huile d'olive	7	0,7	0	0	10
Margarine Effi doux	5,5	Oméga-3 totaux=2,1			2,6
Margarine Fruit d'or	28,7	Oméga-3 totaux=2,3			13,31
Margarine Fruit d'or olive	25,3	Oméga-3 totaux=1,9			13,31
Ilo cuisine et tartine	8,3	Oméga-3 totaux=3,1			2,68

	OMÉGA-6 (TOTAL)	OMÉGA-3			Ω-6/Ω-3
		ALA	EPA	DHA	
St Hubert oméga-3	12,0	Oméga-3 totaux=2,9			4,14
St Hubert 41	4,8	Oméga-3 totaux=1,8			2,67
LÉGUMES ET FRUITS					
Avocat	0,9	0,1	0	0	9
Brocoli cru	0,04	0,1	0	0	0,4
Chou frisé cru	0,14	0,18	0	0	0,77
Chou-fleur cru	0,02	0,08	0	0	0,25
Épinards crus	0,02	0,14	0	0	0,14
Fraise	0,1	0,1	0	0	1
Framboise	0,2	0,1	0	0	2
Laitue	0,02	0,06	0	0	0,33
Pourpier	0,09	0,4	0	0	0,22
Haricots blancs secs	0,2	0,2	0	0	1
Lentilles sèches	0,4	0,16	-	-	2,5
Pois chiches secs	2,2	0,1	-	-	22
NOIX ET GRAINES					
Noix de Grenoble	35,5	7,4	0	0	4,8
Noisette	5,8	0,1	0	0	58
Pistache rôtie	7,7	0,3	0	0	25,67
Noix de cajou rôtie	8,4	0,08	0	0	105
Noix du Brésil	24	0,06	0	0	400
Cacahuète grillée	13,4	0,4	0	0	33,5

	OMÉGA-6 (TOTAL)	OMÉGA-3			Ω-6/Ω-3
		ALA	EPA	DHA	
Amande	0,37	0	0	0	-
Graine de lin	4,3	18,1	0	0	0,24
Graine de soja rôtie	11,2	1,5	0	0	7,47

INDICES ORAC

	TENEUR TOTALE EN PHÉNOLS (MG/100 G)	ORAC (MOL TE/100 G)
LÉGUMES		
Ail	81,2	5346
Ail (poudre)	42	6666
Aubergine	252	2533
Artichaut	792	9409
Asperge	159	1644
Betterave	244	2774
Brocoli	326	1259
Carotte (crue)	125	1215
Carotte (cuite)	156	371
Céleri	56	574
Chou frisé	105,2	2050
Chou vert	203	1359
Chou rouge (cru)	254	2252
Chou-fleur	274	647
Citron (jus)	180	1263
Courge	23,2	396
Courgette	26,4	180
Concombre	27	115

	TENEUR TOTALE EN PHÉNOLS (MG/100 G)	ORAC (MOL TE/100 G)
Épinards	217	2640
Fenouil	27,5	361
Feuille de chêne	114	1785
Haricots verts	61	290
Haricots rouges	1247	12359
Laitue	100	1424
Laitue romaine	78	989
Maïs	169	413
Oignon jaune cuit	150	1220
Oignon jaune cru	91	1029
Oignon rouge cru	126	1146
Patate douce	120	766
Petits pois	166	384
Poireau	54,7	910
Poivron jaune	566	1024
Poivron rouge	424	901
Poivron vert	271	558
Pomme de terre	136	1081
Potiron	157	483
Piment vert	101,1	534
Piment rouge	158,1	509
Radis	110	954
Tomate crue	80	3370
Tomate cuite	100	4600
HERBES ET ÉPICES		
Aneth	215,2	4392,1
Basilic	234	4805,2
Cannelle	15718	267 536
Cardamome	148,3	2764,0

	TENEUR TOTALE EN PHÉNOLS (MG/100 G)	ORAC (MOL TE/100 G)
Ciboulette	74,9	2094,2
Clou de girofle	11319	314446
Coriandre	134,2	5141,3
Cumin	750	76800,2
Curcuma	2117	159 277
Estragon	570	15 542,2
Gingembre	317	28 811
Hysope	214,5	6050, 2
Marjolaine	854,2	27 287,4
Mélisse	434	5996,5
Menthe	611,2	13978,1
Origan	435,1	13970,2
Paprika	1866	17919
Persil	67,9	1301,8
Romarin	1377,3	290,32
Roquette	136,4	2373,3
Sarriette	201,2	9645,2
Sauge	798	32 004,1
Thym	1537	27 425,5
HUILES ET VINAIGRES		
Huile d'arachide	0,13	106
Huile d'olive vierge extra	16,5	1150
Huile d'olive vierge extra à l'ail	9,2	557
Huile d'olive vierge extra au basilic	7,5	684
Vinaigre de vin rouge	23,4	410
Vinaigre de cidre	20,2	564

	TENEUR TOTALE EN PHÉNOLS (MG/100 G)	ORAC (MOL TE/100 G)
NOIX ET GRAINES		
Amandes	418	4454
Cacahuètes	396	3166
Noisettes	835	9645
Noix du Brésil	310	1419
Noix de Grenoble	1556	13 541
Noix de pécan	2016	17 940
Pignons	68	719
Pistaches	1657	7983
FRUITS		
Abricot	133	1341
Ananas	174	793
Avocat	187	1933
Banane	231	879
Cerises	339	3361
Dattes	661	3895
Figues sèches	960	3383
Fraises	368	3577
Framboises	504	4925
Kiwi	278	918
Mandarine	192	1620
Mangue	266	1002
Melon	124	312
Mûres	660	5358
Myrtilles	795	9260
Nectarine	107	749
Orange	337	1814
Pamplemousse rose	214	1548
Pastèque	59	142

	TENEUR TOTALE EN PHÉNOLS (MG/100 G)	ORAC (MOL TE/100 G)
Pêche	163	1863
Poire	220	1911
Pomme Fuji	211	2593
Pomme Gala	262	2828
Pomme Golden	217	2210
Pomme Granny Smith	347	4275
Prune	366	6239
Pruneau	1195	8578
Raisin rouge	175	1260
Raisin blanc	145	1118
Raisins secs	1065	3037

TABLEAU DES INDEX GLYCÉMIQUES

IG ÉLEVÉ (>70)	IG MODÉRÉ	IG BAS (< 55)
FRUITS		
Dattes 103	Abricots frais 57	Pomme fraîche 38
	Melon 67	Abricots secs 30
	Cerises 63	Pamplemousse 25
	Papaye 56	Raisin 53
	Banane bien mûre 65	Banane pas trop mûre 52
	Figues séchées 61	Kiwi 53
	Raisins secs 64	Poire 38
	Ananas 59	Orange 42
	Abricots au sirop 64	Jus de pomme sans sucre ajouté 44
	Pêches au sirop 58	Jus de pamplemousse sans sucre ajouté 48
		Jus d'orange pur jus 50

IG ÉLEVÉ (>70)	IG MODÉRÉ	IG BAS (< 55)
		Jus de tomate 38
FRUITS OLÉAGINEUX		
		Noix de pécan 10
		Noix de cajou salées 22
		Cacahuètes grillées salées 14
LÉGUMES		
Tous les légumes ont un IG bas voire très bas (<15)		
		Carottes crues 16
		Carottes cuites 47
LÉGUMINEUSES		
		Lentilles vertes séchées cuites à l'eau 48
		Lentilles corail 26
		Lentilles en conserve 48
		Pois chiches secs cuits à l'eau 28
		Petits pois 41
SOJA ET PRODUITS DÉRIVÉS		
		Lait de soja enrichi en calcium 36
		Yaourt au lait de soja et aux fruits 50
		Tofu (ne contient pas de glucides)
POMME DE TERRE		
Pomme de terre cuite au four 95	Pomme de terre avec la peau à la vapeur 65	Patate douce cuites 46
Purée de pomme de terre instantanée 83		Chips 54

IG ÉLEVÉ (>70)	IG MODÉRÉ	IG BAS (< 55)
Pomme de terre pelée bouillie 78		
Pomme de terre nouvelle avec la peau bouillie 78		
Frites 82		
CÉRÉALES ET PRODUITS DÉRIVÉS		
Baguette blanche 95	Pain complet 65	Pain intégral 49
Baguette blanche (60 g) avec pâte à tartiner au chocolat (20 g) 72	Baguette blanche (60 g) avec beurre (10 g) et confiture de framboise (20 g) 62	Pumpernickel (pain noir allemand) 50
Pain de mie blanc 70	Croissant 67	LU P'tit déjeuner choc 42
Pain de mie complet 71	Bichoco Prince, BN 56	All Bran Kellogg's 34
Biscotte blanche 68	Flocons d'avoine traditionnels 59	Muesli naturel 49
Gaufres 76	Spécial K Kellogg's 56	Macaroni 47
Barquette abricot LU 71	Riz blanc cuit à l'eau 64	Vermicelles 35
Corn Flakes Kellogg's 77	Riz basmati 58	Spaghetti cuisson 10-15 min 44
Corn pops Kellogg's 80	Kellogg's 80Gnocchi 68	Blé Ebly cuisson 10 min 50
Rice Krispies Kellogg's 82	Polenta 68	Riz brun 50
Smacks Kellogg's 71		
Flocons d'avoine instantanés 82		
Galettes de riz soufflé 85		
Riz à cuisson rapide 6 min 87		

IG ÉLEVÉ (>70)	IG MODÉRÉ	IG BAS (< 55)
SODAS, BOISSONS		
	Coca-cola 63	
	Fanta orange 68	
	Bière 66	
SUCRES, SUCRERIES, SNACK		
Glucose 100	Sucre blanc (saccharose) 68	
Confiseries 78	Barre chocolatée Mars 68	
	Chocolat au lait 64	
	Miel mélange commercial 62	
	Confiture 66	
PRODUITS LAITIERS		
	Lait concentré sucré 61	Yaourt aux fruits pauvre en matières grasses 26
		Lait entier 27
		Lait demi-écrémé 30
		Glaces 47
VIANDES, ŒUFS, PRODUITS DE LA MER		
Aliments influençant peu la glycémie car ils contiennent peu voire pas de glucides		

CHARGE GLYCÉMIQUE DE QUELQUES ALIMENTS

ALIMENT	PORTION	MOYENNE (EN GRAMMES)	CG PAR PORTION
Abricot	1 abricot	50	3,2
Amandes	1 cuillère à soupe	12	0,5
Ananas frais	1 grosse tranche	100	7,5
Apéritif sucré genre Martini	1 dose moyenne	125	16,9
Asperge	1/2 assiette	200	1,2
Aubergine	1/2 aubergine moyenne	150	2,0
Avocat	1 avocat dénoyauté	120	1,2
Banane	1 banane moyenne	125	14,8
Betterave rouge cuite	1 portion	50	0,5
Beurre	2 noisettes (pour 1 tranche de pain)	12	0,0
Big Mac Giant	1 pièce	250	22,5
Biscotte	1 biscotte	10	5,4
Biscuit fourré au chocolat	1 biscuit moyen	15	5,6
Biscuit Petit Beurre	1 biscuit	15	5,3
Bounty	1 barre	45	21,6
Brocoli	1/2 assiette	200	2,1
Cacahuètes salées	1 cuillère à soupe	15	0,5
Cacao en poudre	1 cuillère à soupe	15	1,2
Café	1 tasse	150	0,0
Cake	1 tranche moyenne	25	12,5
Carotte crue	1 grosse carotte	70	3,2
Carotte cuite	1 grosse carotte	70	2,7
Céleri vert	1 branche	60	0,4
Céleri rave cru	1/3 d'assiette	150	2,1
Cerises	1 poignée (25 cerises)	200	16,1
Champignons	1/3 d'assiette	100	0,8
Chataigne	1 portion	50	8,8
Chips	1 sachet moyen	90	28,2
Choco à tartiner Nutella	1 cuillère à soupe	25	5,1
Chocolat au lait	2 petits carrés	25	7,3
Chocolat noir	2 petits carrés	25	6,8

ALIMENT	PORTION	MOYENNE (EN GRAMMES)	CG PAR PORTION
Choucroute	1/4 d'assiette	180	1,2
Cidre	1 verre	150	3,9
Coca-cola	1 cannette de 330 ml	330	24,5
Coca-cola light	1 cannette	330	0,3
Compote de pommes	1/4 d'assiette	200	24,0
Concombre	10 rondelles	50	0,3
Confiture	1 cuillère à soupe	20	7,6
Confiture light	1 cuillère à soupe	20	5,2
Corn Flakes	1 grand bol	50	25,0
All Bran	1 grand bol	50	12,9
Spécial K	1 grand bol	50	21,2
Courgette	1/2 courgette moyenne	50	0,3
Couscous (semoule cuite)	1 fond d'assiette	200	32,5
Crème dessert	1 barquette	150	19,5
Crème fraiche allégée (20 % mg)	1 cuillère à soupe	15	0,2
Crème glacée (moyenne)	1 boule	40	6,0
Crêpe nature	1 crêpe moyenne	60	14,1
Ccroissant	1 croissant	50	15,5
Dattes sèches	4 dattes	30	22,5
Eclair	1 éclair	150	33,0
Endive (chicon)	1 endive moyenne	80	0,5
Epinards cuits	1/3 d'assiette	200	1,1
Farine blanche de blé	1 cuillère à soupe	20	10,4
Figues sèches	3 figues sèches	40	16,0
Flocons d'avoine	1 portion	40	14,0
Fraises	10 fraises moyennes	155	4,8
Framboises	1 ravier	165	7,9
Frites (huile végétale)	1/2 assiette	200	59,7
Fromage blanc maigre	1 portion pour 1 tranche de pain	40	0,0
Fromage (moyenne)		35	0,0
Fruits (moyenne)	1 portion	100	7,6
Gaufre au sucre	1 gaufre moyenne	150	39,9
Grany	1 Grany	35	12,5

ALIMENT	PORTION	MOYENNE (EN GRAMMES)	CG PAR PORTION
Haricots blanc en conserve	1/2 assiette	200	16,9
Haricots verts	1/2 assiette	150	0,9
Huile (moyenne)	1 cuillère à soupe	15	0,0
Jus de pamplemousse nature	1 verre	150	8,0
Jus de pomme	1 verre	150	7,0
Jus de tomates	1 verre	150	2,5
Jus d'orange nature	1 verre	150	8,1
Ketchup	1 cuillère à soupe	15	1,5
Kiwi	1 kiwi pelé	85	6,6
Lait 1/2 écremé	1 verre	150	2,1
Lait de soja nature	1 verre	150	3,3
Laitue nature	1/2 assiette	70	0,3
Lentilles	1 cuillère à soupe	20	1,2
Limonade Cola	1 cannette	330	22,4
Maïs doux en conserve	1 cuillère à soupe	15	1,2
Mandarine	1 mandarine	90	6,2
Mangue	1 mangue dénoyautée	250	21,7
Margarine de cuisson	1 cuillère à soupe	15	0,0
Mars (barre chocolatée)	1 barre	56	26,1
Mayonnaise	1 cuillère à soupe	15	0,0
Melon	1/2 melon	290	15,9
Miel	1 portion (pour 1 tranche de pain)	35	15,9
Milky Way	1 Milky Way	30	9,6
Muesli (corn flakes)	1 grand bol	50	20,0
Navet	1/3 d'assiette	200	1,5
Nectarine	1 nectarine	175	7,0
Noisettes	1 cuillère à soupe	15	0,5
Noix	1 cuillère à soupe	15	0,6
Œuf entier	1 œuf	60	0,0
Oignon	1 gros oignon	150	2,3
Olives en saumure	3 olives	15	0,1
Orange	1 orange moyenne	250	13,2
Pain blanc	1 tranche moyenne	30	14,6

ALIMENT	PORTION	MOYENNE (EN GRAMMES)	CG PAR PORTION
Pain complet aux céréales	1 tranche moyenne	35	7,0
Pain de seigle foncé	1 tranche moyenne	35	9,6
Pain au chocolat	1 pain au chocolat	80	28,8
Pain (baguette de 250 g)	1/4 de baguette	65	31,9
Pamplemousse	1 pamplemousse	360	9,6
Pastèque	1 quartier moyen	250	16,2
Pâtes cuites	1 portion de 250 g (100 g avant cuisson)	250	28,2
Pâtes complètes (crues)	1 portion de 100 g (250 g après cuisson)	100	25,6
Pêche	1 pêche	180	6,8
Petit Suisse Gervais	1 Petit Suisse	60	0,5
Petits pois cuits	1/2 assiette	150	6,0
Pizza	1 pizza de pizzeria	400	69,6
Poire	1 poire moyenne	250	9,0
Poireaux	1/3 d'assiette	150	3,2
Poivron cru	1/2 poivron	75	0,4
Pomme	1 pomme moyenne	220	11,5
Pomme de terre bouillies	1 pomme de terre moyenne	70	12,3
Pruneaux	1 portion	50	13,0
Prune	1 prune moyenne	50	2,2
Purée de pomme de terre	1/4 d'assiette	200	23,9
Raisins	1 grappe de 250 g	250	18,4
Ravioli cannelloni en conserve	1 boîte	400	16,0
Riz au lait	1/2 boîte	185	40,0
Riz blanc cuit	1/2 sachet : 100 g (30 g avant cuisson)	100	24,1
Riz complet cuit	1/2 sachet : 100 g (30 g avant cuisson)	100	22,0
Sauce béchamel	1 cuillère à soupe	20	4,1
Snickers	1 Snickers	45	16,0
Soja (germe)	1/3 d'assiette	100	0,0
Spaghetti bolognaise	1 grosse assiette à soupe	400	63,7
Sucre	1 morceau	5	3,4
Tomate	1 tomate moyenne	125	0,9

ALIMENT	PORTION	MOYENNE (EN GRAMMES)	CG PAR PORTION
Vin	1 verre	125	0,4
Yaourt aux fruits	1 yaourt	125	5,3
Yaourt entier nature	1 yaourt	125	1,3
Yaourt maigre	1 yaourt	125	2,1
Yaourt maigre aux fruits	1 yaourt	125	5,6

14 COLORANTS ALIMENTAIRES INDÉSIRABLES ET POURTANT AUTORISÉS

Les colorants sont utilisés depuis longtemps dans l'alimentation. Il s'agissait au début de substances naturelles. Avec les progrès de l'industrie chimique sont apparus les colorants de synthèse. Si les colorants d'origine naturelle sont la plupart du temps inoffensifs, on ne peut pas en dire autant de tous les produits obtenus par synthèse chimique. Les deux principaux risques sont :

- les réactions allergiques
- le risque de cancer

E102 : TARTRAZINE (COLORANT JAUNE)

Code européen : E102

Code américain : FD&C Yellow No 5

Origine : colorant azoïque obtenu par synthèse chimique

Où le trouver : dans de nombreux aliments et médicaments tels que les boissons, les merguez, les gâteaux, les bonbons ou les enrobages de sucreries.

Dose journalière admissible : 7,5 mg par kilo de poids corporel

La tartrazine peut provoquer des réactions allergiques. Il s'agit de : urticaire, asthme, syndromes hyperkinétiques, dermatite de contact mais aussi parfois sensibilité croisée à l'aspirine. La tartrazine est parfois utilisée pour colorer certains médicaments. Ainsi les chercheurs rapportent des cas d'allergies consécutives à la prise de certains médicaments psychotropes dont les comprimés étaient colorés en jaune avec de la tartrazine. Selon l'Agence française de sécurité sanitaire des aliments (Afssa) la consommation courante de tartrazine chez les enfants atteint à peine 37 % de la dose journalière admissible. D'après ces experts « la tartrazine ne représente pas un risque pour le consommateur ». Ils reconnaissent cependant que certains patients souffrant d'asthme ou d'urticaire peuvent être sensibles à cette substance. Ils estiment que l'intolérance à la tartrazine concerne 0,12 % de la population et recommandent d'être particulièrement attentifs aux étiquetages.

L'avis de MFM: À éviter. Voire même à bannir si vous êtes sujets à des réactions allergiques.

E104 : JAUNE DE QUINOLÉINE (COLORANT JAUNE)

Code européen: E104

Code américain: D&C Yellow No 10

Origine: colorant synthétique

Où le trouver: principalement dans les sodas et confiseries mais aussi dans certaines confitures et les boissons alcoolisées. Interdit aux États-Unis et en Australie

Dose journalière admissible: 10 mg par kilo de poids corporel

Ce colorant est interdit aux États-Unis et en Australie, et pour cause : c'est un agent mutagène, potentiellement cancérogène. En 2004, des chercheurs polonais ont montré que le jaune de quinoléine peut être génotoxique. Le jaune de quinoléine est aussi susceptible de provoquer des réactions allergiques chez les personnes sensibles.

L'avis de MFM : À bannir de votre alimentation.

E110 : JAUNE ORANGÉ SUNSET (COLORANT JAUNE)

Code européen : E110

Code américain : FD&C Yellow No 6

Origine : colorant synthétique

Où le trouver : confiseries, conserves, confitures, pâtisseries

Dose journalière admissible : 2,5 mg par kilo de poids corporel

À haute dose, ce colorant est suspecté de provoquer des tumeurs des glandes surrénales et des reins chez l'animal. Cependant dans une étude menée en 1974, des chercheurs ont testé les effets sur lA santé du jaune orangé sunset sur des souris et n'ont relevé aucun indice d'une augmentation de la fréquence de tumeurs. Ils en concluent que même au taux de 1,6 % du régime, cette substance n'est pas carcinogène et n'exerce aucun effet toxique à long terme chez la souris. Les chercheurs ont ensuite effectué le même type de tests chez des rats. Ils ont établi que le niveau auquel les effets sont inexistants est de 1 % de colorant dans l'alimentation des rats pendant 90 jours, ce qui équivaut à 500 mg/kg/jour.

L'avis de MFM : Éviter les aliments colorés avec le jaune orangé sunset.

E120 : CARMIN, ACIDE CARMINIQUE (COLORANT ROUGE)

Code européen: E120

Origine: colorant naturel extrait d'un insecte, la cochenille

Où le trouver: essentiellement dans les charcuteries

Dose journalière admissible: 5 mg par kilo de poids corporel

Le rouge carmin est essentiellement utilisé pour colorer les charcuteries, notamment les saucisses. La population la plus exposée se retrouve donc parmi les bouchers et les employés des usines agro-alimentaires qui produisent ces denrées. C'est également la catégorie de personnes chez qui on retrouve le plus de cas d'allergies à ce colorant. Le rouge carmin devrait probablement être ajouté à la liste des substances responsables de l'asthme professionnel. Le rouge carmin peut non seulement provoquer des allergies de contact mais également déclencher des réactions suite à son ingestion et donc provoquer des allergies alimentaires. En revanche les soupçons de cancérogénicité semblent peu fondés: une étude menée sur des rats a montré que jusqu'à la dose de 1 000 mg par kilo de poids corporel le rouge carmin était sans effet notamment sur les nouveau-nés de mères ayant consommé le colorant.

L'avis de MFM: À éviter si vous êtes sujets à des réactions allergiques.

E122: AZORUBINE, CARMOISINE (COLORANT ROUGE)

Code européen: E122

Code américain: D&C Red No 10

Origine: colorant synthétique

Où le trouver : essentiellement dans les charcuteries

Interdit en Australie, en Norvège, en Suède et aux États-Unis

Dose journalière admissible : 4 mg par kilo de poids corporel

L'utilisation de ce colorant est interdite aux États-Unis car l'azorubine est soupçonnée d'être cancérigène. Dans des études menées à la fin des années 1970, les chercheurs ont testé la toxicité de ce colorant chez des rats. Au terme des 52 semaines de l'étude les chercheurs concluent qu'il n'y a pas eu davantage de tumeurs dans le groupe qui a reçu le colorant que dans le groupe témoin. En 1987, une autre étude qui testait la toxicité de cette substance n'a pas constaté de différence de santé entre les rats qui ont reçu l'azorubine et les autres. Cependant une étude menée en 1993 par des chercheurs indiens conclue que l'azorubine peut entrer dans des réactions chimiques générant des composés toxiques.

L'avis de MFM : À éviter, prudence notamment si vous êtes un gros consommateur de charcuteries.

E123 : AMARANTE (COLORANT ROUGE)

Code européen : E123

Code américain : FD&C Red No 2

Origine : colorant azoïque obtenu par synthèse chimique

Où le trouver : autorisé uniquement dans les vins apéritifs, spiritueux, y compris les boissons spiritueuses de moins de 15 % d'alcool en volume et les œufs de poisson

Interdit aux États-Unis, en Norvège, en Russie et en Autriche

Dose journalière admissible : 0,5 mg par kilo de poids corporel

Ce colorant est un des constituants de la grenadine à laquelle il confère sa couleur. Dans les années 1970, des études ont conclu que l'amarante pourrait être cancérigène et son utilisation a été largement abandonnée. D'autres études américaines ont ensuite trouvé que cette substance ne serait en réalité pas cancérigène. Ainsi pour une étude commandée en 1976 par la Food and Drug Administration (FDA), l'autorité américaine chargée des questions de sécurité alimentaire, des chercheurs ont testé les effets de l'amarante sur des rongeurs. Les chercheurs n'ont constaté aucun effet cancérigène, ni sur les animaux qui ont reçu l'amarante, ni sur leur descendance et remettent en question la toxicité de ce colorant. En 1987, des chercheurs britanniques ont également testé la toxicité de l'amarante chez le rat. Ils ont constaté à haute dose des effets sur le fonctionnement rénal mais uniquement chez la femelle et donc ne concluent pas à l'innocuité de l'amarante.

Une étude plus récente publiée en 2001 dans la revue Toxicological Sciences arrive à des conclusions plus inquiétantes. Les chercheurs japonais ont nourri des souris en ajoutant ce colorant à leur alimentation. Résultat : dès la dose de 10 mg par kilo, les scientifiques ont trouvé que cette substance induisait des dommages sur l'ADN. Ils en concluent que la génotoxicité de l'amarante à cette faible dose devrait inciter à la prudence.

L'avis de MFM : À bannir. L'utilisation de l'amarante étant cependant très restreinte – caviar et autres œufs de poissons, spiritueux – l'alimentation ne semble pas exposer à un dépassement de la dose journalière admissible pour ce colorant. Prudence si vous consommez ces produits en grande quantité.

E124 : ROUGE PONCEAU 4R, ROUGE COCHENILLE (COLORANT ROUGE)

Code européen : E124

Code américain : Acid Red N° 18 (interdit dans les aliments aux États-Unis)

Origine : colorant azoïque obtenu par synthèse chimique

Où le trouver : pâtisserie fraîche ou sèche, entremets, flans, fruits au sirop, confiserie, bonbons, chewing-gum, chorizo

Dose journalière admissible : 4 mg par kilo de poids corporel

Les premières études réalisées dans les années 1970 et 1980 étaient plutôt rassurantes quant à l'innocuité du rouge Ponceau. En 1987, une équipe de chercheurs britannique a de nouveau testé la toxicité fœtale de ce colorant en faisant une étude sur trois générations de rat. Aucun des animaux des 3 générations étudiées n'a manifesté de problèmes de santé. À l'époque les chercheurs en ont conclu que le rouge Ponceau 4R n'avait pas d'effet sur la santé jusqu'à la dose de 1250 mg de colorant par kilo de poids corporel. Mais une étude plus récente publiée en 2001 dans la revue Toxicological Sciences arrive à des conclusions bien différentes chez la souris. À la dose de 10 mg par kilo, les scientifiques ont trouvé que cette substance induisait des dommages sur l'ADN. Ils en concluent que la génotoxicité du rouge Ponceau à cette faible dose devrait inciter à de nouvelles études pour plus de prudence.

L'avis de MFM : À éviter.

E127 : ERYTHROSINE (COLORANT ROUGE)

Code européen : E127

Code américain : FD&C Red N° 3

Origine : colorant azoïque obtenu par synthèse chimique

Où le trouver : autorisé uniquement pour les cerises pour cocktail, cerises confites ou bigarreaux au sirop

Dose journalière admissible : 0,1 mg par kilo de poids corporel

Le potentiel cancérigène de l'érythrosine est connu depuis de nombreuses années. Les chercheurs soupçonnent notamment ce colorant d'être à l'origine de cancer de la thyroïde chez l'animal. Au début des années 1990, deux études menées par une même équipe des chercheurs avaient conclu que l'érythrosine administrée à des rats n'avait pas de conséquences sur la santé du fœtus. Pourtant dans une étude menée en 1997, des chercheurs égyptiens ont obtenus des résultats bien différents sur la souris : diminution du nombre de spermatozoïdes, de leur motilité, mais également augmentation de la proportion de spermatozoïdes anormaux. Les chercheurs estiment que cette augmentation des anomalies du sperme peut avoir des conséquence sur les futurs embryons. L'érythrosine est cependant un des colorants alimentaires les plus faciles à bannir de nos assiettes : il n'est autorisé que dans les cerises pour cocktail, cerises confites ou bigarreaux au sirop. Une question demeure : pourquoi en autoriser l'utilisation même restreinte si sa toxicité est reconnue ?

L'avis de MFM : À bannir.

Prudence si vous consommez régulièrement des cerises confites ou pour cocktail.

E128 : ROUGE 2G (COLORANT ROUGE)

Code européen : E128

Origine : colorant azoïque obtenu par synthèse chimique

Où le trouver : dans certaines saucisses et des viandes pour hamburger

Interdit en Australie

Dose journalière admissible : retirée

Les autorités sanitaires ont récemment tiré le signal d'alarme sur la toxicité de ce colorant. Pourquoi ? Parce que dans l'organisme le rouge 2G donne naissance à un composé toxique : l'aniline. Cette dernière est une substance cancérigène dont les effets néfastes chez le rat ont été prouvés, les chercheurs considèrent que les risques cancérigènes liés à l'aniline chez l'homme sont réels. La Commission européenne a adopté le 20 juillet 2007 un règlement interdisant l'utilisation du rouge 2G. Néanmoins les produits contenant du E 128 qui sont actuellement sur le marché peuvent être commercialisés jusqu'à la fin de leur date limite de consommation. Une solution : surveillez les étiquettes.

L'avis de MFM : À bannir.

E 129 : ROUGE "ALLURA" AC (COLORANT ROUGE)

Code européen : E129

Code américain: FD&C Red N° 40

Origine: colorant synthétique

Où le trouver: dans les sodas, les apéritifs, les saucisses et les viandes pour hamburger

Dose journalière admissible: 7 mg par kilo de poids corporel

La plupart des études publiées à la fin des années 1980 et au début des années 1990 concluaient à une absence de toxicité du rouge allura. Mais une étude plus récente publiée en 2001 dans la revue Toxicological Sciences arrive à des conclusions bien différentes. Les chercheurs japonais ont nourri des souris en ajoutant ce colorant à leur alimentation. Résultat: dès la dose de 10 mg par kilo, les scientifiques ont trouvé que cette substance induisait des dommages sur l'ADN. Ils en concluent que la génotoxicité du rouge allura à cette faible dose devrait encourager à de nouvelles études pour plus de prudence.

L'avis de MFM: À éviter.

E132: INDIGOTINE (COLORANT BLEU)

Code européen: E132

Code américain: FD&C Blue N° 2

Origine: colorant synthétique

Où le trouver: dans les confiseries et les glaces

Interdit en Norvège

Dose journalière admissible: 5 mg par kilo de poids corporel

Dès les années 1980, des études sur la souris, le rat et le lapin sont arrivées à la conclusion que l'indigotine n'était ni cancérigène ni tératogène. En revanche un autre risque potentiel pour la santé de l'indigotine a été depuis mis en évidence par les chercheurs : les réactions allergiques.

L'avis de MFM : À éviter si vous êtes sujets à des réactions allergiques.

E142 : VERT BRILLANT BS (COLORANT VERT)

Code européen : E142

Code américain : Green S

Origine : colorant synthétique

Où le trouver : dans les pâtes de fruits, confiserie, bonbons, sirops, liqueurs

Interdit en Norvège, aux États-Unis et en Suède

Dose journalière admissible : 5 mg par kilo de poids corporel

La plupart des études qui se sont penchées sur l'éventuelle toxicité du vert brillant concluent à son innocuité. Mais en 1987, des chercheurs britanniques ont testé les effets de doses de vert brillant BS allant de 250 à 1500 mg de colorant par kilo de poids corporel chez le rat. Au bout de 13 semaines de ce régime les chercheurs se sont aperçus que les mâles qui recevaient les plus fortes doses de colorant avaient tendance à consommer davantage d'eau et de nourriture que leurs congénères et ont donc observé une augmentation de leur poids.

L'avis de MFM : À éviter par précaution. Prudence pour les gros consommateurs de confiseries.

E154 : BRUN FK (COLORANT MARRON)

Code européen : E154

Code américain : Brown FK

Origine : produit chimique obtenu par mélange de plusieurs colorants azoïques

Où le trouver : uniquement dans les harengs fumés des pays nordiques (kippers)

Interdit aux États-Unis

Dose journalière admissible : 0,15 mg par kilo de poids corporel

Le brun FK n'est utilisé que pour colorer les harengs fumés des pays nordiques. Certaines études suggèrent que cette substance serait susceptible d'avoir des effets mutagènes ce qui en fait un colorant potentiellement cancérigène.

L'avis de MFM : Prudence si vous consommez régulièrement des kippers, sinon le risque est faible.

E151 : NOIR BRILLANT BN

Code européen : E151

Code américain : Brilliant Black BN

Origine : produit chimique obtenu par mélange de plusieurs colorants azoïques

Où le trouver : uniquement dans les harengs fumés des pays nordiques (kippers)

Interdit aux Canada, aux État Unis, en Finlande, Japon, en Norvège

Dose journalière admissible : 5 mg par kilo de poids corporel

Ce colorant est interdit dans de nombreux pays, et pour cause : c'est un agent mutagène, ce qui signifie qu'il est potentiellement cancérigène. En 2004, des chercheurs polonais ont montré que le jaune de quinoléine peut être génotoxique.

L'avis de MFM : À éviter.

BIBLIOGRAPHIE

Première partie

APPEL LJ ET AL. : *À Clinical Trial of the Effects of Dietary Patterns on Blood Pressure.*

DASH Collaborative Research Group. N Engl J Med. 1997 Apr 17;336(16):1117-24.

ASTORG P : *Dietary intakes and food sources of n-6 and n-3* PUFA in French Adult Men & Women. Lipids, 2004 Jun;39(6):527-35.

FOSTER-POWELL K., HOLT S.H.A., BRAND-MILLER J.C. : International tables of glycaemic index and glycemic load values. American Journal of Clinical Nutrition, 2002, 76:5-56.

FRASSETTO L ET AL. : Long-term persistence of the urine calcium-lowering effect of potassium bicarbonate in postmenopausal women. J Clin Endocrinol Metab. 2005 Feb;90(2):831-4.

LEMANN J JR ET AL. : Potassium causes calcium retention in healthy adults. J Nutr. 1993 Sep;123(9):1623-6. Review.

LIN P. : The DASH Diet and Sodium Reduction Improve Markers of Bone Turnover and Calcium Metabolism in Adults. J Nutr 2003 ; 133:3130-3136.

MARANGELLA M. ET AL. : Effects of potassium citrate supplementation on bone metabolism. Calcif Tissue Int. 2004 Apr;74(4):330-5.

NEW SA. : Intake of fruit and vegetables: implications for bone health. Proc Nutr Soc. 2003 Nov;62(4):889-99. Review.

NJERI K.: Acceptability of Sodium-Reduced Research Diets, Including the Dietary Approaches to Stop Hypertension Diet, among Adults with Prehypertension and Stage 1 Hypertension. Journal of the American Dietetic Association, Volume 107, Issue 9 September 2007 pages 1530-1538

REMER T, MANZ F.: Potential renal acid load of foods and its influence on urine pH. J Am Diet Assoc. 1995 Jul;95(7):791-7.
ROLLS BJ.: Salad and satiety: energy density and portion size of a first-course salad affect energy intake at lunch. J Am Diet Assoc. 2004 Oct;104(10):1570-6.

SLAVIN JL.: Dietary fiber and body weight. Nutrition. 2005 Mar ; 21(3) : 411-8.

SLAVIN J.: Why whole grains are protective: biological mechanisms. Proc Nutr Soc. 2003, 62(1):129-134.

TUCKER KL, HANNAN MT, KIEL DP.: The acid-base hypothesis: diet and bone in the Framingham Osteoporosis Study. Eur J Nutr. 2001 Oct;40(5):231-7.

WESTERTERP-PLANTENGA MS.: Modulatory factors in the effect of energy density on energy intake. Br J Nutr. 2004 Aug;92 Suppl 1:S35-9.

Deuxième partie

(1) COLLET-RIBBING C.: Changes in the availability of proteins of plant origin in France, Europe and a few industrialised countries. OCL 1999; 6 (6) : 477-481.

(2) JÖNSSON T.: A Paleolithic diet confers higher insulin sensitivity, lower C-reactive protein and lower blood pressure than

a cereal-based diet in domestic pigs. Nutr Metab (Lond). 2006 Nov 2; 3:39.

(3) LINDEBERG S.: À Palaeolithic diet improves glucose tolerance more than a Mediterranean-like diet in individuals with ischaemic heart disease. Diabetologia, 2007 Sep; 50 (9) : 1795-807. Epub 2007 Jun 22.

(4) MILLER H.E.: Antioxidant content of whole grain breakfast cereals, fruits and vegetables. J Am Coll Nutr 2000; 19 (3) : 312S-319S.

(5) HARRIS WS.: Omega-3 fatty acids and cardiovascular disease: a case for omega-3 index as a new risk factor. Pharmacol Res. 2007 Mar; 55 (3) : 217-23.

(6) HILL A. M: Combining fish-oil supplements with regular aerobic exercise improves body composition and cardiovascular disease risk factors. Am J Clin Nutr. 2007 May; 85 (5) : 1267-74.

(7) HUANG T. L: Benefits of fatty fish on dementia risk are stronger for those without APOE epsilon4. Neurology. 2005 Nov 8; 65 (9) : 1409-14.

(8) MORRIS M. C.: Fish Consumption and Cognitive Decline With Age in a Large Community Study. Arch Neurol. 2005 Oct 10.

(9) BLANCHET C.: Analyses des acides gras oméga-3 et des contaminants environnementaux dans les salmonidés. Institut national de santé publique du Québec (Sainte-Foy), 1er février 2005.

(10) GIBSON S.: The association between red and processed meat consumption and iron intakes and status among British adults. Public Health Nutr. 2003, 6 (4): 341-350.

(11) SCHULZE MB: Processed meat intake and incidence of Type 2 diabetes in younger and middle-aged women. Diabetologia. 2003, 46 (11): 1465-1473.

(12) CAO D.: Intake of Sucrose-sweetened Water Induces Insulin Resistance and Exacerbates Memory Deficits and Amyloidosis in a Transgenic Mouse Model of Alzheimer Disease. J. Biol. Chem., Dec 2007; 282 : 36275 - 36282; doi: 10.1074/jbc.

(13) FISHER ND.: Flavanol-rich cocoa induces nitric-oxide-dependent vasodilation in healthy humans. J Hypertens. 2003 Dec; 21 (12) : 2281-6.

(14) SELMI C.: The anti-inflammatory properties of cocoa flavanols. J Cardiovasc Pharmacol. 2006; 47 Suppl 2: S163-71 ; discussion S172-6.

(15) HERMANN F.: Dark chocolate improves endothelial and platelet function. Heart. 2006 Jan; 92 (1) : 119-20.

(16) KENNY T. P.: Immune effects of cocoa procyanidin oligomers on peripheral blood mononuclear cells. Exp Biol Med (Maywood). 2007 Feb; 232 (2) : 293-300.

(17) DUFLOT V: Respecter les ANC, est-ce possible? Tout Prévoir 2000, 317: 34-35.

Ouvrages

BERTRAND C.: La diététique anti-arthrose, Thierry Souccar Editions, 2007.

BRAND-MILLER J. : The New Glucose Revolution, Marlowe and Company, 2002

CORDAIN L. : The Paleo Diet, Wiley, 2002.

NÉRIN E : Le régime IG minceur, Thierry Souccar Editions, 2007.

PIQUET F. : La diététique anti-ostéoporose, Thierry Souccar Editions, 2007.

SIMOPOULOS A., ROBINSON J. DE LORGERIL M. ET SALEN P. : Le régime oméga-3, EDP Sciences, 2004.

SOUCCAR T. : Lait, mensonges et propagande, Thierry Souccar Editions, 2007.

SOUCCAR T. : Santé, mensonges et propagande, Seuil, 2004.

WILLCOX B., WILLCOX C., SUZUKI M. : The Okinawa Program, Three Rivers Press, 2002.

WILLET W. C. : Eat, drink and be healthy, Simon and Schuster, New York, 2001.

Annexes

(1) HUNT CD, JOHNSON LK. : Calcium requirements: new estimations for men and women by cross-sectional statistical analyses of calcium balance data from metabolic studies. Am J Clin Nutr. 2007 Oct;86(4):1054-63.

INDEX

La meilleure façon de manger au quotidien

Chaque jour

- 1,5 à 2 L d'eau
- Un peu de vin
- Thé ou tisane (2 à 5 tasses)
- Aromates et/ou épices
- Un peu de chocolat noir (70 % minimum de cacao)

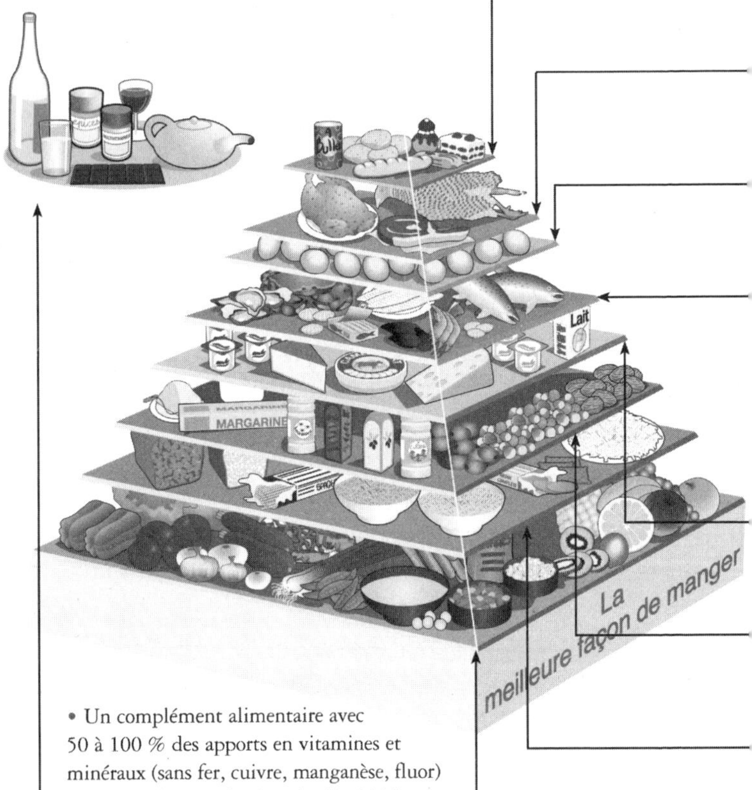

- Un complément alimentaire avec 50 à 100 % des apports en vitamines et minéraux (sans fer, cuivre, manganèse, fluor)
- Un supplément de vitamine D, 800 à 1 000 UI par jour, d'octobre à mars.

Occasionnellement

0 à 3 portions par semaine de pain blanc, corn flakes, riz blanc, pomme de terre, confiseries, gâteaux industriels, viennoiseries, sodas, charcuteries

Chaque semaine

0 à 4 portions de viandes et volailles

2 à 5 portions d'œufs pondus par des poules élevées en plein air ou labellisés « bleu-blanc-cœur »

3 à 4 portions de poisson, fruits de mer avec une préférence pour le poisson gras

Chaque jour

0 à 2 portions maximum de laitages : yaourts, fromages, lait. Celles et ceux qui aiment les laitages peuvent en consommer surtout sous la forme de fromages et yaourts, les autres ne doivent pas en faire une obligation

2 à 6 portions d'huiles de colza et d'olive, margarine de colza, un peu de beurre, des oléagineux

0 à 6 portions par jour (selon l'activité physique) de pâtes, riz et pain complets ou semi-complets, biscuits secs (glucides à index glycémique bas)

5 à 12 portions de légumes, légumineuses – dont le soja –, fruits frais et secs, qui doivent fournir la plus grande part des calories quotidiennes.

LES LÉGUMES ET LÉGUMINEUSES

3 à 7 portions par jour

Au moins 2 de crudités et 1 de légumes ou légumineuses cuits

Diversifier au maximum vos légumes (bulbes, fruits, racines, feuilles), tubercules, légumineuses et les consommer autant que possible en saison.

Une portion de légumes, c'est quoi ?

Une portion correspond en général à un quart d'assiette standard de 25 cm de diamètre de légumes cuits et une assiette entière pour les salades.

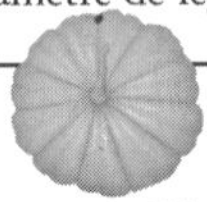
Courge : 100 g

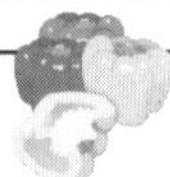
Poivron : 85 g

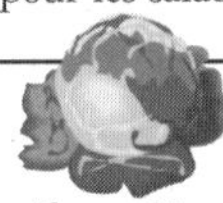
Chou : 85 g

Champignon : 85 g

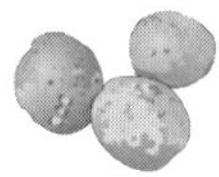
Pommes de terre : 130 g

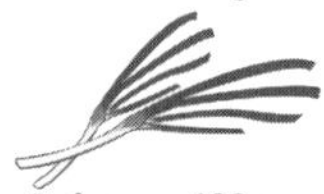
Poireau : 100 g

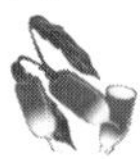
Radis crus : 60 g

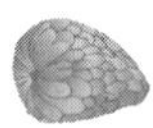
1 artichaut : 230 g

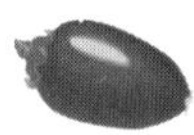
Aubergine : 85 g

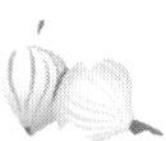
Oignon cru : 85 g

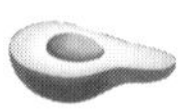
½ Avocat : 100 g

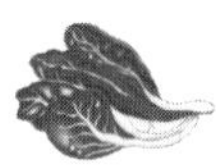
Blette : 90 g

Haricot blanc : 130 g

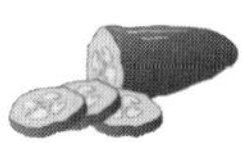
Concombre : 65 g

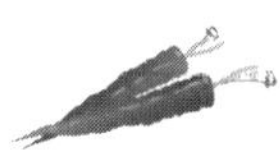
Carotte : 85 g

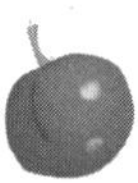
1 tomate : 110 g

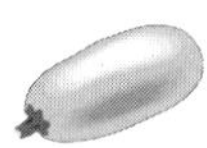
Courgette : 95 g

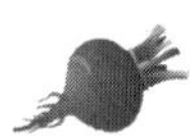
Navet : 85 g

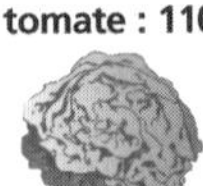
Salade : 50 g

Ail : 25 g

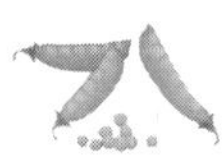
Petits pois : 130 g

LES FRUITS FRAIS ET SECS

2 à 5 portions par jour

Consommer des fruits de saison. Diversifier les variétés, les couleurs et les formes : frais ou secs, en dessert ou en guise d'en-cas, fruits entiers, en salade ou en compote.

Une portion de fruits, c'est quoi ?

On compte de 90 g à 150 g pour une portion de fruits, soit en général 1 gros fruit, 2 fruits moyens et une poignée de petits fruits.

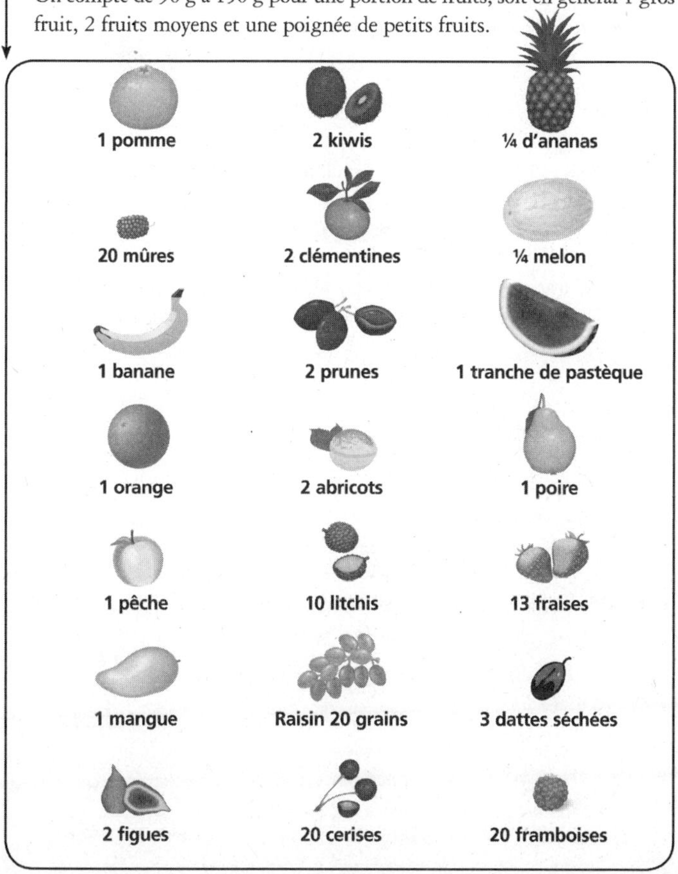

LES ALIMENTS CÉRÉALIERS

0 à 6 portions par jour

Le nombre de portions varie selon le niveau d'activité physique (a minima pour les sédentaires, plus pour les actifs). Pains multicéréales au levain, pâtes, riz, autres céréales… Parmi les céréales du petit déjeuner et les biscuits, choisir des aliments céréaliers peu transformés de qualité (flocons d'avoine, biscuits secs).

Une portion de céréales, c'est quoi ?

Une portion représente environ ¼ d'assiette standard de 25 cm de diamètre.

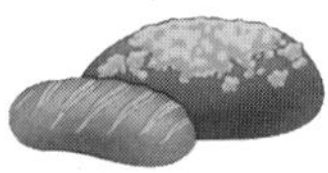

Pain : 35 g

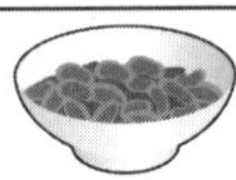

Flocons d'avoine : 30 g

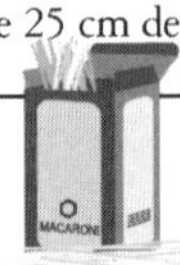

Pâtes cuites : 85 g

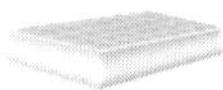

1 gaufre : 35 g

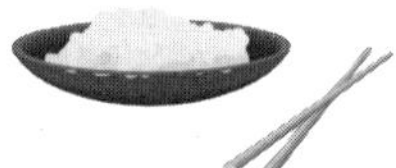

Riz cuit : 100 g

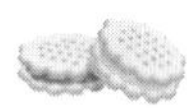

3 biscuits : 30 g

LES MATIÈRES GRASSES AJOUTÉES

2 à 4 portions par jour

L'huile d'olive et l'huile de colza doivent être utilisées à parts égales. Si vous utilisez uniquement l'huile d'olive pour vos plats chauds, utilisez alors l'huile de colza seule pour vos salades.

- Assaisonnement : huiles de colza et d'olive
- Cuisson : huile d'olive, éventuellement graisse d'oie
- Tartines : margarine (ratio oméga-6/oméga-3 proche de 3), beurre
- Fritures occasionnellement : huile d'olive ou d'arachide

Une portion de matière grasse, c'est quoi ?

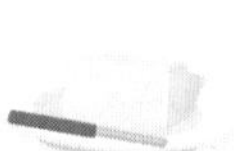

Margarine : 30 g

Beurre : 12 g (1 noix)

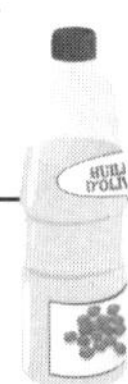

Huile d'olive : 12 g

LES NOIX ET GRAINES OLÉAGINEUSES

½ à 2 portions par jour

Noix, noisettes, amandes, cacahuètes, graines de lin peuvent compléter avantageusement les apports en acides gras sans les déséquilibrer. Ces variétés de noix et graines doivent être consommées en priorité dans vos salades, vos pains ou en guise d'en-cas.

Une portion d'oléagineux écalés, c'est quoi ?

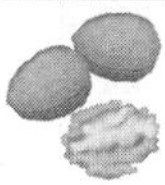

8 noix

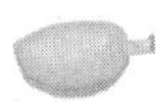

20 amandes

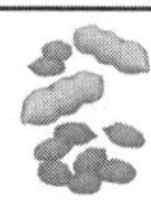

50 cacahuètes

LES LAITAGES

0 à 2 portions par jour maximum

Il est important de ne pas consommer plus de 2 laitages par jour. Le fait de ne pas en consommer du tout n'expose pas à une carence en calcium dès lors qu'on choisit chaque jour une à deux bonnes sources de ce minéral comme les eaux minérales, les légumes (en particulier crucifères), les sardines, les amandes…

Une portion de laitages, c'est quoi ?

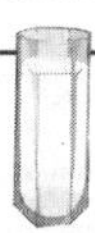

Kéfir : 250 ml

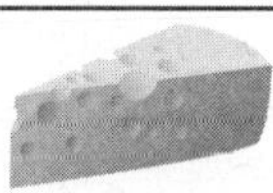

Emmental : 40 g

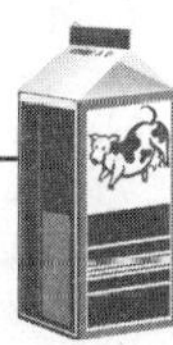

Lait : 250 ml

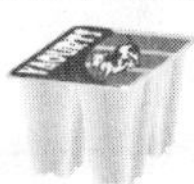

1 yaourt : 125 g

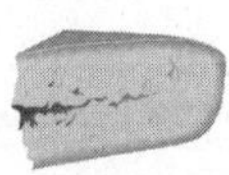

Morbier : 40 g

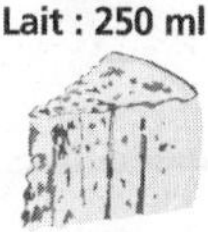

roquefort : 40 g

LES POISSONS ET FRUITS DE MER

3 à 4 portions par semaine

Enfants et femmes enceintes : 2 à 3 portions par semaine

Les poissons représentent la principale source d'oméga-3 à longues chaînes (EPA et DHA). Pour cette raison, donner la priorité aux poissons gras.

- Au moins 1 portion par semaine : maquereau, sardines ou hareng
- Au moins 1 portion par semaine : saumon, truite, thon ou anchois
- En complément : moule, huître, crevette, cabillaud, sole, daurade, lotte etc.
- Pas plus d'1 portion par semaine : thon rouge, thon albacore (conserve)
- Pas plus d'une portion par mois : thon blanc germon (conserve)

Si vous consommez du poisson gras en conserve dans de l'huile, choisissez les conserves dans l'huile d'olive et non dans l'huile de tournesol.

Une portion de poisson, c'est quoi ?

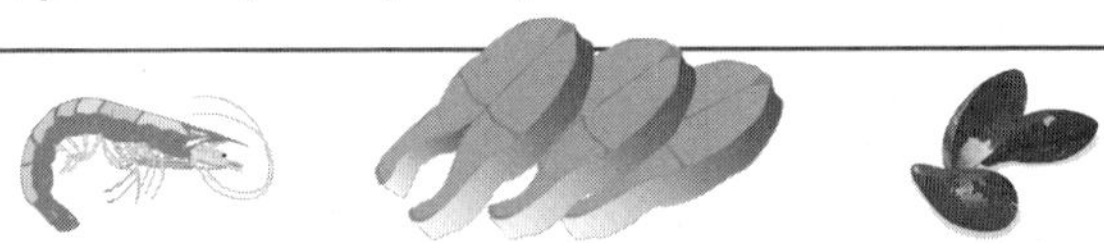

7 crevettes : 120 g **1 darne de saumon : 120 g** **25 moules**

LES VIANDES

0 à 4 portions par semaine

- Les viandes rouges (bœuf, taureau, cheval) sont plutôt indiquées chez l'enfant et la femme entre 15 et 50 ans en raison des besoins en fer (1 à 2 portions par semaine). Pour les hommes, la viande rouge n'est pas indispensable (0 à 2 portions par semaine maximum).
- Choisir des volailles labellisées « bleu-blanc-cœur » ou bio ou fermières sous label rouge.

Une portion de viande, c'est quoi ?

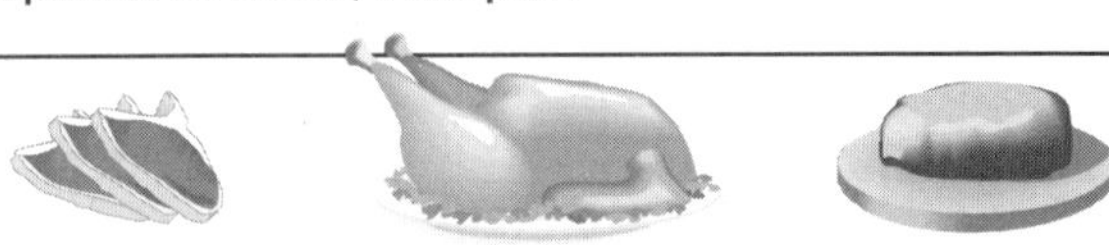

1 côte de porc : 130 g **1 cuisse de poulet : 175 g** **Bavette : 120 g**

3 JOURS POUR ADOPTER LA MEILLEURE FAÇON DE MANGER

Comment construire des menus sur une journée en consommant principalement des fruits et légumes et en respectant les huit grands piliers métaboliques ? Pour apprendre, suivez le guide.

PETIT DÉJEUNER

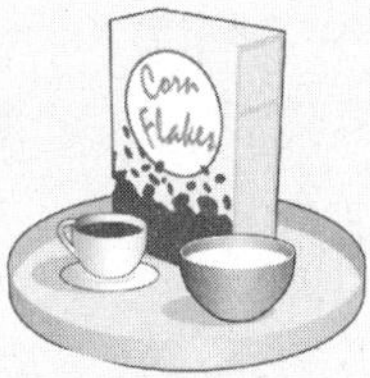

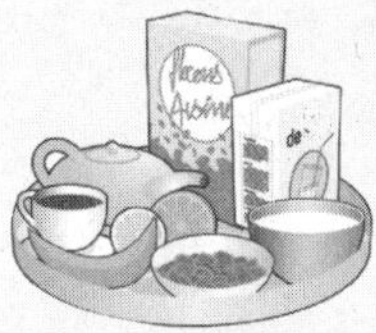

Avant :

- Café ou thé
- Corn flakes sucrés au lait

Après :

- Café ou thé,
- 2 oranges pressées
- Flocons d'avoine avec du lait de soja (ou du thé) et quelques raisins secs
- 1 tranche de melon

Commentaire :

Un petit déjeuner plus copieux mais beaucoup plus riche en vitamines et minéraux ; la densité nutritionnelle est améliorée. Surtout l'index glycémique a diminué (de 81 à 59), ce qui devrait éviter la fringale de 11 h.

COLLATION DU MATIN

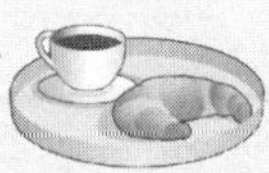

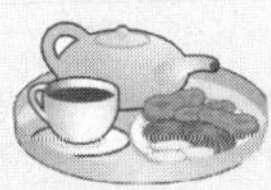

Avant :

- Café
- 1 croissant

Après :

- Thé ou tisane ou café décaféiné
- Éventuellement une pomme ou une poignée de fruits secs et oléagineux (abricots, figues, amandes).

Commentaire :

Pensez à consommer des fruits. Frais ou secs, ils sont faciles à manger sur le pouce.

DÉJEUNER (AU RESTAURANT)

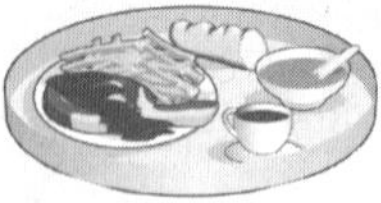

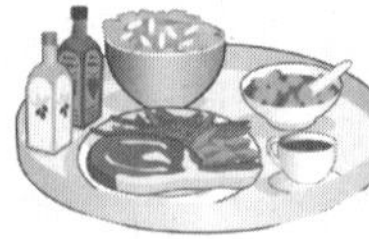

Avant :

- Bavette à l'échalote
- Frites
- Pain
- Crème caramel
- Café

Après :

- Salade de roquette aux pignons (huile et vinaigre à part)
- Bavette
- Haricots verts et carottes Vichy
- Pas de pain
- Salade de fraises au vin rouge (peu sucrée)

Commentaire :

Beaucoup plus de végétaux dans ce nouveau menu donc plus de volume dans l'estomac. La densité calorique est abaissée, l'équilibre acide-base est respecté. La charge glycémique revient à un niveau raisonnable.

LES BONS RÉFLEXES AU RESTAURANT

- Demander de l'huile d'olive et du vinaigre pour assaisonner vos salades vous-même.
- Préférer le poisson à la viande (c'est une bonne occasion de manger du poisson ou des crustacés).
- Pour les viandes et poissons en sauce, demander la sauce à part afin de la doser vous-même.
- Toujours choisir les garnitures de légumes plutôt que les frites, pomme de terre, riz ou pâtes.
- Choisir le dessert le plus riche en fruits.

COLLATION ÉVENTUELLE

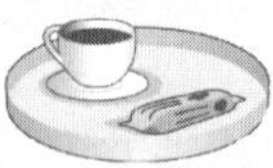

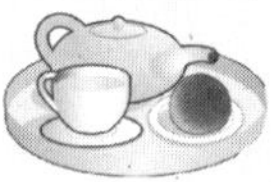

Avant :

- Une barre chocolatée

Après :

- Un thé ou une tisane
- Un fruit ou quelques fruits secs et oléagineux (raisins, noix, noisettes)
- Si besoin, un carré de chocolat

DÎNER

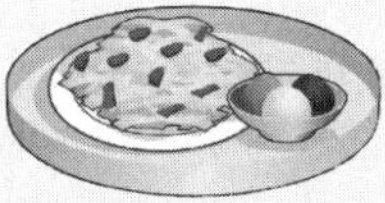

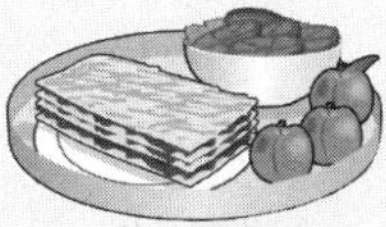

Avant :

- Tagliatelles à la carbonara
- Glace

Après :

- Salade de tomates (huile et vinaigre à part)
- Lasagnes aux légumes (aubergines, courgettes)
- Compote de pêche ou 2-3 abricots

Commentaire :

Profitez d'une entrée pour manger des crudités. Les légumes font leur apparition dans le plat principal ce qui devrait être fait systématiquement. Terminez le repas aussi souvent que possible par un fruit. Les desserts lactés sucrés, glaces ou pâtisseries doivent rester occasionnels.

JOURNEE MODELE 1 **Marie, 1 800 kcal**

PETIT DÉJEUNER

- Café ou thé, ½ pamplemousse ou une pomme
- 1 œuf à la coque, une tranche de pain de seigle au levain (35 g) beurrée (1 c. à c.)

COLLATION DU MATIN

Thé ou tisane ou café décaféiné et 2-3 biscuits secs

DÉJEUNER

- 100 g de crudités (oignon, vinaigrette 1 c. à s. d'huile olive-colza)
- Escalope de dinde, tomates provençales (85 g)
- 1 petite timbale de riz basmati (100 g), 2 c. à c. d'huile d'olive
- Poire au chocolat, pain de seigle au levain (35 g), eau, un peu de vin

COLLATION ÉVENTUELLE

- Un fruit et une poignée de fruits secs (noix, noisettes, raisins), thé ou tisane

DÎNER

- 60 g de salade d'endives, noix, pommes à l'huile de colza (1 c. à s.)
- 1 assiette (250 ml) de soupe de légumes non mixée (chou, carottes, navet, céleri, persil), 1 c. à c. d'huile d'olive (facultatif : sardines à l'huile d'olive)
- 1 yaourt nature avec éclats d'abricots secs ou raisins secs pour sucrer légèrement
- Pain de seigle au levain (35 g), eau, un peu de vin, 1 multivitamines

BILAN NUTRITIONNEL

	JOURNÉE MARIE	MFM
Légumes : 4 portions. Fruits : 3½ portions	7 ½ portions	5 à 12/j
Aliments céréaliers à IG bas :	4 portions	0 à 6/j
Graisses ajoutées et oléagineux :	4 portions	2 à 6/j
Laitages :	1 portion	0 à 2/j
Viande :	1 portion	0 à 4/sem
Poisson (facultatif) :	1 portion	3 à 4/sem
Chocolat :	1 portion	1/j
Eau, café, thé, tisanes :	1,5 L	1,5 à 2 L
Vin :	2 verres	0 à 3/j
Aromates et épices :	oui	
Un multi. (sans fer, cuivre, manganèse, fluor) :	oui	

JOURNEE MODELE 2 **Marc, 2 600 kcal**

PETIT DÉJEUNER

• Café ou thé, fromage blanc avec graines de lin et amandes, 1 banane, 1 tranche de pain multicéréales au levain, une noisette de margarine de colza, 1 c. à c. de miel

COLLATION DU MATIN

• Thé ou tisane ou café, éventuellement un fruit ou une poignée de fruits secs

DÉJEUNER

• 1 assiette de caviar d'aubergines (ail, 1 c. à c. huile d'olive) sur lit de salade (oignon, vinaigrette colza 2 c. à c.)
• Darne de saumon, julienne de légumes (1 c. à c. huile d'olive)
• Ananas ou melon en tranches
• 2 tranches de pain multicéréales au levain, eau, un peu de vin

COLLATION ÉVENTUELLE

Un fruit, une poignée de fruits secs et un chocolat chaud au lait de soja

DÎNER

• 175 g de salade niçoise (tomate, concombre, poivron, olive, œufs durs, thon albacore, ail, oignon, basilic, vinaigrette olive-colza 1 c. à s.)
• 200 g de lentilles aux carottes et aux herbes (2 c. à c. huile d'olive)
• Compote de fruit non sucrée
• 1 tranche de pain multicéréales au levain, eau, un peu de vin, 1 multivitamines

BILAN NUTRITIONNEL

	JOURNÉE MARC	MFM
Légumes : 8 portions Fruits : 4 portions	12 portions	5 à 12/j
Aliments céréaliers à IG bas :	4 portions	0 à 6/j
Graisses ajoutées et oléagineux :	4 portions	2 à 6/j
Laitages :	1 portion	0 à 2/j
Poisson :	1 ½ portion	3 à 4/sem
Œuf :	1	2 à 5/sem
Eau, café, thé, tisanes :	2 L	1,5 à 2 L
Vin :	3 verres	0 à 3/j
Aromates et épices :	oui	
Un multi. (sans fer, cuivre, manganèse, fluor) :	oui	

	ALIMENTS À DIMINUER	ET À REMPLACER PAR
Légumes, légumineuses et assimilés 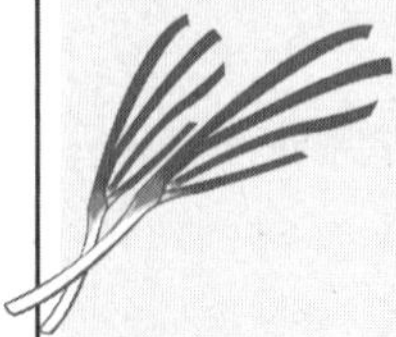	Pommes de terre bouillies, au four, frites, chips, en purée Légumes de régions ou pays utilisant engrais et produits phytosanitaires en excès	Asperge, aubergine, avocat, betterave, brocolis, choux et légumes crucifères, carotte, concombre, courgette, cresson, épinards, mâche, pissenlit, poireau, poivron, potiron, pourpier, salades, tomates en saison… Fèves, haricots, lentilles, petits pois, pois chiches, soja et dérivés, légumineuses germées, lupin, champignons, patate douce
Fruits frais et secs 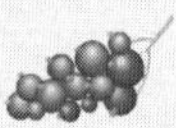	Fruits en sirop, compotes sucrées	Abricot, agrumes, airelle, ananas, banane, cassis, cerise, figue, fraise, framboise, goyave, grenade, groseille, kaki, kiwi, mangue, melon, mûre, myrtille, pamplemousse rose, pastèque, papaye, pêche jaune, poire, prune, pruneau, raisin, fruits secs
Céréales du petit déjeuner	Corn flakes, céréales au blé ou au riz soufflés, céréales enrichies en fer	All Bran, flocons d'avoine et de sarrasin, muesli, semoule de blé ou de riz
Pain et pâtes 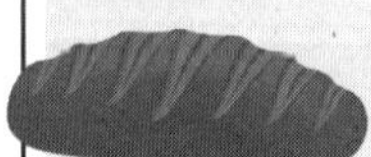	Pain blanc, pain de mie farine blanche, biscottes et cracottes à IG élevé, viennoiseries, muffins, bagels, pâtes à la farine blanche très cuites	Pain complet ou semi-complet aux céréales et au levain, pain intégral, pain noir, pain au seigle complet, pain « essénien » au blé germé, pâtes semi-complètes, aux algues, au quinoa, cuites « al dente »
Riz et assimilés	galettes de riz soufflé, riz cuisson rapide, riz gluant	Riz complet ou semi-complet, riz sauvage, riz basmati, kamut, boulgour, quinoa, amarante
Corps gras 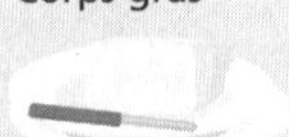	Excès de beurre, crème fraîche, corps gras solides pour fritures, huiles industrielles	Huiles de colza, olive, lin, margarine de colza

	ALIMENTS À DIMINUER	ET À REMPLACER PAR
Fruits oléagineux 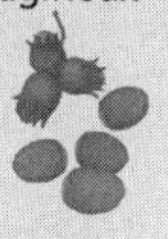	Oléagineux grillés et salés	Amandes, noix, graines de lin et sésame, noisettes, cacahuètes, noix du Brésil, de macadamia, de pécan, de cajou Olives vertes ou noires, tapenade
Laitages et assimilés 	Lait de vache, lait enrichi en fer, yaourts industriels, fromages industriels, fromages à indice PRAL élevé	Lait de soja, yaourts biologiques ou fermiers de chèvre et brebis, fromages fermiers de chèvre et brebis, bleu, camembert, saint-nectaire, roquefort, mozzarella, cantal, munster
Poissons, crustacés et fruits de mer 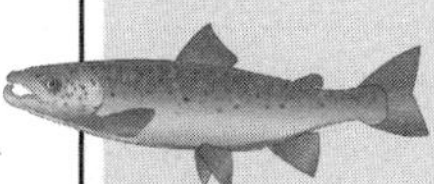	Anguille, bonite, brochet, congre, daurade, empereur, espadon, flétan, lotte, loup de l'Atlantique, marlin, raie, sabre, sébaste, thon blanc et rouge, requin, poissons marinés dans du sel	Eperlan, hareng, maquereau, morue noire, mulet, pilchard, sardine, saumon, truite grise, saumonée et arc-en-ciel, crevette, huître, moule bleue
Viandes et œufs 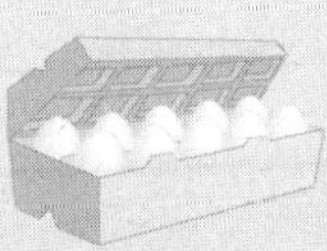	Agneau, mouton, pigeon, viandes très cuites, jus de viande, grillades au barbecue, peau des volailles, œufs de poules nourries au maïs	Canard, dinde, gibier, pintade, poulet, lapin, confit d'oie ou de canard, œufs de poules élevées en plein air et nourries aux graines de lin
Charcuteries et abats 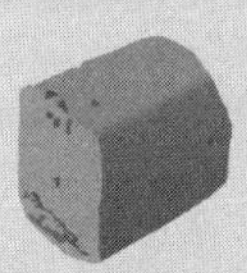	Cervelle, jambon et autres aliments fumés, jambon et autres charcuteries industrielles au sel et sel nitrité, lard, rillettes, rognons, pâté de porc, saucisse, saucisson	Andouille, andouillette, foie gras, mousse de foie, pâté de foie, (sans nitrites)

	ALIMENTS À DIMINUER	ET À REMPLACER PAR
Aliments plaisirs 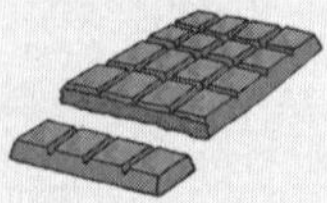	Barres chocolatées, chocolat au lait, crèmes glacées, confitures industrielles, confitures riches en sucre, sucreries, aliments sucrés au glucose, au fructose, au sirop de glucose-fructose	Chocolat noir, confitures à index glycémique bas, miel, sorbet peu sucré
Condiments et assaisonnements 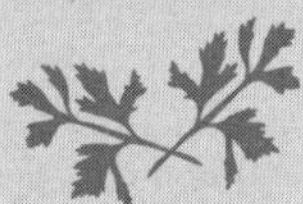	Sel de table, poivre, harissa, chili, moutarde, curry	Sel riche en potassium, ail, oignon, échalote, persil, coriandre, sauge, thym, basilic, menthe, estragon, ciboulette, gingembre, curcuma, safran, cannelle, sariette, romarin, marjolaine, serpolet
Eau 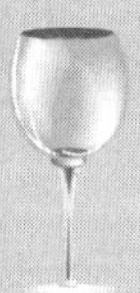	Eaux du robinet traitées à l'aluminium, eaux de régions polluées par des excès d'engrais, eaux de forages dans les régions agricoles	Eau du robinet filtrée, eaux minérales : Arvie, Quézac, Badoit, Vernière, Evian, Thonon, Valvert, Volvic, Vittel, Spa
Boissons non alcoolisées	Sodas sucrés, sirops, excès de café	Soupes, thé, tisanes
Boissons alcoolisées	Alcools conservés dans des carafes en cristal	Vin rouge
Complément quotidien de vitamines/ minéraux 	Cocktail avec fer, cuivre, manganèse, fluor	Vitamines sous forme naturelle sans fer, cuivre, manganèse, fluor : 50 à 100 % des apports conseillés dans ce livre

Pour l'éditeur, le principe est d'utiliser des papiers composé de fibres naturelles renouvelables, recyclables et fabriquées à partir de bois issus de forêts qui adoptent un système d'aménagement durable. En outre, l'éditeur attend de ses fournisseurs de papier qu'ils s'inscrivent dans une démarche de certification environnementale reconnue.

Imprimé en Allemagne par GGP Media GmbH, Poessneck
ISBN : 978-2-501-06842-0
4062774
dépôt légal : avril 2011